改变，从阅读开始

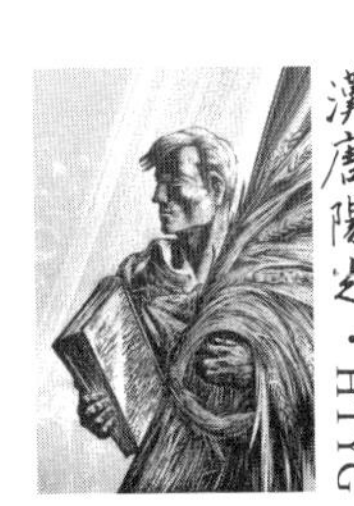

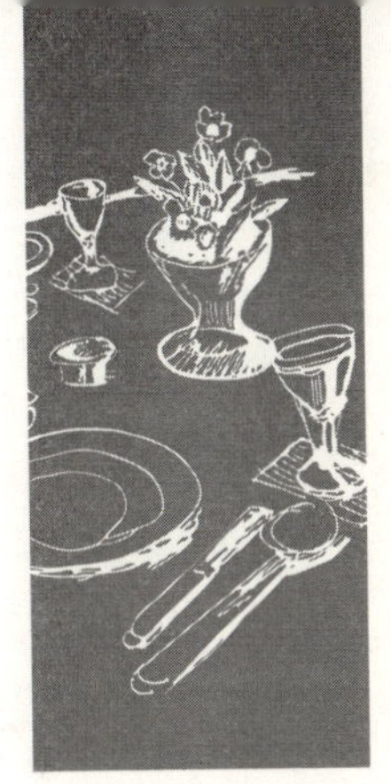

云无心 / 著

吃的常识

山西出版传媒集团 山西人民出版社

目录

Part A 吃的常识

Part B 吃的营养

Part C 吃的安全

Part D 吃的真相

自 序

常识比最新研究更重要

这是一个信息爆炸的时代。每一天，都有无数篇科学论文发表，有许多个“最新发现”面世。大多数媒体，都热衷于这些“最新发现”。于是人们发现，昨天有专家说“一杯牛奶强壮一个民族”，今天又有专家说“牛奶致癌”，那边又有专家说“这都不靠谱”；一边有专家说“营养都在果皮中”，另一边又有专家说“吃水果应该去皮”；昨天说“孕妇应该少吃鱼，重金属污染可能影响胎儿发育”，今天又说“孕妇应该多吃鱼，有助胎儿发育”……

许多人哀叹：科学总是变来变去，我到底该信什么？养生大师们斩钉截铁地说“这样吃养气补血益寿延年”，听起来就要诱人多了。

2008 年，我开始在媒体上发表食品健康领域的科普文章，也接受过许多媒体采访，对食品健康领域的新闻事件发表看法。我经常提及的一个观点是：在食品健康领域，常识比最新研究更重要！

人体的健康状况是遗传、饮食、锻炼、劳动、心理压力、环境等诸多因素综合作用的结果。有的因素是我们可以改变调整的，比如饮食；有的是我们无法改变的，比如遗传。而在饮食中，“改变”也涉及个人的经济状况、生活便捷与感官享受之间的冲突，有的改变很容易，有的则很难。

改变可以改变的，接受难以改变的，才是现实可行的理念。

每一个人都明白：健康合理的饮食方式，会有利于自己的身体健康。

但，什么是“健康合理”？“大师”们有的推荐绿豆、茄子，有的鼓吹猪蹄汤，还有的说蔬菜汤就可防癌……

对“大师”们、或者“大师”的追随者们，这就是“健康合理”。

然而，当历史已经进行到今天，人类对自然的认知虽然有限但也千万倍地超越了古人，还把这些基于“个人经验”“类比”“想象”得来的认知作为健康生活指南，未免过于天真或者迂腐。

另一个极端，是被“最新研究表明”弄得无所适从，不停地怀疑“我是不是吃错了”“今天的真理在明天会不会被推翻”。一方面，饮食只是影响健康的诸多因素之一，要想证实“某某饮食具有 ×× 好处（或者 ×× 坏处）”，需要排除其他各种影响因素；另一方面，饮食对健康的影响是慢性的、微弱的，远不如药物那样明显与立竿见影，结果的“有”与“无”也都只是统计意义上的差异——比如，长期坚持某种食谱“在试验人群中降低了 20% 的冠心病发生率”，跟媒体报道时宣称的“某某食品能够防治冠心病”就几乎是两回事。

2009 年底，我发表过的科普文章被选编成《吃的真相》出版。此后，又出版了《吃的真相 2》和《吃的真相 3》。我对这些文章的定位，就是介绍“吃的常识”。不过，这些“常识”不是人们“以为”的常识，而是“总结科学研究现状”的常识——即便是对我而言，许多常识也是在查阅、收集和整理科学资料的过程中逐渐颠覆或者完善的。

一个科学结论或者科学常识的形成，需要大量的、多方位的科学数据加上科学方法、科学逻辑的分析与整理。一项“最新研究”的结论，是针对特定实验条件、实验方法而得到的一组数据。对整个领域来说，它只是提供了一项证据，对于此前的认知或许是支持，或许是否定，但更多的是补充与完善。只有许许多多的“最新研究”汇集在一起，才能形成一项“科学常识”。

所以，对于那些“最新研究表明”，尤其是在产品营销中鼓吹的“最新研究”，我们需要保持冷静，可以关注，可以跟踪，但不要头脑发热地奉上钱包。在食品健康领域，一项“最新发现”要用来指南日常饮食，还有很长的路要走——在这条路上，多数“最新发现”都因为种种不足不能走到最后，从而只是成为不良商家忽悠消费者的工具。

黄琳是我合作时间最长、合作极为愉快的专栏编辑。她说应该从这三本《吃的真相》中精选出一本选集来的时候，我曾经很怀疑这么做的意义。当一次又一次地在微博上被网友要求“科普”“辟谣”许多老话题的时候，我相信，这样的一本旧文选集还是有价值的——文章已旧，常识依然，铁打的话题，流水的读者。

感谢黄琳，感谢汉唐阳光，但愿这本选集能像我的微博介绍那样——避免被忽悠、少花冤枉钱。饮食，本该是一种享受，愿科学常识让我们吃得安心、吃得愉快。

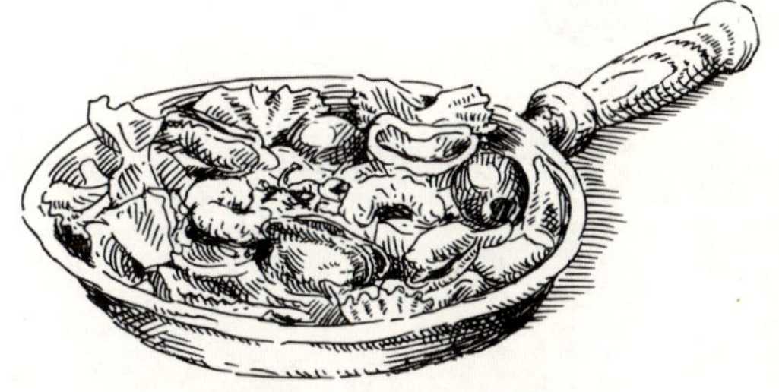

Part A 吃的常识

“炒”菜的学问

清炒素菜的关键在于动作要快，炒得好的素菜应该保持着天然的绿色。

“炒”大概是中餐中最常用的手法，尤其是川菜，小炒算得上是一大特色。基本的步骤是：肉切好“码”芡；油烧热；下姜片（或丝、末）翻炒；肉下锅翻炒，术语叫“散仔发白”；加调料，翻炒均匀；下配菜，炒熟；或者勾芡，或者不勾，起锅装盘。整个过程就几分钟，如果清炒素菜的话更快。

从食品工程的角度来说，“炒”是一个典型的“高温快速”过程。在高温下（通常炒菜的油温在200—300摄氏度之间），不管是肉还是菜都会快速变熟。而对于肉或者菜中的香味，因为其损失程度受时间的影响更大一些，所以快速炒熟的菜更容易保持天然的香味。对于肉而言，其中的水分很关键，因为水分流失的同时许多香味物质也流失了，从而使肉变得干而无味。

“码芡”可以很好地防止这个问题。通常用淀粉，也有人叫作“生粉”，用水化开，其中加入盐、味精等，与切好的肉混合，最后肉的表面会有薄薄一层淀粉。饭店里的淀粉是预先在水里泡了很长时间的，川菜里叫作“水豆粉”，因为淀粉的水化更充分，效果更好。肉下锅之后，这层淀粉受热交联，形成了对肉的保护层，大大减少肉中水分的流失，因而也减少了香味的流失。加上淀粉中的调料很好地附着在了肉的表面，所以码过芡的肉高温炒出来会显得嫩滑。但是淀粉加多了也不好，淀粉变熟交联之后的保护层太厚的话，会影响热量往肉内部的传递，因此需要更长的时间才能炒熟，反而得不偿失。炒出来的成品太粘，也影响外形。

清炒素菜的话当然不用淀粉，因为多数蔬菜在骤然高温时都会在表面形成一层致密的保护膜，从而减少水分流失。很多蔬菜，尤其是叶子，本身很薄，在高温下很快就炒熟了，像空心菜、豌豆苗、菠菜等。所以清炒素菜的关键在于动作要快，一次不能炒太多，下锅快速翻炒，快加调料，菜蔫了就行了。炒得好的素菜应该保持着天然的绿色。

炒菜的原料需要切得均匀，不管是主料还是配料，否则小的先熟，等到大块熟了小块已经熟烂了。对于切片的菜，重要的是厚薄均匀，片的大小对于熟的速度影响很小，只影响美观。对于切丝的菜，则是粗细均匀重要，而长短只影响美观。蔬菜不同部位熟的速度相差较大，豌豆苗问题不大，菠菜就最好把叶子和叶柄分开，先下叶柄炒一会儿再下叶子。而空心菜则应该把茎和叶分开，茎（有很多人是不要这部分的，如果要的话）可以分开炒或者炒到大半熟再下叶子。

好好煮咖啡

小资们青睐的咖啡卡布奇诺，除了显得洋气之外实在没有什么可取之处，不如直接叫作泡沫咖啡，简单明了。

第一次煮咖啡完全是出于在超市里心血来潮，看到咖啡粉、咖啡壶还有咖啡伴侣都不贵，就买了回家。结果忘记了买咖啡滤纸，兴致大受打击。好在在实验室待的时间长了，习惯于什么东西没有了就找别的东西凑合代替。看看餐巾纸长得跟咖啡滤纸差不多，就放了两层来用。餐巾纸的通透性太差，好半天也没滴下多少咖啡来。不过到底喝上了自己煮的咖啡，还是挺得意的。

所谓煮咖啡，其实不是煮饭煮面那样的煮，而是把咖啡粉放在滤纸上，让热水通过，带走可溶性物质，留下残渣，滤过的部分就成了咖啡。简单的咖啡壶热水通过一次，带走的是咖啡中容易溶解于水的部分。复杂一点的咖啡壶可以让水循环，一些不是很容易溶解的成分最后也被溶解了，所以不同的咖啡壶煮同样的咖啡结果也不一样。而速溶咖啡则是在工厂里把可溶成分提取出来，干燥成粉，所以直接加到水里就可以了。

一般而言，这样煮出来的咖啡一杯（200 毫升左右）里面含有一二百毫克咖啡因。对于对咖啡因敏感的人来说，这个含量可能太高了。所以咖啡厂家又开发出了去掉咖啡因的咖啡，就像牛奶脱脂一样。而脱出来的咖啡因可以卖给药厂，一点也不浪费。

如果把热水加压（通常 10 个大气压左右），水能达到很高温度而不开。在这样的温度下，少量的水通过咖啡粉就能溶解大量可溶成分，成为浓缩咖啡，英语里叫作“espresso”，发音大致类似于“一死普勒索”，味道极为浓烈。一份通常是一盎司（30 毫升左右），咖啡因含量跟一杯 200 毫升的普通咖啡差不多。据说真正懂咖啡的人都是喝这种浓缩咖啡的。对于多数人来说，即使加了牛奶和糖，也还是过于浓烈。

在很久以前，咖啡里是加牛奶的。加牛奶的作用一是好看，二是保温，三是有助于保留香味。牛奶和咖啡一起端上桌子，由客人自己加。装牛奶的那个容器叫作“creamer”，不过后来通常是把加到咖啡里的牛奶叫作“creamer”。

20 世纪 60 年代雀巢开发了非牛奶的 creamer，命名为咖啡伴侣。其实主要也是用一种牛奶中的成分——酪蛋白，加上植物油等成分做成的。咖啡伴侣的好处显而易见，可以做成浓缩液或者干粉，大大方便了运输和储存。

现在也有一些用大豆蛋白做的 creamer。有时候，也把 creamer 叫作咖啡增白剂（coffee whitener）。当这种东西进入了中国，中国人又给它起了个名字叫“奶精”，或者叫“植脂末”。这一堆名词其实是同一类东西，只是咖啡伴侣是雀巢的专有名称，而咖啡增白剂在中文里总让人觉得很别扭。creamer 不是咖啡必需的，许多真正享受咖啡的人不但不加 creamer，也不加糖，叫作“黑咖啡”。

小资们青睐的咖啡卡布奇诺，这个名称纯属小资翻译，除了显得洋气之外实在没有什么可取之处。不如直接叫作泡沫咖啡，简单明了。真正的泡沫咖啡是装在瓷杯里的浓缩咖啡，上面加一层牛奶泡沫。加泡沫除了好看之外，也可以保持温度和香味。但是现在的卡布奇诺已经变得多种多样了。像麦当劳的卡布奇诺，就只是有泡沫的咖啡而已，而且那个泡沫也不怎么好看。雀巢咖啡机出来的，也是有泡沫的咖啡，装在一次性的杯子里，跟小资的情趣很难搭界。小资们推崇的卡布奇诺，是专卖店里的那种东西。把泡沫做得很漂亮，还经常写点风花雪月爱恨情仇字样的东西。既然满足了看的欲望和情调，价格自然也就可观一些。所以，不要问“同样是泡沫和咖啡组成的卡布奇诺，价格的差距咋就那么大呢？”

咖啡的品质和茶一样，受产地的影响最大。不同产地的咖啡豆品质相差很多。其次是制作工艺，咖啡豆的烘烤研磨等等步骤都会对终产物产生重大影响。曾经有论文报道过用色谱分析检测不同烘烤条件对咖啡溶解组分的影响，以及这些组分变化对最终口味的影响。看起来很无聊，不过现在的食品饮料确实就是那么研究的。

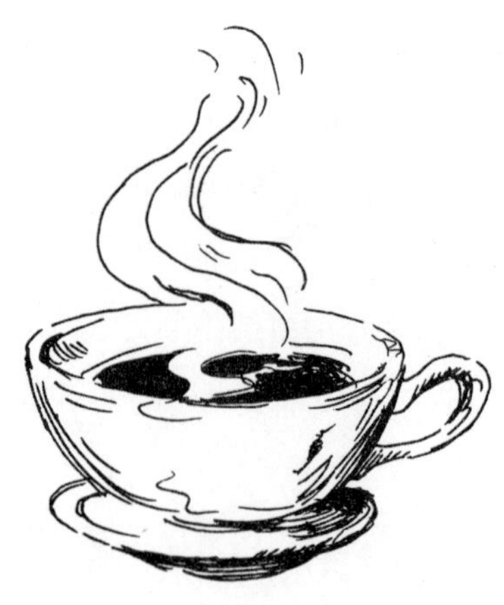

发面的真相

面团面条“筋道”不“筋道”，主要就取决于这个蛋白。

面粉的组成主要是淀粉和一些蛋白质，其中最重要的一种蛋白质叫作 gluten，有人把它叫作“面筋蛋白”或者“谷胶蛋白”。面团面条“筋道”不“筋道”，主要就取决于这个蛋白。从营养的角度说，这个蛋白质质量不高。它的可爱之处在于，它不溶于水，但是吸水之后膨胀，互相勾肩搭背形成一个网状结构，淀粉分子就被网在这样的一个网络中。这样，一个地方受到外力入侵被拉动的时候，别的地方就能够做出反应。就像“村与村，户与户，地道连成片”。

宏观来看，就是“筋道”。而米粉就缺乏这样的结构，微观上的淀粉分子各自为政，一处受到侵略，别处立马与它划清界限。包元宵跟包饺子完全不同，就是这个原因。

再说馒头，在蒸之前里面有了许多小气泡。在蒸的过程中，这些气泡受热胀大，如果没有什么力量让它们乖乖待着的话，它们自我膨胀的结果就是跑出馒头，或者说毁灭自己。上面所说的 gluten 在这里扮演了反面角色，它们牺牲了自己，把自己变性固化，阻挡了寻找自由的气泡们的进一步膨胀和脱离控制。当馒头蒸好温度降低之后，它们已经“化作了山脉”，而气泡们也就永远被“画地为牢”了。这就是蒸好的馒头膨胀之后并不会缩回去的原因。

现在来说发面的问题。传统上的发面是用“面起子”，或者叫作“老面”“酵头”之类。它的成分还是一些酵母菌，当然这样保存的酵母菌可能活性不高，而且可能有一些杂菌。在这些菌的生长代谢过程中产生二氧化碳，同时产生酸性物质增加了面团的酸性。在揉面的时候，人们加入一些纯碱来中和这些酸性物质。纯碱是碳酸钠，遇酸产生二氧化碳，而发面过程中已经有一些二氧化碳了。揉面的过程就是让这些二氧化碳分布均匀的过程。

现代社会，大家发面更多的是用酵母粉。商品化的酵母粉活性好、纯度高，发面很快，而且不怎么产生酸性物质，揉面的时候也不用再加碱。相对于用碱中和酸产生二氧化碳气泡，酵母菌生长过程利用淀粉中的糖分，代谢产生二氧化碳。一方面，可能消耗了比较多的糖分，是否会改变口味？另一方面，这种快速大量产生的二氧化碳气泡大小不均一，在面团中的分布也不是那么均匀。因为不用碱，大家可能不会花那么长的时间去揉，从而让二氧化碳气泡分布均匀。也有人说，酵母菌会给馒头带来一种额外的香味，也就是个人的喜好了。

西方的面食有很多是烤的，经常直接用所谓的 baking powder，有人翻译成泡打粉。其主要成分是小苏打以及其他一些化学试剂。小苏打是碳酸氢钠，受热就能产生二氧化碳。中国食品中也有人使用小苏打做馒头，不用发面都行。这样产生的气泡细小而均匀。但是，气泡的量由加入的小苏打量决定。加少了气泡不多，加多了产生气泡之后留下的碳酸钠很影响口味。

明天的肉食在哪里

开发推广美味的植物性蛋白食物，应用新兴技术提高养殖业的效率，甚至改变肉的生产方式，都是可行而且应该努力的方向。

记得有一部很老的电影里，村长对乡亲们说“等到实现了共产主义，就可以每天吃上猪肉炖粉条了”。尽管素食主义的呼声一浪高过一浪，人们对于肉的追求还是占了主流。全世界的肉类需求量越来越大，这在于：一方面是人口不停增长；另一方面，能够“每天吃猪肉炖粉条”的人越来越多。比如，1985 年中国的人均肉类消耗量为一年 20 公斤，到了 2006 年，这一数字上升到了 50 公斤。

从整个地球能量转化的角度来看，所有的肉来都来自于太阳：植物依靠阳光生长，动物吃植物生长，人类从动物身上取肉。虽然说这个过程是“可持续发展的”，但是，地球上的土地是有限的，能够生长的植物也是有限的，因而能够供养的动物也就是有限的。人类的人口和胃口在不停地增长，地球能够提供足够的肉来满足人类“日益增长的肉类需求”吗？在全球粮食价格持续上涨的大趋势面前，肉类的供求关系必然趋向紧张。素食主义者们大可以号召人们不吃肉，可是对于爱吃肉的人们来说，明天的肉又在哪里呢？

出路之一——提高植物动物的生产效率

人们很难增加耕地的面积，而实际上它是在不可避免地减少，但是人们可以种植高效的作物。无论是传统的杂交育种还是新兴的转基因技术，都是为了在同样大的地球上种出更多的植物来。

更多的粮食产量，自然就可以喂养更多的动物。另一方面，人们还可以提高动物产肉产奶的效率。现在生物技术改良的品种，更加合理高效的饲料，使饲料转化为肉、蛋、奶的效率大大提高。当猪的出栏时间从一年降到半年，鸡的生长期从六个月缩短到三个月，肉的产率就可能大幅度地提高。

问题是，这种方式面临着无数的批评和疑虑。新技术的安全性是永恒的话题，无论有多少科学证据，人们还是会怀疑“没有发现危险并不代表着没有风险”。另一方面，无论生物技术如何先进，动物都只能把植物中很少的一部分营养成分转化成肉。生产一公斤的肉，总是需要几公斤的饲料（对于牛肉而言比例是 8 左右），还有上千公斤的水。换句话说，这种方式可能达到的效率依然不高。

出路之二——植物蛋白合成肉

肉的最主要成分是蛋白质，植物中也含有很多蛋白质。如果能够直接把植物蛋白变成“肉”，那么肉的生产效率无疑就要高得多了。在目前，植物生产蛋白质效率最高的是大豆，所以用植物蛋白来“制造”肉的尝试，基本上也就都集中于大豆蛋白。

在大豆蛋白中加入一些有粘接作用的食物成分，再经过挤压成形，可以获得跟大豆蛋白的本来形态完全不同的东西。做得比较好的产品，商品是干的，容易保存运输，放在水中浸泡之后即可烹饪食用。

这时候可以像真正的肉一样撕成纤维的形状。

这种大豆蛋白可以加到肉里取代一部分瘦肉。它具有跟瘦肉类似的蛋白质含量和氨基酸组成。因为来源于植物，所以不含有脂肪和胆固醇。从这个意义上说，甚至比真正的肉更优越。它的口感也接近肉。但是，要把它称为“肉替代品”还是非常勉强，它的味道跟肉实在是有太大的差距。所以，所谓的“替代”，只是接近了肉的口感，达到或者超越了肉的营养价值而已。在其他方面，则还很欠缺。

这样的产品在一开始以“素肉”的名义来推销，结果相当地失败。当人们看到“素肉”二字，想当然地认为把它当做肉来烹饪就行了。当结果与期望相去甚远，这个产品也就被打入了冷宫。在北美市场，“替代肉”这个概念只在开发人员和经销商之间存在，它的商品名称是一个完全新造的词。开发人员需要针对具体的食品，开发新的配方，从而避免口味上的问题。比如说，在一个替代金枪鱼的应用中，差不多一半的鱼肉被这种产品所替代，然后加入了适当的色素和香料。最后，当顾客在超市里发现一种便宜的金枪鱼罐头，买来一吃，发现也不错。不明白为什么便宜，去看说明的时候才发现原来是用了植物蛋白替代鱼肉。

因为植物成分替代了一部分肉，降低了食物中的脂肪和胆固醇，也降低了热量，对于不少人来说有着相当大的吸引力。在北美，这种植物成分替代肉的应用有了不少成功的例子，比如汉堡、火腿肠、鸡肉丸子、牛肉烧烤等等。而中国人更习惯于自己在家做饭，类似的产品往往以“素肉”的名义直接卖给顾客，而顾客很难做出色香味接近真正肉的食物来，所以往往也就浅尝辄止了。

在肉类价格全球性上涨并且很难逆转的现实面前，用植物成分来替代肉提供了一条缓解需求的旁门小道。它不能满足挑剔的食客的要求，但是对于不排斥“非传统食物”，也不那么执著于“天然味道”的人来说，也还是一个不错的选择。

出路之三——不长动物只长肉

在组织培养技术、干细胞技术得到了飞速发展的今天，可不可以直接由细胞长出肉来呢？这样的想法首先来自于美国宇航局。在宇航员飞向遥远星球的漫长旅途中，天天吃罐头也不是个事儿。在宇宙飞船里养几只小猪小鸡大概也不现实，所以不长动物只长肉的“人造肉”想法浮出了水面。

2001年，美国人和荷兰人各自申请了“人造肉”的专利。他们通过培养肌肉细胞，然后让细胞附着在一些能吃的基质表面，从而得到“肉”。这样生产的肉没有微生物的污染，也就用不着抗生素之类常规饲养中受人诟病的东西。同时，这种方式不产生粪便废气等环境污染，蛋白质转化的效率也大大提高。

作为科学概念和实验尝试而言，“人造肉”是成功的。对于提高肉类生产效率和减轻环境压力，也描绘了一幅美丽的图画。不过，它面临的挑战依然很大：

首先，这样生产出来的“肉”跟常规的肉也还是有相当大的差异。比如说，因为没有血管，无法输送养分，所以长出来的肉只会有薄薄一层。只有把这些薄薄的“肉层”堆起来，才能得到一块肉。或者，直接把这些“肉层”拿去做肉馅之类。这些“肉”在营养成分上不难接近传统的肉，但是在色、香、味、形等方面，却差异巨大。人们能否接受，依然很难说。

其次，生产成本能否降到与传统肉相竞争的地步。虽然说营养成分的转化率大大提高，但是对于培养液的要求也提高了。如何生产出经济实惠的培养液，也是需要解决的问题。

第三，安全问题。虽然在生产过程中没有致病细菌的污染，但是作为一种新的东西，也必须要进行足够的安全性检验。

虽然问题很多，但是它毕竟是一条看起来可以走下去的路。对于动物福利者来说，这种方式避免了对动物的屠杀，显然要人道多了。所以，著名的动物福利组织 PETA 悬赏一百万美元，提供给在 2012 年之前成功把人造鸡肉市场化的科学家。“成功”的要求是：1. 合成出味道和口感与常规鸡肉无差别的“人造鸡肉”；2. 被批准生产的“人造鸡肉”成功地在美国 10 个以上的州进行商业化销售，其价格与常规鸡肉相当。

结语——多管齐下

就为人体提供营养成分来说，肉可以由高效的植物性食品来代替。但是，“吃饱”毕竟不是人们吃饭的唯一目的，口腹之欲经常超越了营养的需求。地球上的人口不可能不增长，人们不可能停止追求更多的享受。所以，对“肉”的需求就不可能停止。在可以预见的将来，这种需求只会越来越大。

人类粮食问题的解决没有一个一蹴而就的简单方案，只能多管齐下。肉的问题也是如此，开发推广美味的植物性蛋白食物，应用新兴技术提高养殖业的效率，甚至改变肉的生产方式，都是可行而且应该努力的方向。

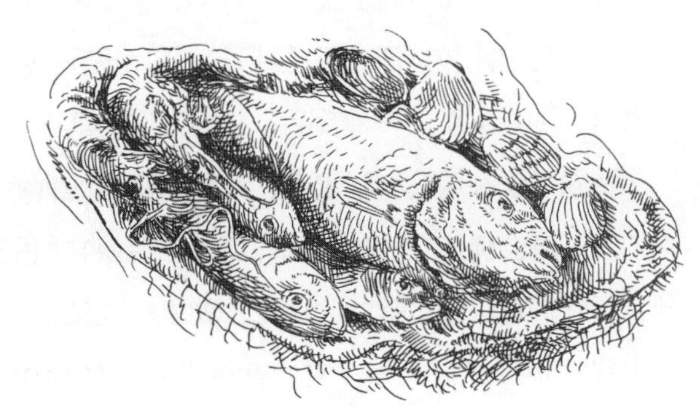

饮食偏见是如何产生的

你不喜欢一种食品，是因为你尝试得不够多，这种说法对吗？

不同的地方伴随着不同的饮食文化，一些人的美食在另一些人看来简直是不可理喻。比如臭豆腐，有的人视如美味，而有的人退避三舍。如果一个从来不吃臭豆腐的人爱上了一个迷恋臭豆腐的人，即使一时被爱情冲昏了头脑，估计妈妈也会说：吃不到一个碗里去，将来的日子可咋过？

同样是人，为什么会有饮食的偏好？这问题看起来很八卦，不过还真有许多科学家感兴趣。他们从认知、营养和食品科学等等不同的角度去探讨，目前比较广泛的看法就是——如果我们绕过让人不知所云的专业术语——你不喜欢一种食品，是因为你尝试得不够多。

认知科学领域的科学家说，动物对陌生的食物有两种反应：好奇和害怕。好奇会促使它们去尝试，而害怕促使它们拒绝。两种矛盾的态度导致了它们对于陌生食物的反应：如果一次又一次地尝试而没有不良后果出现，相反还很美妙，它们就会喜欢这种食物。1975 年发表的一项老鼠实验甚至更进一步，发现那些尝试过很多不同口味食物的老鼠，接受起新的口味来，更加容易。

当然我们是人，人的智商比老鼠要高多了。不过，小孩子的行为还是保留着不少动物的特性，所以当科学家们想要验证他们的理论的时候，总喜欢用小朋友而不是成年人来做实验。尽管世界各地的饮食偏好不同，但是全世界的小朋友都喜欢高糖高脂油炸的“垃圾食品”，而痛恨“健康”的蔬菜，于是让小朋友吃蔬菜就成了这类实验最喜欢干的事情。2003 年发表了一项随机对照试验：在一个小学里，把 5—7 岁的小朋友随机分成三组，让他们吃生的柿子椒。第一次，让每个小朋友表达他们对柿子椒的喜欢程度并且记录下他们吃的量。在接下来的 8 天里，第一组小朋友每天吃一点柿子椒，然后发给一张不干胶贴纸作为奖励；第二组只吃柿子椒，什么也不给；第三组什么也不做，作为对照。8 天之后，重复第一天做的测试。结果是：第二组的小朋友无论是喜欢程度还是吃的量都大大高于第三组，而第一组则介于二者之间。看起来，纯粹的尝试，比为了奖励而做的尝试，要更有助于改变对蔬菜的“痛恨”。

实际上还有很多类似的实验是在实验室里进行的，结果与上面的一致。而且，不仅小朋友，成人也会因为反复的尝试而喜欢上原本不喜欢的食物。考虑到小朋友多数是在家吃饭的，为了让这个实验的结果更具有现实意义，作者还进行了另一项实验。他们找了 150 个 2—6 岁的小朋友，第一次家访的时候给每个小朋友六种蔬菜，让他们按照喜欢程度排序，然后挑了中等不喜欢的一种作为实验目标，并且记录下他们的食用量。然后把这 150 个小朋友分成三组：第一组小朋友的父母每天给他们一点这种蔬菜尝尝；第二组小朋友每天接受健康饮食的建议和一张纸条解释每天吃蔬菜水果的重要性；而第三组小朋友则什么也不做。两个星期之后重复第一次的测试，结果第一组的小朋友对目标蔬菜的喜欢程度和食用量都明显增加，而另外两组则没有差别。看起来，小朋友们对于思想工作没有反应，还是直接吃来得有效。

这个实验的过程是父母们完全可以进行的，而结果也让他们满意，所以许多接受实验的父母表示将来要继续进行同样的操作。对于那些挑食的孩子，科学家们认为，很多情况下，是父母们没有尝试足够的次数就认为自己的孩子不喜欢而放弃了。

那么，要尝试多少次才能改变对某种食物的“偏见”呢？科学家们认为，我们对陌生食物的“害怕”在婴儿时期是很弱的，到两岁的时候增强，一直到上小学，然后逐渐减轻。相应地，婴儿期最容易接受陌生食物，有研究显示，甚至只要尝试一次，就可以大大增加婴儿的接受程度。而且，就像老鼠一样，尝试过一种蔬菜以后再接受另一种蔬菜就变得更容易。而大一些的孩子和成人就不行，多次尝试接受了一种新食物，遇到另一种新食物还是不会轻易接受。而且，随着年龄增加，接受陌生食物所需要的尝试次数大大增加。有研究报道，让两岁的小朋友喜欢一种陌生的水果或者奶酪需要 5—10 次的尝试，而让 3—4 岁的小朋友喜欢豆腐则需要 8—15 次的尝试，而且喜欢上豆腐的一种口味——比如咸的、甜的或者没有味道的——不会导致他们自动喜欢上另一种口味。成人需要多少次呢？可能跟具体的口味还有关系，比如一种甜的东西可能用不了多少次，而苦的就要费事一些。

所以，如果一个不吃臭豆腐的人爱上了一个迷恋臭豆腐的人，也不要因为担心“吃不到一个碗里”而耽误了姻缘。和对方一起，尝试、尝试、再尝试，时间长了就喜欢上了。甚至，即使爱情已褪色，对臭豆腐的爱却还是“一爱永不变”。

水果的生与熟

芒果、柿子、猕猴桃，可能没有经过催熟或没有完全熟透就摆上了货架。

古代埃及人通过划伤无花果树促进果实成熟，古代中国人把青涩的梨关在房间里熏香，现代花贩们可以把云南的花剪下来运到北京去开，而水果贩子们，则用“药水”把青香蕉催熟……在这一切看似无关的现象背后，都藏着一只看不见的手——乙烯。

乙烯在中学化学里就出现了，不过多数人听到它，首先想到的还是冒着白烟、管道交错的化工厂——没错，它是现代工业中主要的化工原料之一。然而，它又是如何与水果的成熟联系在一起的呢？

寻找那只看不见的手

19 世纪，美国和俄罗斯的许多地方利用木炭不完全燃烧得到的气体来点灯照明——人们很早就注意到那些气体在管道输送中会泄漏一部分。1864 年，还有人注意到了管道周围的植物长得跟正常的不同，比如枝条更加繁茂。

正如许多重大的科学发现那样，机遇总是垂青于那些细心和好奇的人。1901 年，一个名叫奈留波夫（Dimitry Neljubow）的俄国植物生理学家——当时还是一个研究生——在圣彼得堡的一个实验室里种豌豆苗。他发现在室内长出的豌豆苗比室外长出来的更短、更粗，不是垂直向上长而是往水平方向长。在排除了光照等因素的影响之后，他把目光投向了空气。由于照明气体的存在，室内空气中含有一些室外空气没有的成分。最后，奈留波夫找出了影响豌豆苗生长的成分——乙烯。而植物“短、粗、横向长”也就成了检测乙烯泄漏的“三项指标”。

科学的车轮滚滚前进，到了 1917 年，一个叫作达伯特（Doubt）的科学家发现乙烯会促进水果从枝上落下，由此乙烯与水果“催熟”的关系露出了一丝端倪。不过，此前的这些结论都是基于外源乙烯的。直到 1934 年，英国科学家甘恩（Gane R.）才从成熟的苹果中分离检测到了乙烯的存在，乙烯作为一种“植物激素”引起了更多的关注。现在，植物学家、农学家们不仅搞清楚了乙烯如何产生、如何影响水果成熟，更重要的是学会了利用它来调节水果的“熟”与“不熟”。于是，本节开头所列的那些风马牛不相及的事情，被这只看不见的手联系了起来。不过，水果的生与熟又是如何定义的呢？

它们是怎么熟起来的？

尚未成熟的水果是“青涩”的，一般而言硬而不甜。青来源于其中的叶绿素，涩来自于其中的单宁，而硬主要是果胶的功能，不甜则是因为淀粉还没有转化成糖。等到应该成熟的时候，植物中就会产生乙烯。乙烯一起，水果中的各部分就像听到进攻的号角，纷纷起身，开始了夺取成熟的战斗。那一刻，“它不是一个人在战斗”：有酶来分解叶绿素，甚至有新的色素产生，于是绿色消失，而红、黄等代表着成熟的颜色出现；一些激酶分解了酸而使水果趋向中性；淀粉酶把淀粉水解成糖而产生甜味；果胶酶的到来则分解掉了一些果胶，从而让水果变软；还有一些酶分解水果中的特定化合物而释放出某些气体，于是不同的水果就有了不同的香味……

自然成熟的水果，也意味着种子已经成熟。变得香甜可口，客观上是满足了人和其他动物的食欲，对于植物来说是让动物们传播种子而付出的酬劳。这大概也能解释为何水果好吃而种子却不能被消化——可以随着动物们的活动而流浪远方，在各个角落里生根发芽。

不知道是为了方便被吃掉，还是为了即使没被吃掉也能够回归大地，不是瓜类的植物也同样会“果熟蒂落”。达伯特发现乙烯会促进这一过程。当乙烯到来时，“蒂”中的细胞就活跃起来。尤其是果胶酶，分解了果胶之后，果实和母亲的联系就变得格外脆弱，稍有风吹草动它们就离开了母亲的怀抱。所以，如果牛顿真的是被苹果砸出了万有引力的灵感，那么实在是应该感谢那一刻附于苹果身上的乙烯们。

遏制乙烯，保鲜的关键

对于科学，许多人关心的只是“对我有什么用”。而许多科学上的发现，对我们还真是没有什么具体的用处。不过，乙烯的“植物激素”作用不在此列：明白了它的作用，即使我们不是杨贵妃，也可以吃上万里之外的新鲜水果了。

水果一旦成熟，即使被摘下了，内部的生化反应还是难以遏制。比如说，糖转化成酒精、水果进一步变软……我们的肉眼看到的，就是水果“烂掉”了。而且，这个过程发生起来非常迅猛。比如香蕉，只要几天就够了。

既然知道了一切过程尽在乙烯的掌控，那么我们就可以“擒贼专擒王”，控制住乙烯就好办了。比如香蕉，在很生的时候收割下来，放置在乙烯产生最慢的温度下（科学家们已经发现这个温度是13℃—14℃），就可以放置很长的时间而不烂掉。如果包装的箱子或者箱内有能够吸附乙烯的材料，就有助于把乙烯的浓度控制得更低，大大延长保存时间。到了需要的地方或者时候，把昏睡的香蕉们用乙烯“唤醒”，就可以在几天之内变熟。一般而言，热带和温带的水果对乙烯都很敏感，除了香蕉，通常还有芒果、猕猴桃、苹果、梨、柠檬等采取这样的方式。

我们经常见到高档的水果被纸或者泡沫包着。不过这不仅仅是为了好看或者“高档”。就像人体受到外界刺激会产生防御反应，从而导致某些生理指标变化一样，水果“受伤”了也会刺激乙烯的分泌。在运输过程中，摩肩接踵的水果们难免磕磕碰碰，虽然只是小伤，但也足以使得它们产生更多的乙烯，加速成熟和腐烂。而成熟变软又使得它们更加容易受伤。良好的包装减少了这种受伤的机会，有助于减少损失。

产生乙烯，催熟的关键

虽然乙烯与果实的关系被人类认识不到100年，但是对它的应用却有着久远的历史——通常所说的经验，有时候的确蕴藏着科学的机理。

中国古人采下青的梨，会放在密封的房间里对它们“熏香”。不清楚古人们是如何发现这样可以促进青梨的成熟，但是这与今天的水果催熟在原理上是一样的。香是一些植物原料做成的，“熏香”的燃烧不完全，产生的烟气中可能含有一些乙烯成分。

古代埃及人的应用看起来更加“神棍”。他们在无花果结果之后的某一时期，会在树上划出一些口子，说是可以让果实更大，成熟更快。而现代科学研究却证实这种看起来“神棍”的做法是合理的。1972年发表在《植物生理》(*Plant Physiology*)上的一篇论文证实，无花果结果之后的16—22天，对果树进行划伤处理的一小时之内，乙烯的产生速度会增加50倍。相应地，接下来的三天之中，果实的直径和重量会分别增加到2倍和3倍，而没有划伤的则只有小幅度的增加。在中国农村，核桃结果之后人们也经常在树上砍出伤痕，或许也是同样的原因。

古人的经验是无意识地应用了乙烯与植物生长的关系，而现代农业中则是有的放矢。那些经过保存运输的“生”水果，在分销之前需要进行“催熟”操作。乙烯是气体，使用起来显然不方便。现在一般用的是一种叫作“乙烯利”的东西。它本身跟乙烯是完全不同的化学试剂，最后会在植物体内转化成乙烯。因为它是固体，工业产品以液态方式存在，使用的时候进行高度稀释，所以使用很方便。低浓度的乙烯利安全无害，所以不用担心它“催熟”的水果有害健康。不过，高浓度的乙烯利可以燃烧，对于人体也会有一定损害，废弃之后还可能对环境和水质有一定污染。这也是它备受“环保人士”和“自然至上者”们质疑的主要原因。

乙烯利的应用不止于此。它还被广泛应用于促进农作物生长和果实成熟，比如在西红柿、苹果、樱桃、葡萄、黄瓜、南瓜、菠萝、甜瓜、棉花、咖啡、烟草、小麦等作物的生产和销售中，都可以找到它的身影。

在某些地方，还有人用电石来催熟水果。电石与空气中的水反应，会释放出乙炔。有研究发现乙炔也有一定的催熟能力，不过所需要的浓度要远远高于乙烯。乙炔本身倒也没有什么问题，但是工业上使用的电石可能含有砷等有毒物质，所以这种“催熟剂”在很多国家是非法的。

如何让家里的水果变软

一般来说，香蕉、苹果、葡萄之类的水果如果是未成熟采摘的，在分销之前都经过“催熟”才上市。但是芒果、柿子、猕猴桃，可能没有经过催熟或者没有完全熟透就摆上了货架。

如果买到的是这样的水果，最简单的当然是耐心地等到它们“慢慢变老”。如果想加速它们的成熟变软，也可以采取一些措施。虽然中学化学里有制取乙烯的实验，不过建议不要在家里通过这种方式来进行。乙烯利等“催熟剂”也不建议使用，一方面不便宜，另一方面高浓度的乙烯利也有一定的危险。为了早点吃到水果而发生事故，哪怕只是把手灼伤，也是一件得不偿失的事。

所以，还是采取一些天然的、温和的、完全没有危险性的方法比较好。因为苹果和香蕉都能产生相当量的乙烯，所以把它们和要催熟的水果，不管是梨、柿子、芒果还是猕猴桃放在一起，用袋子装起来，都能起到一定的“催熟作用”。考虑到香蕉比较容易坏，而乙烯主要由香蕉皮产生，也可以吃掉香蕉放香蕉皮就行了。

另外，从理论上说，伤害水果会促进乙烯的释放。在民间，有在柿子上插秸秆促进变软的说法，而西方也有“一个烂苹果破坏一整筐”的谚语。所以，在要催熟的水果上无关紧要的部位（比如蒂上）扎一些伤痕，或者直接在袋子里放碰坏的苹果，或许也有助于加速它们的成熟变软。

“催熟水果”好不好

说起水果催熟，基本上是千夫所指。希望吃到“自然成熟”的水果，本身无可厚非。那些在树上就成熟了水果，也完全可能味道更好。但是，成熟了才采摘的香蕉，运到北京或许只有少数人能够吃得起。

所以，把天然成熟的水果与未成熟采摘然后催熟的水果来相比，实在是一件没有意义的事情。天然成熟的水果再好，没得吃也枉然。而现代农业技术所带来的这些“非自然”的产品，至少让寻常百姓也可以超越时间和空间的限制，吃到这些水果。这个待遇，实际上比杨贵妃的荔枝也还要高一些。而且，一旦在心理上适应了，这些“不自然”的水果，也并不是“自然至上者”们所鄙薄的那样难吃。至于营养，且不从生物学上去比较，与没有吃的相比，“不自然”的水果还是要有营养得多。

“涩”到底是什么

为什么同样的东西，有的人觉得很“涩”，有的人却不觉得那么涩？

日常语言中经常“苦涩”联用。不过，其实“苦”和“涩”基本上没有什么关系。“苦”是一种纯粹的味觉，由舌头上的味觉细胞感受到。而“涩”的广泛接受的定义是某些物质在口腔内产生的发干、收缩的感觉。

能导致“涩”味的物质很多，最常见的一种叫作“单宁”。它在很多植物性的食物中都有，最典型的是红葡萄酒和茶。许多没有成熟的果实中含有大量单宁，比如柿子。我们用“青涩”来形容不成熟，倒是很具有生物学的知识基础。

我们知道什么东西可以产生“涩”，也知道什么东西可以影响“涩味”的感知，但是“涩”到底是什么，科学家们也还没有达成一致意见。有实验显示，单宁能与口腔上皮细胞直接作用而产生某些神经反应。还有一些实验发现涩味物质能像盐和酸那样改变细胞膜的电位，后来又发现存在着只对单宁酸有反应的神经细胞。有科学家根据这些证据认为，涩跟酸甜苦咸一样，是一种味道。

不过，更多的人不同意这个结论。他们认为“涩”是一种触觉。支持这种看法的直接证据是在口腔内缺乏味觉受体的部位，依然能够感知“涩味”。单宁进入口腔之后，会和唾液中的蛋白质结合生成不可溶的沉淀物。单宁和蛋白质之间的这种反应伴随着口腔内的组织脱水和通透性下降。更进一步，他们认为这种反应会导致唾液导管收缩甚至关闭，从而产生发干、收缩的“涩”感。而这样的一种变化，是由口腔内的机械感受器来感知的。

“涩”到底是什么对我们来说不那么重要，还是去关心一下别的东西吧，比如为什么同样的东西，有的人觉得很“涩”，有的人却不觉得那么涩？有人研究过口水中的蛋白质含量与涩味的关系，发现蛋白质含量高者对于涩的敏感较低。另一项研究则发现，那些口水较多的人，会较快感受到涩味，但是持续时间就会稍微短一些，强度也更弱。2009年，意大利科学家发现，唾液恢复能力弱的这组人对涩更敏感，同样浓度的单宁溶液他们会觉得更“涩”一些。这是否意味着当你的嘴里唾液比较多的时候，尝到的涩味就比较淡，而如果刚刚漱过口，唾液比较淡，所以尝到的涩味就会强烈一些？每个人都可以试一试。

这是一个神奇的演化过程：植物含有单宁，未成熟的果实中含量尤其高，而许多哺乳动物则能够感受到“涩”这种不好的味道。这实在是有点互相斗争、互相妥协的意思。从今天的局面看来，单宁是一种“反营养物质”，会影响其他营养成分的吸收，大量摄入还会中毒。这可以算作植物的一种保护机制。对于包括人在内的许多动物来说，涩味具有“警告作用”——“果实还没有成熟”，“多吃危险”！有的动物，比如松鼠对单宁就不放在眼里，照吃不误。而鸟类，则根本就体会不到涩的感觉，更是可以想吃就吃。或许为了让自己的种子传播得更远，所以植物更喜欢鸟类，也有可能为了多吃种子，鸟类刻意回避了涩的感觉……

需要说明的是，有一些研究发现单宁似乎有一定的健康价值——这也成了商人们鼓吹“单宁保健”的依据。不过，即使这些有益作用被最终确认，也并不能推翻单宁的那些“反营养”性能——这只是一个事物的正反两面。

葡萄酒尤其是红葡萄酒中含有大量的单宁，它产生的涩味正是葡萄酒的特色之一。茶中也含有大量的单宁，所以茶也是涩的。糖的存在可以降低涩味，所以即使单宁浓度一样，干葡萄酒也会比甜葡萄酒要更涩。在茶中加糖，也可以降低涩的感觉。

淘气是什么味道

按照那家公司提供的资料，芥末、山葵、胡椒和欧芹的混合会让人“愤怒”；香草、红糖、苹果加上冬辣椒的味道却可以让人“充满喜悦”。

2009年，美国有一家食品香料公司宣布开发出了12种能够改变心情的味道，比如淘气的味道、愤怒的味道、兴奋的味道、放松的味道、度假的味道……为什么味道可以改变人的心情呢？

我们通常说“尝”味道，但实际上真正能够用舌头“尝”到的味道只有五种：甜、酸、苦、咸、鲜，很多食物都可以产生这些味道，典型的例子分别是糖、醋、咖啡因、盐和味精。

而我们所能够感受到的“味道”主要是鼻子“闻”到的气味，而吃到嘴里的东西也有气味分子进到鼻腔而被“闻”到。鼻子能够“闻”出来的气味可能有上千种，所以我们才能感受到丰富多彩的食物。如果感冒了鼻子不通，或者捏住鼻子，你就会发现平常美味异常的东西都平淡无味了，原因就在于鼻子不能正常地“闻到”气味了。

还有一些我们感受的“味道”既不是“尝”到也不是“闻”到的，

而是皮肤感受到的“痛觉”或者“触觉”。比如辣椒让我们觉得“火辣辣”的，薄荷是“凉”的，而没有成熟的水果是“涩”的。其他的味道要用鼻子或者舌头才能感受到，而辣椒涂在手上也能够“辣”人，就跟被火烤了一样。

人体怎样感受味道呢？

在我们的舌头、鼻子和皮肤里，有各种各样的蛋白质。有一些蛋白质能够跟某一种特定的分子发生作用，我们把它叫作这种物质的“受体”。比如说，一种蛋白质看到钠离子，会跟它结合在一起，这样的蛋白质就叫作钠离子的受体。这个蛋白质分子结合了钠离子之后，会产生一个神经信号传递到大脑。大脑收到这个蛋白质传来的信号，就知道这是“咸味”。而其他的分子来了，那种蛋白质分子就不会理睬。我们也可以把受体产生神经信号理解成受体被“激发”了。

还有一组受体是感知温度的。比如其中一个在34℃的时候被激发产生神经信号，低于这个温度就没有反应。而另一个在45℃才会有反应，还有的在52℃才会被激发。这样，不同的受体在不同的温度下产生信号，使得我们可以感受不同的温度。但是，因为我们体内的受体种类还是有限的，我们不能像温度计那样精确地区分温度。比如，一杯热水我们能估计出它在三四十度之间，但是不能判断具体是多少度。

有趣的是，除了温度，有一些特定的物质也可以激发温度受体。比如辣椒里面有一种被称为辣椒素的东西，就可以激发感知高温的温度受体，给我们“火辣辣”的感受；而薄荷或者甲醇，则可以激发低温的受体，我们感受到的就是“凉丝丝”。

那么，淘气的味道是怎么来的？

人体中感知不同味道的受体是互相独立的。当我们把不同味道的调料混在一起，不同的味道受体会同时被激发。所有这些受体产生的神经信号传递到大脑，就产生了特定的“组合味道”。这种组合味道可能给我们不同的感受，有的很难吃，有的很不错。而这些不同的感受，又可能与我们的心情联系起来，比如我们前面说的“淘气的味道”。

按照那家公司提供的资料，“淘气的味道”是由墨西哥辣椒、胡椒、酸奶油、酪乳以及洋葱、大蒜、欧芹等按照特定的比例混合得到的。芥末、山葵、胡椒和欧芹的混合会让人“愤怒”；香草、红糖、苹果加上冬辣椒而来的味道却可以让人“充满喜悦”。至于“放松”的味道，则是混合了柑橘、薄荷和薰衣草……

味道是不是可以“闻饱”呢？当我们“吃饱”的时候，并不是因为肚子里填满了东西，而是因为吃到肚子里的东西刺激我们的身体分泌了某些物质。这些物质让我们不想继续吃东西了，我们就把这样的物质叫作“饱足信号”。

研究人员发现同样的食物如果味道不同，在口里咀嚼的时间不同，也会影响我们感觉到的“饱”的程度。他们设计了一台仪器，可以按照预先设计的方案释放出不同的气味。让人来闻这些不同的气味，就有可能找出更容易让人觉得“饱”的气味组合。如果找到了这样的气味组合，把产生它们的香料加到食物里，我们不用吃那么多就觉得饱了，就有利于减肥。

谈谈素食

素食者健康长寿的原因，主要是他们的生活方式的其他方面，而不是素食本身。

出于各种各样的原因，素食在世界许多地方都有悠久的历史。随着人们对健康和生态等方面的关注，素食主义在目前甚至成为了一种时尚。关于素食的是非也众说纷纭——素食者说素食可以健康长寿，肉食者说素食导致营养不良。抛开信仰和道德等因素，仅仅从食品营养的角度来看，素食到底如何？素食者，又需要注意些什么呢？

从人们的直观感觉来说，似乎“素食者更加健康长寿”。为了查证这种说法是否正确，英美等国的科学家进行了几项大规模、长时间的跟踪调查。结果发现，与社会平均水平相比，素食者的平均预期寿命确实更高——这个结果当然让素食者很高兴。不过，素食者还伴随着其他的生活方式，比如：素食者中抽烟、喝酒的人更少，他们一般饮食比较节制，甚至生活方式的其他方面——比如锻炼、心态等也“更为健康”。从科学的角度来说，有很充分的证据表明这些因素有助于健康长寿。

为了探究素食到底对健康长寿有什么样的影响，科学家们使用统计工具，剔除了其他生活方式的影响，发现素食这个因素其实对于健康长寿没有明显的影响。也就是说，素食者健康长寿的原因，主要是他们的生活方式的其他方面，而不是素食本身。

素食主义的另一种理由是素食有利于人类的可持续发展。人类所有的食物都是需要在一定的土地上，消耗水并且转化太阳能而得到。产生同样数量的食物，素食所需要的土地和水都要远远低于动物性食物。从这个角度上看，素食对于人类的可持续发展确实更有利一些。

那么，素食者容易缺乏的营养成分是什么?

理论上说，人们可以从素食中获得几乎所有的营养成分。但是，人体需要的营养成分中，有一些在动物性食物中含量丰富，在植物中则不常见。另一方面，多数植物性食物所提供的营养成分比较单一。所以，要实现营养的全面均衡，素食者需要特别注意食物的多样性和营养搭配。

蛋白质是极其重要的一种营养成分，尤其是对处于成长发育中的未成年人。人体摄取蛋白质，是为了满足对氨基酸的需要。一般而言，蛋、奶、肉中的蛋白质在氨基酸组成上与人体的需求更为接近，而且容易消化，所以被称为“优质蛋白”。而常见的植物性食物中，只有大豆中的蛋白质是优质蛋白，其他的植物蛋白单独满足人体氨基酸需求的能力都很低。从蛋白质营养的角度来说，素食者可以把大豆制品当“肉”来吃。

素食中另一种容易缺乏的成分是钙。通常的饮食中，摄取钙最方便的途径是奶制品。如果是不排斥奶制品的“非严格素食者”，就不存在这个问题。如果是不吃蛋奶的完全素食者，就只能把豆类和深绿色蔬菜作为钙的来源。

铁和锌也是通常在肉中富含的成分。对于不排斥蛋奶的素食者，也问题不大。在植物性食物中，各种豆类可以作为铁和锌的来源，全谷制品含有比较多的锌，而深绿色蔬菜和葡萄干等干水果里也含有比较多的铁。

维生素 B_{12} 是完全素食者难以通过天然素食解决的营养成分。它几乎只存在于动物性食物中。而且，因为与叶酸的相似性，它的缺乏并不容易被检测到。等到维生素 B_{12} 缺乏症状出现的时候，就为时已晚。在许多推广素食的宣传资料中，列出了许多“富含维生素 B_{12}”的植物性食物。但是，它们往往只是一些传说，并没有可靠的科学证据证实它们能够有效提供维生素 B_{12}。

从上面的分析不难看出，素食者要实现营养成分的全面均衡，确实可以做到，但是需要费不少心思。对于孩子来说，为了健康发育，还是杂食的好。即使是成人，一定要素食，最好也做喝奶吃蛋的“vegetarian”，而不要做彻底素食的“vegan”。

如果食物中包含了蛋和奶制品，而且摄入量足够的话，那么所有的营养成分都有良好的来源。而对于完全的素食者，就需要精心安排食谱。美国通行的“素食者膳食宝塔”中，每餐都应该吃的食物包括蔬菜水果、全谷食品和豆类。这里的豆类包括大豆、豌豆、蚕豆、雪豆等等各种豆。而每天该吃的食物，则包括了坚果、蛋白以及大豆或者奶制品、植物油。

美国膳食协会推荐的“素食指南”更加具体。它把食物分成了 5 类，分别是：油、水果、蔬菜、豆类坚果和其他富含蛋白质的食物、全谷食品。合理的营养搭配是每天都要从每一组中摄取适当的量。各组的“适量”分别是：2 份、2 份、4 份、5 份、6 份。这里的“份”是美国农业部的定义，不同的食物多少不一样。比如说，“1 份油”是 15 毫升，“1 份水果”大致是一个中等大小的苹果，或者 15 粒葡萄，或者半根香蕉，“1 份全谷食物”则是一杯（240 毫升），一般蔬菜“1 份”是半杯，但是绿叶蔬菜如菠菜或者生菜却是 1 杯。

这其实也只是一个大致的指导，也不必纠缠于是一杯还是半杯。总的原则就是：获得足够的蛋白质，获得足够的上面所说的那几种容易缺乏的微量成分。如果愿意接受现代加工食品，那么有很多现成的食品是补充了这些成分的，也就很方便了。而最麻烦的是维生素 B_{12}，如果拒绝蛋奶，也拒绝加工食品的话，基本上就只有吃维生素片了。

味道会充饥吗

从这些研究来看，食物的味道很有可能可以影响我们的“饥饱”感觉。

很多人有这样的经验：狼吞虎咽需要吃很多才能感觉到饱，而细嚼慢咽却可以在吃得比较少的时候就感觉饱了。虽然，狼吞虎咽的时候往往是更加饥饿，不过荷兰进行的一项研究却找到了这个因素之外的机理：咀嚼产生的味道，也能够产生饱足感。

人们看到一盘食物，会“闻到”它的气味。这是因为一些挥发性的分子通过鼻子进入鼻腔，刺激嗅觉细胞，产生了这些分子特有的神经信号，传送到大脑从而感知到了它们的“气味”。这样的一种感知被称为“常规嗅觉”。

当我们把食物吃进嘴里，经过咀嚼，还会有一些气味分子从口腔后部进入鼻腔。这些分子也产生嗅觉信号，被称为“鼻后嗅觉”。对于我们享受食物的美味而言，“鼻后嗅觉”甚至更加重要。在吃的时候，如果感冒鼻塞，或者故意把鼻子捏住，那么就感受不到酸甜苦咸鲜这“五味”之外的其他味道了。这是因为，只有这五种基本味道是通过舌头感知的，而其他的各种美味，都得通过“鼻后嗅觉”来感知。

科学家设计了一种仪器，可以检测出人体在吃各种食物的时候从口腔后部进入鼻腔的气味成分以及浓度。科学家找来几十个志愿者，吃不同的食物，检测他们各自鼻腔内的气味分子组成和浓度。有意思的是，同一种食物，不同的人感受到的气味分子浓度大不相同；而同一个人，不同食物产生的气味分子浓度也不一样。不过，对一种食物感受气味强烈的人，对于其他食物的感受也会更加强烈。一般来说，当人们吃固体食物的时候，产生的气味浓度要大大高于流体食物。

科学家怀疑这些气味分子产生的“鼻后嗅觉”会引发人体释放“饱足信号”。如果是这样，就可以解释同样多的食物，固体会比流体让我们感觉更“饱”。

有一种仪器，可以按照设计好的组成和浓度释放不同的气味分子。科学家做了一个实验：先记录下 15 个志愿者吃一种奶酪时各自的鼻后气味组成和浓度；然后分别在三天中，让他们来自由吃同样的奶酪。不过，在吃奶酪的同时，往他们的鼻腔里分别注入他们自己的气味组成，浓度分别为自然浓度、自然浓度的四倍，以及自然浓度的四分之一。当然，这些志愿者并不知道哪天注入的是什么浓度，只是吃奶酪直到自己感觉饱了为止。

实验结果很有趣：虽然每个人吃的多少不一，但是总体而言，鼻后气味浓度高则吃的奶酪要少一些。这支持了科学家们最初的假设。也就是说，咀嚼食物时产生的气味分子可以引发“饱”的感觉，从而影响进食量。当我们吃固体食物的时候，往往要花更长的时间来咀嚼，释放的气味分子就更多，引发人体释放的“饱足信号”就更强烈。因此，我们就感觉“更饱”。按照同样的思路，科学家又做了一个实验。这次吃的是草莓味的酸奶。草莓味道的基本来源是丁酸乙酯，实验中的一种酸奶就只用丁酸乙酯来调味。而另一种，则调成“复合草莓味”——除了丁酸乙酯，还有十几种其他的成分。在品尝评估中，志愿者们能够分辨出复合草莓味更加复杂，但是对两种酸奶在外观、味道、气味、回味等方面的评价没有区别。在口感上，更喜欢单一草莓味一些。这样，当他们吃这两种酸奶的时候，就可以认为吃的量主要受饱足感的左右，而其他方面的影响可以忽略。

第一个实验跟奶酪实验类似，也是在鼻腔中注入了相应的鼻后气味之后自由吃酸奶。结果是，复合草莓味的酸奶更加容易让人饱，志愿者要吃得少一些。

这个实验结果很令人鼓舞，它说明改变食物的味道可以改变人们吃的多少，从而有助减肥。不过人们吃东西的时候显然不会往鼻腔里注入气味分子，所以更现实的实验需要直接吃两种味道的酸奶。

可惜的是，在分别吃这两种酸奶的时候，志愿者吃的量没有实质上的差别。科学家解释说可能是这两种味道所导致的饱足感差异不够大，不足以影响人们的胃口。不过聊以自慰的是，当志愿者分别描述吃了这两种酸奶后一段时间内的饱足感时，复合草莓味的酸奶稍胜一筹。

从这些研究来看，食物的味道很有可能可以影响我们的“饥饱”感觉。不过，是否可以利用这个现象来设计出容易让人们吃饱的食物，还只能作为茶余饭后的谈资。而能否由此设计出“减肥食物”，就更加遥远了。

吃喝与牙齿健康

除了糖，各种酸度很低的软饮料，包括果汁，都会对牙齿有一定的腐蚀作用。

与其他慢性疾病相比，牙齿问题不算“严重”的问题。至少，它不会危及生命。但是，牙齿健康对于生活质量的影响却很大。不仅“牙好，胃口就好”，对于爱美的人来说，健康的牙齿无疑是美丽的一部分。在西方国家，牙齿护理与治疗所消耗的医疗费用，甚至超过了癌症、心血管疾病等“生命杀手”。

最常见的牙齿问题是龋齿。龋齿的直接原因是牙中的矿物质流失。每个人的口腔中都会有或多或少的细菌。如果口腔中有它们生长所需的原料，它们就会大量生长。在生长过程中，会产生有机酸，而这些有机酸就会腐蚀牙齿。

这些细菌生长的原料，是饮食中的糖。这里的糖不仅仅是指日常生活中所说的蔗糖，而且还包括化学意义上的糖——葡萄糖、果糖、蔗糖、小分子糖浆等等能够被细菌转化的糖类。有过许多研究，包括动物实验以及人类的流行病学调查等等，多数的结果都表明糖的消耗与龋齿发生率直接相关。在低收入的国家和地区，人均糖消耗量低，龋齿发生率也低。随着经济发展，糖消耗量上升，中等收入国家的龋齿发生率就比较高。更有研究进一步发现，龋齿不仅与糖的总摄入量，还与每天吃糖的次数有关。尤其是非进餐时间吃糖，对龋齿的发生影响更大。

有趣的是，在高收入国家，龋齿发生率又降低了。调查分析认为，除了高收入国家的人们在牙齿保护上的投入更多之外，主要跟水中加氟的措施有关。氟在自然界中广泛存在，在天然水源中，氟的含量也相差很大。饮用水中的氟含量对牙齿健康的影响，也有过大量的研究。广泛接受的结果是，饮用水中一定量的氟，能够有效防止龋齿的出现。但是，过高含量的氟，又会导致牙齿发育期的儿童出现所谓"氟牙斑"，轻微的症状不明显，严重的会有黑色或棕色斑点，甚至牙齿裂开。

在美国、加拿大、巴西、阿根廷和澳大利亚等国的许多地区，会在饮用水中加一定的氟。而在有些地区，天然水源中的氟含量过高，又会进行"去氟"处理。总之，就是饮用水中的氟保持在一定含量。他们的主管部门认为，正是这种水中加氟的措施，大大降低了全社会的龋齿发生率。

不过，这个政策存在着许多争议，在世界上许多国家也没有实行。一方面，虽然加氟的成本很低，但是氟的"适量"与"过量"不好把握，控制不好就是"好心办成了坏事"。另一方面，龋齿本身不是一种严重的"疾病"，带来的后果也不算严重。而水中加入"氟"这样的"化学物质"，许多人在心理上并不容易接受。也有许多人担心，氟会腐蚀骨骼以及带来其他危害，所以加氟"带来的好处"与"潜在的风险"相比，并没有突出的优势，所以还是顺其自然的好。

公共政策的制定往往受着许多科学之外的因素制约。虽然水中加氟对降低龋齿发生率有着统计数据上的支持，就社会成本而言是有利的。

但是，对于公众个人来说，这种“利益”很难被体会到。比如，即使加氟把龋齿发生率从百分之三降低到百分之一，对于大多数人来说，依然是加不加氟都不会得龋齿，而加了氟依然有人得龋齿。但是，如果加了氟，有人出现了氟牙斑（氟牙斑的出现完全可能是其他渠道过量摄入氟所导致），哪怕发生率很低，比如十万分之一，一个几百万人口的城市中也只有几十个人出现，这就足以让“水中加氟危害健康”的感觉深入人心。而因此导致的质疑和反对，对于公共决策的制定者和执行者来说是很难承受的。

可以理解，自来水加氟这样的措施不大可能在中国成为公共决策。对于个人来说，通过氟来防止龋齿的现实途径，就是使用含氟牙膏了。另一种可行的措施，是嚼无糖口香糖。无糖口香糖用甜味剂来产生甜味。它们本身不是糖，不会被细菌所转化，所以不会增加龋齿的风险。美国食品与药品管理局在 1998 年通过了一项“健康宣示”，允许生产厂家在产品包装上使用“吃糖会增加龋齿风险，用于产生甜味的物质 ×× 不会增加这种风险”之类的宣传用语。

除了糖，各种酸度很低的软饮料，包括果汁，都会对牙齿有一定的腐蚀作用。当然，像果汁这样的饮料，除了“好喝”，在其他方面对健康也有着很多积极作用。是否为了它对牙齿的“可能危害”而放弃，又是一个利弊平衡的问题。好在，研究文献认为，吃整个水果对牙齿就没有明显影响。

一个人是否患有龋齿还受其他多种因素的影响。全面均衡的营养是根本，良好的口腔卫生习惯——比如经常刷牙漱口，是有效的手段。

“甜蜜”的困境

“化学合成”这个出身，就像《天龙八部》里乔峰的契丹出身一样，让它具有了“原罪”。

人类对甜味的偏好使得“甜蜜”远远超越了味觉体验，而用来形容各种美好的感受。据人类学家说，这大概是因为漫长的人类历史中，我们的祖先都没有充足的食物。糖，是各种食物成分中能够最快地转化为能量的，自然也就会获得特别的青睐。不过，当人类的食物已经极为丰富，我们的味觉偏好却还来不及相应地改变，这种日益丰富的食物热量和陈旧的口味偏好之间的矛盾，最终导致了“甜蜜的困境”。

过多的糖导致肥胖，而肥胖又蕴藏着一系列健康隐患。糖尿病自不必说——糖会直接导致病情发作。癌症、高血压、高血脂、龋齿之类的顽疾，也与糖或者肥胖有着直接间接的关系。所以，能提供甜味却又不具有热量的“糖替代品”，或者叫“甜味剂”，就成为了人类的梦想。

糖精是人们发明的第一种甜味剂。但是，就像后来的任何一种合成甜味剂以及合成食品添加剂一样，“化学合成”这个出身，就像《天龙八部》里乔峰的契丹出身一样，让它具有了“原罪”。对它的安全争议几经反复，持续了一个世纪，直到现在学术界已经基本认定它“无罪”之后，“糖精有害”的种种都市传说依然流行。

实际上，糖精远非一种“完美”的甜味剂——它的甜味跟糖并不完全相像，浓度高了甚至有苦味。在不同的食品条件中，它还有稳定性的问题。后来又有了阿斯巴甜、三氯蔗糖等新型的甜味剂，来弥补彼此的缺陷。

不过，这些甜味剂的“非天然”出身让它们一直受到质疑，而许多对“化学”敏感的人，更是坚持“宁可长胖，也不接受合成物质”的信条。糖，还是人们的首选。

传统的糖是从甘蔗中制取的——所谓先入为主，后来通过甜菜制取的糖也就只能委屈地用蔗糖的名字“借壳上市”。然而，随着人类对糖的需求量加大，蔗糖的价格不断走高，用更便宜的方式生产“天然的糖”也就引起了人们的兴趣。玉米是高产的一种农作物，其主要成分淀粉是葡萄糖的聚合物，所以把玉米转化成糖也就是水到渠成的思路。用玉米熬成的“饴糖”在中国历史悠久，不过饴糖不够甜，也就只能作为风味食品，而不能代替糖。现代工业的“饴糖扩展版”——玉米糖浆，是玉米淀粉充分水解的产物。它的“化学成分”主要是葡萄糖，也就经常被叫作“葡萄糖浆”。

至少在美国，玉米糖浆成本比蔗糖低，使得它有了很大的市场。不过它依然不够甜，为了获得足够的甜度，就不得不使用更多。后来人们发现可以用一种叫作“葡萄糖异构酶”的蛋白质把葡萄糖转化成果糖，从而大大增加甜度。这样的东西叫作“高果糖浆”，有时也叫作“葡果糖浆”。跟蔗糖相比，它在成本、甜味、口感和加工性能等方面都有优势，也就迅速获得了广泛应用。

然而，随着高果糖浆的流行，肥胖、糖尿病的发生率也不断增加。

流行病学的调查以及动物实验发现，高果糖浆伴随的健康隐患不容忽视。进一步，科学家发现，果糖在体内的代谢途径与葡萄糖相差迥异。它不能像葡萄糖一样诱导胰岛素、受体素等激素的分泌，结果导致一系列的问题——在医学上，用一个“代谢综合征”的名词来描述。

因为高果糖浆是玉米经过“工业加工”产生的，所以这种“工业产品”不出意外地也受到了抨击和质疑。“回归自然”似乎又要作为救世的药方出现。然而事情并非那么简单。通常的高果糖浆有含果糖 42% 和 55% 两个版本，而蔗糖分子是由一个葡萄糖和一个果糖分子构成的。虽然高果糖浆中的果糖和葡萄糖是单个分子，而蔗糖中二者是连接在一起的，但是蔗糖进入胃肠后很快就水解成了单个分子，所以还是以单个分子的形式被吸收的。从理论上，无法说明“高果糖浆比蔗糖更糟糕”。虽然“理论无法说明不代表实际上不存在”在逻辑上是对的，但是迄今为止的实验和流行病学调查，也还是没有可靠的证据来说明“从高果糖浆回归蔗糖可以解决问题”。

除了蔗糖，人们心目中“更高级”、“更天然”的糖，比如蜂蜜，也是葡萄糖和果糖的混合物。文献中没有“蜂蜜影响健康”的数据，毕竟普通人无法把蜂蜜像蔗糖或者高果糖浆那样使用。如果把饮食中的高果糖浆都换成蜂蜜，会怎么样呢？至少在科学家看来，果糖产生的不良后果大概还是难以避免。

葡萄糖和玉米糖浆不够甜，而热量同样高；高果糖浆、蔗糖和蜂蜜不仅产生肥胖、糖尿病以及龋齿等直接后果，还跟癌症、“三高”等症状有关；至于甜味剂，“化学合成”的出身让它们始终背负着“原罪”。会有人哀叹“现在到底还能吃什么？”但是，陷入困境的“甜蜜”不是“现在”的错——在我们不知道这个困境的“以前”，它就已经存在。现在，它只是暴露于我们面前。只要我们还希望“甜蜜”，就不得不在这个困境中挣扎。

牛奶里可以加什么

“味道很好”的牛奶，反倒很可能是厂家捣了鬼的牛奶。

消费者对于食品里“添加”东西本来就疑虑重重，奶制品行业的一系列事故更让大家杯弓蛇影。早些时候有尿素，后来有三聚氰胺，前段时间又出了“皮革奶”。每一次这种事情出现，媒体和公众总是追问：这个东西加到奶里，有什么危害？于是，各方报道总是不厌其烦地强调：那些东西会导致什么什么疾病，严重危害健康。

这样的报道，给人的感觉就是：加这个东西犯法，因为它含有有毒物质。于是有人问：那如果加入的东西无害，比如用安全合格的皮革水解物，是不是就可以加了？

实际上，这样的思路正是三聚氰胺悲剧出现的根源。因为正常情况下三聚氰胺不会进入人类饮食，所以对它的毒性研究并不充分。在过去，人们并不知道它会导致婴儿结石。所以，即使往牛奶中加它成了行业内“公开的秘密”，不管是从业者、主管部门还是新闻媒体，都没有当回事——对于他们来说，既然“无害”，加了也就没有什么关系。

食品是为人们提供营养的，安全只是对它的起码要求。“完全安全”的认定并不是一件容易的事情，而任何食品成分的加入都可能改变营养构成。所以，往食品中加入任何东西——即使它“安全无害”——也必须是带来足够的好处才允许。此外，不管加了什么东西，都必须要明确说明。

借用一句流行的话：一切没有明确说明的添加，都是“耍流氓”。

对于人类来说，牛奶是一种比较好的食物：它含有丰富的优质蛋白、钙以及一些维生素。它的价值必须通过含有足够的这些东西来实现。食品检测，正是保证它确实含有这些营养成分。加入任何其他东西来获得的检测指标，都是“假文凭”。用“假文凭”去骗人，本身就是犯法，并不需要造成其他恶果才该被惩处。

现代社会的加工食品，为了能够实现保存、运输、分销、改善口感风味等目标，会加入一些食品添加剂。但是牛奶这种产品，并没有使用任何食品添加剂的需求。它的稳定性，是通过高压均质化、加热灭菌以及冷藏等物理手段来实现的。在某些特定的牛奶中，为了加强营养会添加一些维生素 A 和 D，但是也必须明确说明。加入此外任何东西，都不应该被允许。

当然，这是针对叫作“牛奶”的食品而言。除了作为最终食品直接使用，牛奶还经常被当做食品原料来做成其他食物。这在加工食品中，就更加常见。

有的食品以牛奶为基础，最典型的比如可可奶。因为可可本身不溶解于水中，要想让它均匀分散、乖乖待在牛奶里，就需要对牛奶进行“增稠”。为了获得适当的风味，还会加入糖和其他香精。这样的“奶”中确实添加了许多其他成分，不过它已经不能叫“牛奶”了。而且，加入的这些东西，也必须要明确说明。市场上有一些品牌的牛奶，为了显示比其他品牌更“好喝”，偷偷地加入了增稠剂和香精。虽然合法生产的这些东西也没有危害，但是它改变了牛奶本身的组成，如果不明确说明的话也是不允许的。要知道，虽然牛奶本身的味道会受到奶牛本身以及所吃饲料的影响，但是奶与奶之间的差别不会很大。而天然的“奶味”甚至不能算是一种好味道。“味道很好”的牛奶，反倒很可能是厂家捣了鬼的牛奶。

如果有一天，公众和媒体对某种食品的关注和质疑是“里面加了其他的东西”，而不是“加的东西非常有害”，那么我们这个社会的食品安全理念就上了一个台阶。

“食用胶”是什么东西

就像任何的食品添加剂一样，合法生产规范使用的食用胶没有问题。

关于兰州拉面用“食用胶”使面条筋道的报道，再一次拨动了公众对于“食品添加剂”敏感的神经。“吃一碗面等于吃掉一只塑料袋”的恐吓，成功地煽起了公众的恐慌。

报道中所谓的“食用胶”，是一大类食品原料。在食品技术上，称为“hydrocolloid”，一般翻译成“水胶体”。因为对它们不熟悉，所以公众往往想当然地认为是“化学工业产物”而本能地排斥。常用的水胶体，其实都是“天然产物”。比如琼脂和卡拉胶，是海藻的提取物。明胶，是用动物的皮或者骨头水解熬制而来。

被许多人当做“神奇保健品”的阿胶，只不过是在选材和工艺上有所不同，跟明胶并没有本质差异。食用胶中比较“高级”的果胶，主要来源是桔子皮和苹果榨汁后的残渣。还有一些食用胶是来自于植物的种子，比如阿拉伯胶、瓜尔豆胶、槐豆胶，都是从相应植物的种子中提取而来的。还有一些水胶体由微生物发酵得到，比如黄原胶。微生物发酵可以用于产生各种各样的东西，能被人类挑选出来制造食物成分的，都是经过了精挑细选、重重考验的。有许多我们熟悉的食物来自于微生物发酵，比如酱油、酒、醋、味精等等。多数的水胶体是直接的提取物，只有很少数经过一定的加工，比如羧甲基纤维素（CMC）。它是从植物中提取的，又通过化学反应在分子中的某些位置加上了“羧甲基”。虽然它也可以称为“化学产品”，不过其安全性已经经过了广泛检验，并没有发现对健康有什么危害。

常见的食用胶多数是碳水化合物，从分子结构上来看，它们跟淀粉很类似，都是由小分子的糖（称为“单糖”）互相连接而成的高分子聚合物，叫作“多糖”或者“多聚糖”。也有一些食用胶是蛋白质，常见的就是明胶。淀粉是最常见的多糖，是由葡萄糖连接而成的。而组成其他多糖的除了葡萄糖，还有果糖、半乳糖等等。不同的单糖和不同的连接方式，造就了各种各样性格不同的多糖。有一些只需要很少一点，就可以大大增加水的粘度，比如黄原胶。有的在常温下不溶于水，在高温下溶解之后，降低温度就变成了固体，也就是通常所说的“成胶”了。明胶就是典型的例子。在不同的酸碱条件下，它们还可能和食物中的其他成分比如蛋白质、淀粉等发生连接，从而改善其食物成分的特性，产生更加丰富多样的食品。比如许多蛋白质在酸性条件下不溶解，而很多人又喜欢酸性饮料的口味。加入适当的果胶，让果胶和蛋白质连接，就可能使蛋白质在酸性条件下溶解，从而获得清澈透明的酸性饮料。在面条中加入适当的食用胶，也可能使得面条更加筋道，也是一种改善。

一般而言，食用胶在食物中的使用量不大，起到的作用主要有增稠、增加稳定性、成胶等。还有一些食用胶，本身也被当做膳食纤维。比如果胶、瓜尔胶、琼脂等。膳食纤维能够提供饱足感但是不产生热量，对于减肥有帮助。不溶性的膳食纤维有助通便，而可溶性的膳食纤维（比如果胶）到达大肠之后能被那里的细菌分解，产生一些有助健康的小分子物质。

实际上，把食用胶这一类的东西加到食物中不是现代食品技术的创造。烹饪中的基本技术“码芡”，就是通过淀粉在加热时形成薄薄的一层胶状物来防止肉中水分的流失，从而保持肉的鲜嫩。而“勾芡”，则是利用淀粉形成的糊状把调料沾在不容易入味的食材上面。而牛肉羹、玉米羹这样的食物，更是依靠淀粉来增稠获得口感。不增稠的话，就成为清汤了。还有许多传统小吃，就是用食用胶制作的。比如凉粉、冰粉、石花菜、皮冻等等，都是某一种水胶体成胶的产物。

在现代食品技术中，水胶体的研究和应用是极为重要的一个方面。还有一本专门的学术杂志叫作《食品胶体》(*Food Hydrocolloids*)，刊登关于各种食用胶的研究领域的学术论文。可以说，正是各种食用胶的应用，我们才有了各种各样以前没有的新型食品。

除了淀粉，其他的食用胶是作为食品添加剂管理的。这些水胶体除了可以用于食品，还可以用于其他工业产品。作为工业原料，其生产过程的控制和要求就不像食品原料那么严。所以，工业级的水胶体会比食品级的要便宜。这就造成了不法商贩使用工业级原料代替食品原料的可能。而工业级原料，就可能存在有害杂质。就像任何的食品添加剂一样，合法生产规范使用的食用胶没有问题，但是食品安全的保障需要进行严格监管。公众和媒体，应该关注的是这些添加剂的使用是否合法，而不是仅仅因为陌生就产生恐慌。

在民意与科学之间的食品色素

使孩子养成良好的饮食习惯，享受“本色食品”，减少对加工食品的依赖，是父母们应该努力的方向。

用色素来改变食物的颜色不是现代食品工业的创造——在中国，早就有用蔬菜汁来给鸡蛋羹染色的做法。不过，合成色素的应用，确实是现代食品工业发展的结果。跟其他现代食品工业的技术和成分一样，合成食品色素自从诞生那天就充满了争议。

许多人认为食品色素仅仅是改变颜色，只有“悦目”的作用，而事实并非如此。人们吃饭，“好吃”是很重要的一个方面。而食物的颜色，会改变人们的味觉体验。现代食品技术中，有一个领域是研究食物的各种性质如何影响人们对食物的感受。成分和加工过程完全相同的食物，仅仅是所采用的颜色不同，就会导致人们对它的评价显著不同。

此外，现代社会追求商品的标准化。对于食品来说，原料的不同会导致成品的颜色略有不同。如果是家庭自制或者餐馆现做的食品，这样的不同也不会有大问题。而在加工食品中，就难以让人接受——同种食物昨天买的跟今天买的肉眼就能看出不同，多数消费者难免怀疑产品的质量。

用食品色素来增加食物的吸引力、实现食品的标准化也就成了常规的操作。在大规模工业生产中，用蔬菜汁来染色那样的“传统智慧”难堪大用，即使是提纯的“天然色素”用起来也困难不少。首先，天然色素制取成本高，自然也就价格不菲。其次，天然色素往往不够稳定，在食品的加工和保存过程中容易褪色。

在成本和稳定性上，合成色素显然具有巨大的优势。但是跟任何“非天然”的食品成分一样，这些从石油产品制造而来的东西，在安全性上会受到更多的关注。在美国，合成色素的管理比其他食品添加剂还要更加严格。目前，美国只有 9 种合成色素可以用在食品中，其中还有一种只能用在水果皮上。好在不同的颜色可以通过几种基本的颜色调和出来，所以这几种色素也就够用了。这些色素的安全标准的制定，是通过喂给动物不同的量，找出没有任何异常的最大剂量，把这个剂量的 1% 作为人体的安全上限。然后根据这个安全上限，以及人们每天可能摄入某种食物的最大量，来确定该种食物中允许使用的最大量。

一般而言，这样制定的安全标准还是相当谨慎的。不过，人跟动物毕竟不同，不确定性依然可能存在。20 世纪 70 年代，有一位儿科医生宣称儿童的行为与食品色素的摄入有关。美国 FDA 审查了当时的科学文献，认为合成色素可能对某些儿童有不良影响，但是证据不充分，FDA 还需要更多的研究才能对合成色素做出进一步决定。

此后，关于“合成色素导致儿童多动症”的观点此起彼伏，美国的学术和管理部门也做过一些审查，结论依然是没有证据支持。2007 年，英国南安普敦大学发表了一项随机双盲对照研究。这项研究分别找了一百多个三岁和八九岁的小孩，在六周的时间内给他们吃三种其他成分相同的饮料，其中两种含有苯甲酸钠和四种合成色素。通过观察这些孩子在喝不同饮料期间的表现，给出一个衡量“注意力与多动状况”的评分。最后统计发现，这些合成色素与苯甲酸钠的组合在一些情况下会导致小朋友们注意力下降及多动。这项研究发表在世界医学领域非常有影响力的《柳叶刀》杂志上，引起了巨大关注。

2008 年 3 月，欧洲食品安全委员会（EFSA）发表了对这项研究的审查结论。他们认为这项研究只提供了非常有限的证据来说明这些添加剂对于儿童的活动与注意力有微弱影响。然而，这一微弱的影响有什么实际意义并不清楚。比如，他们并不清楚，在注意力和活动情况上的这一微小改变，是否会影响小朋友的学校活动或者其智力发育？此外，两种添加剂的组合在两个年龄组的小朋友中，实验结果并不一致。EFSA 还指出了这项研究的其他一些缺陷，最后的结论是这项研究只说明某些孩子对包括合成色素在内的食品添加剂比较敏感，而不能推广到普通人群，也不能归结到某一种特定色素上。因此，他们认为这项研究不能成为改变这些合成色素和苯甲酸钠安全标准的理由。

然而在 2009 年，EFSA 调低了南安普敦研究中所涉及的六种色素中三种的安全上限。不过，他们特别指出，这个调低跟该项研究的结论无关。2010 年 7 月，EFSA 要求含有那六种色素中任何一种的食品，都要在包装上加上一条警告信息，说可能会对儿童的活动与注意力有不良影响。

在 2008 年，美国的一个消费者权益组织 CSPI 提请 FDA 禁止能够加到食品中的那 8 种合成色素。他们同时提请在 FDA 做出最后的禁用决定之前，要求使用者加上类似欧洲的那条警告标注。FDA 拒绝了这一要求，申明按照美国的现行法律，FDA 无权仅仅因为消费者的“民意”来做决策。他们认为，禁用或者警告信息，必须建立在科学证据的基础上。此外，美国还向世贸组织表达了对欧盟要求警告标注的“关切”，认为欧盟的要求并非基于充分的科学证据。

可以说，在如何管理合成食品色素的问题上，科学证据和消费者的要求发生了冲突。在欧洲，消费者的“民意”占了上风；而在美国，主管部门认为科学证据比“民意”更重要。

有意思的是，美国只要求注明所使用的合成色素，不要求警告标注，但是南安普敦研究中所使用的 6 种色素中有 3 种本来就没有在美国获得使用许可。而欧盟虽然要求警告标注，但是毕竟允许使用。

实际上，关于合成色素的安全性，色素中可能的杂质比色素本身更加重要。在美国，色素的安全审批是分批进行的。也就是说，生产厂家每生产一批产品，都要把样品送去检测，合格了才能够被 FDA 批准销售。而 FDA 的批准，是针对那一批产品，而不是该厂家生产的那种色素，更不是那种色素本身。

在中国，这几种色素是允许使用的。美国对于人们的合成色素摄入量进行过评估，结论是美国人平均摄入量远远低于安全上限。即使是摄入量达到全民平均值的 10 倍，也还是大大低于安全上限。考虑到中国人群中食用加工食品的量大大少于美国，可能摄入量距离超标也还比较远。但是，色素的生产是否严格执行了生产规范，最终产品是否合格，是中国的食品色素更加值得关注的问题。

考虑到孩子们需要比成人更高的安全系数，对于儿童食品采取更加保守、更加谨慎的态度是应该的。使孩子养成良好的饮食习惯，享受“本色食品”，减少对加工食品的依赖，尤其是抵御各种零食的诱惑，是父母们应该努力的方向。

酸奶为何这么黏

这个“蛋白质网络”把乳糖、水、脂肪颗粒都网在其中。宏观看来，就是奶变得很“黏”，而且“酸”了。

“养生大师”张悟本的雷人理论里面有一条是“酸奶里的增稠剂会阻塞血管”。随着张大师的倒下，这条“理论”也就被人们当做了无稽之谈。但大师的“理论”还是会给人带来一些困扰：酸奶的黏稠是如何产生的？最近热炒的“老酸奶”，据说里面加了食品胶，对人体会有害吗？会影响营养吗？

牛奶主要是蛋白质、乳糖和脂肪分散在水中形成的。乳糖在水中的溶解性很好，对牛奶外观的影响不大。脂肪被分散成一个个小颗粒，外面包裹着蛋白质。除了包裹脂肪的那部分，还有大量的蛋白质自己待在水中。因为蛋白质分子表面多少都会带有一些疏水基团，它们不喜欢跟水分子在一起，而倾向于互相靠近。蛋白质分子互相靠近并导致它们从水中分离，牛奶就不再是均匀的“液体”状态了。好在蛋白质分子表面带着一些电荷，电荷之间的互相排斥抵抗着疏水基团导致的互相吸引，因而蛋白质以及蛋白质所包裹的脂肪颗粒能够互相保持距离，从而老老实实地待在水中。宏观上，我们看到的就是“像液体一样”的奶。

酸奶是奶被乳酸菌发酵的产物。在发酵过程中，乳酸菌把乳糖转化成乳酸，于是牛奶中的酸度就会升高（也就是 pH 值下降）。蛋白质分子表面所带的电荷会随着 pH 值的变化而变化。对于牛奶蛋白来说，当 pH 值下降，所带的电荷就会减少直至没有，电荷产生的排斥力也就随之越来越弱，蛋白质分子互相吸引靠近的趋势就越来越强。到最后，当大量的乳糖转化成了乳酸，牛奶中的 pH 值也降到了很低，蛋白质分子之间的疏水基团互相连接起来，形成了一个巨大的网络。这个“蛋白质网络”把乳糖、水、脂肪颗粒都网在其中。宏观看来，就是奶变得很“黏”，而且“酸”了。

乳酸菌发酵会使牛奶自然变黏，并不需要增稠剂。不过，最后得到的酸奶能够黏到什么程度，主要跟牛奶中的固体含量有关。通常的牛奶中乳糖、脂肪、蛋白质的总含量在百分之十左右，得到的酸奶往往不够黏。有时候看起来是凝成了固体，但是很容易破碎。要获得更黏的半固体状的酸奶，就需要增加固体含量。最简单、最直接的办法就是加奶粉，这样相当于用高浓度的牛奶发酵，得到的就是“纯正”的“固体酸奶”。

酸奶的口感跟其中的脂肪含量密切相关。但是，牛奶中的脂肪主要是饱和脂肪，并且带有比较多的胆固醇。一般认为，牛奶中的脂肪会增加心血管疾病的风险，所以人们倾向于减少奶制品中的脂肪，甚至干脆食用“无脂奶制品”。脱去了脂肪的牛奶中固体含量更低，形成的酸奶也就更加“不像”酸奶，口感也会变差。为了解决这个问题，人们就会在其中加入一些食物胶，最常使用的有改性淀粉、明胶、果胶等等。这些成分的加入，一方面使得酸奶足够“黏”而成为通常的半固体，另一方面也可以在一定程度上模拟脂肪的口感。

这些食品胶就是通常所说的“增稠剂”。“增稠”本身只表示增加液体的粘度，在化学工业上也有大量的“增稠”操作，因而在食品上使用“增稠剂”很容易给人们“制造伪劣产品”的感觉。实际上，这些食品胶本身就是常规的食品原料。所谓的“增稠”在传统的食品中也很常见，比如说“勾芡”，也就是用淀粉来增加汤汁的黏度。而凉粉，也是类似的碳水化合物形成的食用胶。关于食品胶的更多知识，可以参见《“食用胶”是什么东西》。

这样的增稠剂吃到体内，有的会像米饭馒头一样被消化成一个个的单糖分子，被肠道吸收进入血液循环，最后提供给人体活动的能量，比如改性淀粉；有的会变成氨基酸，比如明胶；有的会作为“膳食纤维”，但是可能提供其他的健康功能。因为它们看起来“黏”就觉得会“阻塞血管”，不过是“以形补形”的信口开河而已。如果增稠剂能够阻塞血管的话，那么吃下去的固体食物就更把血管变成固体了。

酸奶中使用增稠剂，目的是为了降低脂肪的含量并且获得适当的口感。从心血管健康的角度来说，这是很有意义的。此外，像改性淀粉、果胶这样的食品胶，能提供饱足感却不提供或者只提供比较少的热量，对于控制体重甚至有一定帮助。尤其是果胶这样的“膳食纤维”，本来就是现代人食谱中普遍应该增加的成分。

如果以同样多的固体含量为准来比较，在这些加了食品胶的所谓“老酸奶”中，来自于牛奶的“营养成分”——比如蛋白质和钙，就确实不如常规酸奶高。如果吃酸奶的目标是为了牛奶中的“营养成分”，那么这样的“老酸奶”就不如普通酸奶。所谓“萝卜白菜，各有所爱”，每个人在酸奶之外的食谱不同，期望从吃酸奶中所获得的东西也就不相同。还是那句话：知道它提供什么，明白自己想要什么，你选择，你喜欢。

控制水的流动

在现代食品中，控制水的流动就成了质量控制非常重要的方面。

在欧洲有一条烤乳猪的“秘诀”：出炉之后立即砍下头，可以使猪皮更脆。这条秘诀和其他许许多多的“厨房秘笈”一起广为流传，大家姑妄传之，姑妄听之。信的人因为它是前人的经验而信着，不信的人觉得只是“迷信”而一笑置之。

后来真的有人做过对比试验来验证这条“经验”的真伪。分子美食学的创始人埃尔维·蒂斯就探讨过这个问题。实验者在其他条件尽量相同的情况下烤了乳猪，出炉后有的立即去头，有的放置一段时间再去头。然后把肉端给客人，却不告诉客人哪份是立即去头的，哪份是放置一段时间再去头的。结果，多数客人判断出立即去头的那份更脆。也就是说，那条“秘笈”是正确的！

当然，这只是一个小规模的“单盲实验”，跟现代科学实验中“大规模双盲对照”的黄金标准还有一定差距。不过，就评价食物而言，这样的实验也算是相当“科学”的了。

为什么烤好后立即去头会使乳猪皮更脆呢？蒂斯从物理角度进行了解释：在烤乳猪的过程中，猪皮表面的水在不断蒸发，而猪肉中的水会源源不断地从里往皮扩散。因为猪皮表面的温度高，蒸发速度快，而猪肉内部的温度低，水的传递速度也比蒸发要慢。对于猪皮来说，失去水的速度大于水流过来的速度，所以皮中含水量越来越低。水越少，也就越“脆”。烤好出炉之后，猪皮表面的温度骤然降低，水的蒸发速度也大大降低。而内部的温度依旧，水还是源源不断地向猪皮传递。这时候，猪皮失去水的速度慢，而流过来的速度快，导致皮中的含水量逐渐升高，“脆皮”也就慢慢变软了。烤好之后立即去头，内部的水分从断口离开，就不会跑到猪皮上，从而保持了“脆”。

对于一般人来说，大概不会去烤乳猪。不过烤乳猪这条经验所蕴藏的科学原理是广泛有效的，在我们的厨房中也能找到许多应用。比如下面这两个例子：

用电饭锅煮饭，饭煮好之后电源自动关闭。如果这时候打开盖子盛饭，会发现表层的米饭很稀，而锅底则紧紧粘着一层锅巴。那层锅巴不仅无法盛出来，也很难清洗。这是由于在煮饭过程中锅底温度高，水会流向米饭表面，因此与锅底接触的那层米饭就越来越干。米饭越干，与锅底的结合就越紧密。如果饭好之后不揭开锅盖，让饭再“焖”一会儿。锅底的温度逐渐降低，而米饭表面的水以及锅内的水蒸气又会逐渐流向锅底，最后锅巴吸水变软，就能够轻易盛出来，盛完之后洗锅也很容易了。明白了这个道理，如果不想等那么长时间，也可以把电饭锅装饭的那部分连带着锅盖一起取出来，放到凉水中，就可以大大加快锅内水的重新分布，从而避免锅巴粘在锅底。

很多人都用微波炉加热过馒头。直接加热会使馒头表面变得很硬，里面却还没热。这也是水流动的结果。许多人认为微波炉从食物内部加热，其实是不对的。微波炉也是从表面加热。表面温度上升之后，水就蒸发掉了，所以表面就变硬。而微波达不到内部，只能靠外面的热量慢慢往里传。微波炉加热效率很高，表面很快变热变硬，而温度却还来不及传进去，所以里面就还是凉的。要解决这个问题，就需要把馒头封闭在一个空间中，最好再提供一些水。这样，那些水很快被加热蒸发，不仅阻止了馒头皮中的水蒸发，还会往馒头内部传递。这不仅保证了馒头不变干，还加快了内部温度升高的速度。现在有一些微波用具就可以“蒸”热馒头，就用的是这一原理。如果没有这样的用具，也可以把馒头放在碗里，同时放一张打湿的餐巾纸或者湿纱布，再用可以微波加热的保鲜膜把碗口封好。这也就是山寨版的“微波炉蒸具”了。

食物的口感跟含水量密切相关。所以，在现代食品中，控制水的流动就成了质量控制非常重要的方面。食物中有水，空气中有水蒸气。在它们处于平衡状态的时候，食物就处于一种稳定的状态。如果空气比较干燥，水蒸气含量低于跟食物中的水平衡的含量，食物就会失去水。比如水果、馒头、米饭，含水量很高，在干燥的空气中就会失去水而慢慢变干。有的苹果会在表面涂一层蜡，除了好看，更重要的目的就是防止水分流失。如果空气比较湿润，水蒸气含量比食物中的水平衡所需要的高，水就会流向食物中。比如饼干，含水量很低，很脆，在潮湿的空气中就会吸收水而慢慢变软。要防止饼干吸水，就需要用密封的包装。实际上，饼干这一类的食品，决定保质期的因素往往并不是腐败变质，而是吸水变软导致口感发生变化。

18

面包可以放多久

对于面包来说，通常所说的“变坏”，实际上是霉菌的生长。

几年前，网上流传过一个“触目惊心”的新闻：有个美国人买了一个汉堡，放了一年还没有长霉。后来，有一位中国人做了同样的实验，不过他的汉堡在一个星期后开始变坏了。后来，网上又开始流传有面包放了一个多月还没有变坏。

在这个食品安全让人们忧虑不安的时代，这些消息让人们纠结不已：面包，到底会变坏的好，还是不会变坏的好?

食物的腐坏变质是一个很复杂的过程。长菌生霉只是“变质”的途径之一。在食品工业上，物理变化——比如失水变硬、吸水变软、分层等，只要超过了一定的程度，也被视为“变质”；而化学变化——比如颜色的改变、油脂的氧化，有时候是更重要的变质原因。长菌生霉是生物学的变化，也是我们最关注的方面。

不管是细菌还是霉菌，其生长都需要两方面的条件：菌种和生长环境。一方面，通常的加热只能杀死大部分，总还是有一些足够顽强的能够挺过去；另一方面自然环境中多少总有一些细菌和霉菌——其多少取决于环境的清洁程度。这就像一块肉能否招苍蝇，除了肉是否腐烂，还取决于屋子里是不是有苍蝇。因为我们的环境中不可避免地存在细菌和霉菌，它们能否在食物中肆虐就取决于食物是否适合它们生长。

对于面包来说，通常所说的“变坏”，实际上是霉菌的生长。霉菌有很多种，不是每一种都会危害人体。但是对于健康来说，从来都是“宁可错杀一千，不可放过一个”，所以只要是长了霉菌的面包，我们就得当做是有害的了。

当人们看到一种食物不容易变坏，首先想到的就是“防腐剂”。防腐剂当然是一种有效防止细菌和霉菌生长的手段——化学武器嘛，效果总是很好的。

我国目前允许在面包中使用的防腐剂有三种，它们分别是：

丙酸或者丙酸盐，通常用丙酸钙。从化学结构上说，它是一种有机酸。它对于霉菌和一些细菌有良好的抑制作用，吃到体内会被人体代谢掉。丙酸或者丙酸盐的安全性很好，世卫组织和联合国粮农组织的食品添加剂联合专家委员会（JECFA）对它的评估结果是“无限量”。按照我国的使用规范，在面包中的使用上限是每公斤 2.5 克。这个用量已经可以有效地防止面包长霉了。

山梨酸盐也是一种使用很广泛的防腐剂，通常使用的是山梨酸钾。它被认为是一种很安全的防腐剂，其对老鼠的半数致死量跟食盐差不多。JECFA 制定的“安全摄入上限”是每公斤体重 25 毫克，相当于 60 公斤的人每天可以吃到 1500 毫克。在不同的食物中，每公斤 0.25 到 1 克的用量就可以明显抑制细菌和霉菌生长。我国面包中的最大允许使用量是每公斤 1 克。也就是说，即使是山梨酸钾使用量达到最大的面包，一个 60 公斤的人需要吃 3 斤才能达到“安全上限”。

脱氢乙酸或者脱氢乙酸盐也是批准用于面包的防腐剂，不过其使用不像丙酸钙和山梨酸钾那么广泛。

总的来说，这几种防腐剂都有相当好的安全性。在规范使用的前提下，可以有效地防腐而又不危害健康。

没坏的面包一定是有“大量防腐剂”吗？

不管是“一年没坏的汉堡”还是“一个多月没坏的面包”，备受关注的原因都是：“是不是加了大量的防腐剂”？

答案是否定的。

除了防腐剂，还有其他因素可以抑制甚至防止细菌和霉菌的生长。最重要的是含水量。各种细菌、霉菌的生长都离不开水，所以只要把食物干燥到含水量很低，它就不会因为细菌或者霉菌而“变坏”。如果我们把自己做的馒头或者米饭放在窗台上，在天气炎热、气候干燥的地方会很快变干。这样的食物完全没有防腐剂，干燥之后就是放上一年甚至更长的时间也不会“变坏”。那位美国妇女的没有变坏的汉堡，很可能就是这样的情况。

也有人做过这样的经验：买来的面包，没有开封就放在抽屉里，过了一个多月才发现，没有变干，也没有变坏。这样的面包“可能”有比较多的防腐剂，但是并非“一定”。细菌、霉菌在面包上生长的条件除了足够的水分，还需要足够的“菌种”。经过高温烘烤，面包上的细菌和霉菌基本上已经被赶尽杀绝。如果封装的环境和操作很清洁，那么面包上带有的“菌种”就会比较少。在不开封的情况下，空气中的“菌种”也进不去，这样的面包也可能放相当长的时间而不坏。

不过，最后这种面包不坏的情况还是“可遇而不可求”的。一般而言，包装完好的面包在室温下有可能放到5—7天而不变坏。考虑到买来的面包已经在货架上放了一段时间，还是应该每次少买，尽快吃掉。尤其是已经开封或者包装磨损的面包，可能会在更短的时间内变坏。

温度对于细菌、霉菌的生长有至关重要的影响。在冷藏的温度下

（4℃左右），面包可以放到两周。如果需要保存更长的时间，就需要冷冻了。家用冰箱的冷冻温度一般零下 20℃至零下 18℃。在这样的温度下，一般认为面包可以存放 3 个月。不过，冻存的面包会变得很硬，要吃的时候最好是提前一天拿出来放在冷藏室里化冻。

你想吃什么样的鸡肉

沉湎于“以前的鸡肉”，跟怀念 30 年前一辆自行车带来的欣喜，并无二致。

---

20 世纪 80 年代之前出生的多数人，不难回忆起儿时对鸡肉的向往。对于很多家庭来说，一年能吃上两三次鸡肉，也算是相当不错的了。美国也有类似的情况。在 1960 年，美国人平均每年消耗 28 磅鸡肉（1 磅大约 454 克）、60 磅猪肉和 65 磅牛肉。到了 2006 年，鸡肉的人均年消耗量增加到了 87 磅，牛肉持平，而猪肉则下降了一些。

鸡肉之所以得到如此青睐，最重要的原因是价格优势。相比于四十多年前，美国的食物总体价格增加了近 6 倍，而鸡肉则只增加了 2 倍多。现在，美国很多超市里的整鸡每磅不到一美元，比多数蔬菜要便宜。此外，与猪肉、牛肉、羊肉这样的“红肉”相比，鸡肉被认为在营养方面更为优越。物美价廉，自然也就更受欢迎了。

为什么美国的鸡肉如此便宜呢?

首先，从“长肉”的角度说，鸡的效率更高。如果我们把禽畜当做一个“生物反应器”——作用是把谷物和草等饲料转化成肉，那么就可以用“转化效率”来比较不同的禽畜。蛋白质是肉中最受关注的成分，所以人们经常用多少公斤谷物生产一公斤肉，或者用多少植物蛋白转化成了动物蛋白来进行比较。不同学者采用的模型和数据略有不同，得到的效率具体值也略有不同。一组典型的结果是：得到 1 公斤牛肉、猪肉和鸡肉，所需要的谷物分别为 7 公斤、4 公斤和 2 公斤；而牛、猪和鸡，把植物蛋白质转化为动物蛋白质的效率分别为 6%、9% 和 18%。也就是说，在常见的肉中，鸡的生产效率是最高，牛的表现最差。

实际上，这只是一个大致的平均估算。同一种动物，不同的品种、不同的饲料、不同的养殖方式，所得到的效率相差也非常大。“有机”“传统”的养殖方式，自然资源的利用率要低得多。除了不到 2% 的“有机鸡”“走地鸡”，美国养殖的基本上是大规模的“肉鸡”。在生产效率和成本方面，肉鸡的优势是其他肉望尘莫及的。美国对于“有机鸡”“走地鸡”要求不是很明确，我们不妨来参考欧盟的规定：“有机饲养”，每只鸡的活动空间大于 2 平方米，生长期大于 81 天；“走地鸡”分别是 1 平方米和 56 天；而“肉鸡”，每平方米可以养 15 到 20 只，生长期一般在 6 周之内。

除了“肉鸡”的养殖方式，规模大也是美国鸡肉成本低廉的原因。全美国只有 2 万个左右的养鸡场，每年生产近 90 亿只鸡。一个中等规模的鸡场，每年出产 40 多万只，只需要一个家庭来经营。这些养鸡场绝大多数只是鸡肉产销链上的一环，由经销公司提供鸡崽和饲料，而鸡农付出场地、劳动、电、水等等。因为规模大，每只鸡的养殖费用低到了 20—30 美分，鸡农依然能够接受。

对于许多中国人来说，这样生产出来的鸡肉，已经不是心目中的“鸡肉”了。在“鸡肉的味道”上，它确实不如传统的鸡。鸡肉的香味很大程度上由其中的“呈味核苷酸”决定，而“劲道”“有嚼头”则是由肉中的胶原蛋白和弹性蛋白决定。这些决定风味和口感的成分跟鸡的生长期有关。生长时间越短，“鸡味”越淡，也越嫩。不过这些影响风味口感的成分跟营养没有什么关系。从食品科学的角度来看，肉鸡的肉依然是优质的食物。

在世界上，八面玲珑左右逢源的东西是很少的。肉鸡的生产方式，自然也有饱受争议的地方。它大大提高了空间利用率，但是鸡舍很拥挤，必然导致空气质量很差，排放气体中高浓度的氨对于鸡的眼睛和呼吸道都容易造成损伤。而大量的鸡挤在一起，也容易导致和传染疾病，因此又不得不使用抗生素。现在抗生素的技术有了很大进步，但是它对环境、生态的影响，争论一直不息。

这些技术上的问题还能通过技术改进来解决，动物福利方面的批判则使问题更加复杂。比如，为了避免鸡之间互相争斗，会剪去它们的尖嘴。因为光吃不动，它们的身体快速生长而鸡腿纤弱，以至于无法承担自身的重量。此外，缺乏运动还影响关节和心脏方面的健康。说得极端一点：肉鸡不是健康的动物，而只是超负荷运转的“鸡肉生产线”。对于“敬畏自然”“尊重动物生命”的动物福利者，这是很难接受的事情。

但这就是人类面临的现实。地球上的人口越来越多，人们也想吃更多的肉。目前，中国人平均每年消费的鸡肉不到 10 公斤。相对于二三十年前，这是很大的改善了。但如果要达到美国的消费水平，鸡肉的产量差不多还需要增加 4 倍。按照“传统”的养鸡方式，我们的自然资源如何能够承担呢？

拿“有机”“传统”鸡跟肉鸡“单挑”，是没有意义的。作为个人，我们当然可以多赚钱，去买生产成本高的“好吃”的鸡肉。如果从全社会的高度来看，不提高鸡肉的生产效率，就只能有一部分人能够吃上。

为了说明这个问题，不妨把问题简化一下：

一个有 100 人的村子，除了修路、盖房子、种粮食、建游乐场所之外，只能有一小块地的土地用来养鸡了，比如 10 平方米。按照欧盟的标准，如果养“有机鸡”，一年可以养出 20 只；养“走地鸡”，一年可以养出 60 只；养“肉鸡”，一年可以养出 1000 只以上。如果你是村里的首富，或许有能力把那 20 只有机鸡全部买下，让其他人看着你吃。但如果只是一个普通的村民，你是去追求每年只能吃到几块“好吃”的鸡肉呢？还是选择吃 10 只“味道没那么好”、但是营养没什么差别的肉鸡？

现在的肉鸡生产方式远非完美，甚至可以说从技术到产业都存在许多问题。不过，这些缺陷可能通过技术进步和产业优化来逐渐改进。对于消费者，除非满足于儿时每年吃几次鸡肉所得到的那种“幸福”，否则，沉湎于“以前的鸡肉”，跟怀念 30 年前一辆自行车带来的欣喜，并无二致。

牛奶咋不香了呢

人们经常说奶牛“吃的是草，挤出来的是奶”。奶的味道，确实与奶牛吃什么密切相关。

说起牛奶，很多人会说“真想念小时候的牛奶啊，又香又浓……”现在的牛奶，为什么变得“淡而无味”了呢？

除了“记忆总是美好”这样的人文因素，现在的牛奶确实可能“淡而无味”。实际上，国外的牛奶，也往往是淡而无味的。这种变化，是进步？是倒退？还是无奈呢？

牛奶为什么不再香浓？香浓跟营养有什么关系？为了回答这些问题，我们从牛奶的“浓”“香”说起。

牛奶的浓淡，实际上与内容形式都有关。

牛奶“香浓”中的“浓”，有时候是指香味浓郁，有时候是指牛奶看起来黏。还有很多人把“放一会儿就出现一层奶皮”当做“浓”。香味浓郁的“浓”后面再说，这里先谈黏稠意义上的“浓淡”。用科学参数来说，就是黏度。

牛奶的黏度首先取决于其中的固体含量。牛奶中主要的固体有脂肪、蛋白质和乳糖。不同的牛奶中，总的固体含量不尽相同。即使是同一头奶牛，在不同情况下挤出来的奶固体含量也不一定相同。我们看到的商业化的牛奶，尤其是同一个品牌的，组成很一致，是加工过程中调整含量的结果。牛奶中的固体含量跟奶牛的营养状况关系很大。比如说美国标准化养殖的奶牛，挤出的奶蛋白质含量一般在 3% 以上。而我国散户养殖的奶牛，按照修订生奶标准的专家所说，只能把 2.8% 当做目标。此外，脂肪含量也跟饲料密切相关，“营养不良”会使脂肪含量下降。所以，生奶中的固体含量，会体现为“浓淡”，实际上也在一定程度上反映奶牛的营养状况。

因为牛奶中的脂肪对于健康不利，人们会进行“脱脂”处理。减少了脂肪，自然也就减少了固体含量，所以脱脂或者低脂牛奶也就会“更淡”。

在牛奶中，脂肪是以一个个“乳滴”的形式存在的。脂肪与水不混溶，全靠乳滴表面吸附的蛋白质才安安静静地待在水中。不过脂肪比水轻，这些乳滴倾向于上浮到牛奶上层。上浮到表面，就会形成一层“奶皮”。因为它富含脂肪，所以“很香”。这个上浮的速度大致跟颗粒大小的平方呈正比。就是说，如果颗粒直径变成 2 倍，那么上浮速度将变为 4 倍。

除了拿来做“双皮奶”之类的小吃，牛奶的分层不是一件好事。至少，它破坏了牛奶的均一性，而在一定程度上也给人“不新鲜”的感觉。为了避免这种情况的出现，现代化的牛奶加工会进行“均质化”处理。就是用外力把牛奶颗粒“打小”，通常会把颗粒直径降到原来的十分之一左右，其分层速度就大致只有原来的百分之一了。因为不分层，感觉上就会“淡”一些。

此外，牛奶的黏度还与其酸度有关。如果其中细菌很多，有的细菌会分解脂肪，释放出脂肪酸。有的细菌会把乳糖转化成乳酸。二者都会增加牛奶的酸度。酸度的增加会增加牛奶中蛋白之间的互相作用，导致牛奶变黏。

总的来说，牛奶的“浓淡”改变有不同的影响因素，需要具体分析。不能简单地说感觉“变淡”了是好还是不好。

人们经常说奶牛“吃的是草，挤出来的是奶”。奶的味道，确实与奶牛吃什么密切相关。如果用仪器来分析的话，草中至少有几十种具有“味道”的物质。最重要的是一类化学上称为“萜”的成分，此外还有醛类、酯类、酮类、烃类等挥发性物质能够产生“气味”。不同的植物所含的这些物质并不相同，比如双子叶植物就比禾本科植物含有更多的萜类化合物。

草长在地里的时候，新陈代谢正常进行，不会释放出太多的气味物质。当草被割下，草里的脂肪氧化酶就迅速激活。这些酶会氧化分解植物中的类胡萝卜素和脂类物质，释放出大量有“味道”的挥发性物质。路过正在剪草的草地，会闻到浓郁的“青草味”，就是这个原因。

在奶牛吃草的时候，这些有味道的物质可以经过消化系统被吸收，经过血液最后进入奶中。挥发到空气中的“香味物质”也能够被鼻子吸入，通过肺而进入血液系统，更加迅速地进入到奶中。

不难想象，既然那些“好”的味道能够进入奶中，那么“不好”的味道，自然也可以进入奶中。所以，要想获得“香”的奶味，就需要有好的饲料和清洁的环境。

现代工业化生产的牛奶，往往喂给奶牛标准化、精心调配的饲料。这些饲料通常是为了提供充分均衡的营养，使奶牛多产奶以及产的奶有更高的蛋白质与脂肪含量。奶味如何，并不是一个重要的指标。平淡的奶味，更容易实现标准化。

为了增加饲料来源，还有很多枯草、秸秆及其发酵产物被用于牛奶喂养。在合理的搭配下，这些饲料也可以产生合格的牛奶。不过，就“奶味”而言，就很难产生我们儿时记忆中的“香浓”了。

前面说了奶味跟奶牛的饲料密切相关，指的是刚刚挤出来的奶。现实生活中，绝大多数人都只能喝经过“收集—运输—加工—运输—分销”的牛奶。最后，到消费者手里的牛奶奶味就跟刚挤出来的奶大相径庭了。这样的奶，汇集了整个产销过程中每一步的影响，真可以用“百味杂陈”来形容。奶中异味的来源，可以分为 ABC 三类。

A 是指吸收的异味（Absorbed）。挤奶环境中的“异味”不仅可以通过奶牛的呼吸引入奶中，还可以直接被吸收进入挤出来的奶中。如果把一碗牛奶敞口放在冰箱中半天，大致就可以体会一下味道的变化。再来考虑一个苍蝇乱飞、屎尿横溢的环境，就不难想象挤出来的奶里会不会吸收一些“佐料”了。

B 是指细菌导致的异味（Bacterial）。牛奶本身是很适合细菌生长的“培养基”。从挤奶到灭菌的每一步操作，都可能引入细菌。在冷藏的条件下，也只是延缓了它们的生长，任何时候恢复高温（即使只高到 7℃以上），哪怕是不长的时间，它们也会争分夺秒地扩张。不同的细菌会产生不同的异味，比如常见的有“酒糟”的味道和“腐臭”的味道。前者一般是因为没有及时、恰当地冷藏而产生，会进一步转化成牛奶的“酸度”。但是这种酸是杂菌产生的，跟受人类控制的乳酸菌发酵不同，并不是令人愉悦的味道。后者也是冷藏不当产生的，细菌主要作用于蛋白。在这样的条件下保存，时间长了会严重到牛奶凝结和分层。当鲜奶中的细菌数在百万这个数量级的时候，就会产生比较明显的腐臭味了。一般情况下，这些细菌并不难杀灭。但是，经过灭菌处理，把奶中的细菌数量降到了“合格”，这些异味物质也还是不会消失。

C 是指化学反应产生的异味（Chemical）。化学反应的产生可能来源于病奶牛所吃的药物、清洗容器所用的清洁剂、水的酸度过高、容器上的铁或者钴等等。在排除了这些因素的情况下，牛奶本身的质量会影响到脂肪的氧化，从而产生异味。

前面说了，牛奶中的脂肪是蛋白质包裹的颗粒。如果脂肪表面的蛋白质膜破裂了，脂肪就释放出来。这些脂肪可能被氧化释放出游离的脂肪酸，进一步产生通常所说的“哈喇味”。很多原因可能导致这种异味的出现。奶牛营养不合理，比如饲料中蛋白质含量或者热量不够，会导致牛奶中的蛋白质含量不足，从而使得脂肪颗粒容易破裂。此外还有挤奶期过长、挤出的奶放置时间过久或者搅动过于剧烈等，也会增加牛奶中的“哈喇味”。

牛奶氧化还可能产生类似陈年旧报纸或者金属的味道。这种情况除了清洁剂、不干净的容器以及金属离子等影响，主要跟牛奶中维生素 E 的含量低有关。维生素 E 是一种抗氧化剂，如果饲料中缺乏类胡萝卜素的维生素 E，就可能导致产出的牛奶更容易被氧化。此外，饲料中的蛋白质含量、纤维与脂肪的组成等因素也会影响维生素 E 的含量。在其他因素都已排除的情况下，如果这种异味依然存在，甚至可以在奶牛饲料中添加一些维生素 E。

不管是蛋白质含量、细菌总数，还是风味，都不仅仅代表着这些指标本身。它们还反映了奶牛的健康状况、生活环境以及牛奶处理过程中的卫生程度。人们知道细菌总数高的鲜奶不适合用来做巴氏灭菌奶。许多人认为原因是巴氏灭菌不完全，不能使细菌降到指标合格；或者认为是把细菌总数降到合格所需要的成本很高。实际上，鲜奶中的细菌相差 10 倍，并不需要增加多少灭菌成本就可以把菌数降到“合格”。

但是，总菌数高的鲜奶，伴随着很多异味，这是灭菌所无法去除的。如果不加香精进行调味，就无法掩盖劣质牛奶的“本味”。而巴氏消毒奶，一大优势就是保持牛奶的“原味”。对于不允许添加任何成分的“纯牛奶”，包含各种异味的“原味”就很难被接受。许多“调味奶”，通过外加糖和香精来调味，可以把异味掩盖。这样，原来的奶味是什么样的，也就无从知道了。而“常温奶”，在经过超高温处理之后，牛奶本身的味道会发生比较大的改变。原来的异味，也就不那么突出了。

国外的“巴氏鲜奶”，使用标准化的饲料，尽量减少了“奶味”。从挤奶到巴氏灭菌的过程中，卫生条件控制很严格，细菌总数控制得很低，从而避免了异味的引入。这样的纯牛奶，虽然不再“香浓”，但是可以始终如一地保持“平淡”。

那些“恶心”的美食

一种食物是“恶心”还是“美味”，更多是“审美”的范畴，而不是“科学判断”。

美国有线电视新闻网（CNN）发布了一篇“世界最恶心食物”的文章，排名第一的，是中国的皮蛋。这一结果让许多中国网友无法接受，纷纷通过各种方式表达反对，以至于评论皮蛋的原文作者在其个人博客上发表致歉声明，表示“虽然我没有享受过皮蛋的味道，但是我对你们的文化并无冒犯之意”。

其实这个“评选”结果并不值得大惊小怪。它并非一个真正的评选——也就是说，不是靠公众投票产生的。实际上，它只是作者的“个人意见”而已。

皮蛋之所以排名榜首，大概是那位作者没有见过臭豆腐。在我工作的公司里，曾经有各国员工介绍本国特色食品的活动。一位台湾地区来的同事介绍了臭豆腐，还带了一些给大家品尝。结果，没有一个外国同事能够放进嘴里，而此后“stinky tofu”成为了那位同事的一个标签。

当谈起中餐，外国同事经常说“no stinky tofu”，中国同事则调侃“我请你吃臭豆腐吧”。有一次我介绍中国的各种豆制品，说腐乳和臭豆腐都是豆腐发酵的产物，有各种不同的风味，类似于国外的奶酪。一位同事说，自从见识过了那位台湾同事的臭豆腐，她再也无法接受“发酵的豆腐跟奶酪一样”的说法。

从化学角度来看，腐乳和臭豆腐都是豆腐发酵得到的。腐乳只是在菌种和发酵条件上有更好的控制，而臭豆腐的发酵基本上是各种乱七八糟的细菌碰上什么就用什么。它们就像两兄弟，一个衣食无忧并且受了良好的教育，而另一个四处流浪并且乞讨为生。二者都是靠细菌分解其中的蛋白质，释放出一些有香味的氨基酸，从而使之“吃起来香”；同时分解含硫氨基酸，产生一些诸如硫化氢之类的化合物，从而使之“闻起来臭”。不同的菌种和发酵条件，导致这些“香”与“臭”的物质组成与含量各不相同，也就产生了不同的风味。

奶酪的情况其实大抵如此。牛奶中也有大量蛋白，发酵过程中也能产生各种香与臭的物质。味道纯正的奶酪相当于味道纯正的腐乳，而“臭奶酪”的风格就跟“臭豆腐”如出一辙。

但是有很多外国人喜爱臭奶酪，不会接受臭豆腐；就像许多中国人喜爱臭豆腐，但是很难接受臭奶酪。一种食物是“恶心”还是“美味”，更多是“审美”的范畴，而不是“科学判断”。这就好比一幅名画，不同文化背景的人可能会做出截然不同的评价。人们对食物的看法，同样深受文化传统和后天习惯的影响。比如西方人从小喝奶，会把“奶味”当成一种好的味道。但是他们不习惯吃豆制品，往往把“豆味”当做不好的味道。在美国，很多人认为豆奶比牛奶更健康更环保，但是因为“豆味”，他们中愿意吃的豆制品就相当有限。而对于中国人来说，情况似乎相反——很少有人把“豆味”当做问题，但是有不少人反感“奶味”。

类似的情况并不少见。美国有个电视节目叫“fear factor”，胜利者会获得巨额奖金。而比赛中有一些项目就是吃各种恶心食物，比如虫子、蚯蚓、长了蛆的面包等。有趣的是，许多中国人视为美味的某些食物，比如大肠、脑花等，也经常被用来作为“对勇敢者的挑战”。许多中国人认为“恶心”的半生牛排，则是西方人的平常食物。

在一个地区被当做“美食”，而另一个地区被认为“恶心”的食物，并不仅仅发生在国家或者文化圈之间。即使在中国之内，这样的例子也不胜枚举。北京的豆汁是一种发酵的绿豆制品，据说几乎只有“地道的北京人”才能够消受。以至于有人说，判断一个人是否“真正北京人”最有效的办法，就是给他一碗豆汁。不能欣然喝下还意犹未尽的，肯定是外地人。

四川有道名菜叫“折耳根”，植物学名称鱼腥草，是四川最有号召力的野菜之一。据第一次品尝这种野菜的人描述，就像是直接吞下了一条生鱼——浓烈的鱼腥味从口腔一直下到胃里。不过从小就吃的四川人从来都食之如饴。号称“健康教母”的马悦凌鼓吹“生泥鳅”治病，许多病人只能当做“良药苦口”来勉强吃下。可能这一障碍在吃惯了“折耳根”的四川人中并不存在，所以在四川尝试“生泥鳅疗法”的人比较多。因此，被寄生虫感染的人也就比较多。用这种“亲身受害”的方式去证明“泥鳅养生法”的危险，大概也可以算不怕鱼腥味的四川人为全国人民所作的一大贡献。

所以，当看到外国人把我们的某种“美食”当做“恶心”，完全没有必要不满。食物是否“美味”，多数情况下都是针对具体人群而言的。就像我们，同样会把世界其他地方的一些美食当做“恶心”一样。

你吃什么醋

“营养价值”上，醋本来就难以提供什么营养。它们的价值，只是调味。

“山西老陈醋 95% 是勾兑醋”的新闻再一次引起舆论哗然。消费者心中的醋，是“纯粮精制”的天然产品，不仅风味独特，而且具有“保健功能”。“酿制醋”与“勾兑醋”，“纯天然”与“防腐剂”，出乎消费者意料的名词让人们忧心忡忡。在评析“老陈醋”事件之前，我们不妨先来了解一些醋的基础知识。

首先要明白，醋是怎么来的?

传统的醋是用粮食发酵酿制的。粮食，如高粱、大米等，主要由淀粉组成。在淀粉酶作用下，淀粉被水解成糖。在另一些酶的作用下，糖被转化成酒精。再有一些酶，可以把酒精氧化成醋酸。这些形形色色的酶，可以由不同的细菌产生。不同的细菌，又需要不同的生长条件。所以，使用不同的细菌，控制不同的条件，可以用同样的粮食获得糖浆、酒或者醋等不同的产品。

除了粮食，各种果汁也可以用来做醋。果汁中的碳水化合物多数是糖，甚至不用水解，发酵起来更加方便。实际的发酵中，除了“目标”细菌，还有“杂细菌”。而同一种细菌，也会产生不止一种酶。这样，在发酵过程中，其实是很多种转化在同时发生。不同的原料，不同的生化反应，会产生不同的产物。不同“秘方”的发酵工艺，核心就是使用不同的原料与菌种，控制不同的条件，从而得到不同的发酵产物组成。而这些不同的组成，就构成了形形色色的“特产”。

不管哪种醋，其核心的成分都是醋酸。而其他的有机酸、氨基酸、多肽等等，是每一种醋“风味”的来源。在酿制醋中，醋酸在各种有机酸中能够成为“董事长”，但并非一统天下。其他的柠檬酸等，也会为酸味做出贡献。

醋酸在化学上叫作“乙酸”，它的前世今生都被弄得清清楚楚，完全被化学家们玩弄于股掌之间。在他们眼里，用粮食发酵，跟他们在实验室里合成，或者工厂里生产，并没有实质区别。得到的乙酸本身，也完全一样。而合成的乙酸，通常称为“冰醋酸”，浓度更高，纯度更好。

于是，如果只追求醋的“酸味”，那么用冰醋酸来勾兑，更加简单、快捷，成本低廉。

不过，作为调味品的“醋”，跟提供酸味的“乙酸”，毕竟不是一回事。醋中的那些“其他成分”，在构成它的“风味”上，是不可或缺的。勾兑醋，可以看作是山寨版的“醋”——它一直在模仿，却无法去超越。

其次，醋里的防腐剂，让你害怕了吗?

公众对“勾兑醋”的反感，主要来源于两点：勾兑醋含防腐剂，“不安全”；酿制醋有各种“活性成分”，“有营养”。

醋是一种酸度比较高的食品，多数细菌都不能在酸性条件下存活。所以，醋并没有很大的防腐压力。不过，它对细菌的抵抗力有多强，主要取决于其中的醋酸含量。不管是酿制醋还是勾兑醋，只要醋酸含量低，也还是有变坏的可能。所以，国家标准里，同样允许酿制醋中加入防腐剂。而多数消费者，看到“防腐剂”，本能的反应就是，“危害健康”“我不要吃”。

醋中常用的防腐剂是苯甲酸钠和山梨酸钾。苯甲酸钠又被当做“更危险”，偏偏它又更便宜而用得更多，勾兑醋也就与“有害”紧密地联系在了一起。

其实，苯甲酸钠也算是一种安全性很高的防腐剂。在酸性条件下，它相当于苯甲酸，而它们在作为非防腐剂的时候确实是被一视同仁的。人体摄入相当多的苯甲酸或者苯甲酸钠，也不会产生危害。国际食品添加剂联合专家委员会（JECFA）在考虑了安全系数之后，制定的安全标准是每天每公斤体重不超过 5 毫克。这相当于说，一个 60 公斤的成年人，每天吃 300 毫克的苯甲酸，长年累月地吃也没有关系。

作为食品防腐剂，中国食醋中的使用标准是每公斤不超过 1 克。如果每天喝上 30 克，也只达到“安全标准”的十分之一。即使再吃其他含有苯甲酸的食品，也不容易超过“安全限”。实际上，苯甲酸在一些水果中天然存在，其含量比作为食品添加剂使用允许的含量还要高。比如备受追逐的蓝莓和蔓越莓，苯甲酸含量甚至比醋中允许添加的量要高几倍。

勾兑醋真正的风险，在于冰醋酸的来源。如果是“食品级”的原料，那么其勾兑出来的醋就没有安全性的担心。如果是“工业级”的原料，那么跟任何工业级原料用于食品中一样，都存在着有毒有害杂质的可能。

至于酿制醋的“保健功能”，古今中外，的确有许多传说。不过迄今为止，也没有得到科学的验证。比较靠谱的“功能”是杀菌——所有的酸都具有一定的杀菌功能。在古代，缺乏消毒杀菌技术的时候，用醋来清洗伤口确实有助于减轻感染，也算是“高科技”。不过在今天，专业人士完全不建议用醋来消毒伤口或者抗病毒，甚至消毒房间。在醋酸浓度低的时候，对于致病细菌的抑制也很微弱；当浓度高到有效杀菌，对人体的损害也不容忽视了。现代医学已经有了许多更安全有效的治疗手段，醋的治疗功能也就完成了历史使命。即使用来消毒房间，醋的作用也远不如通常的消毒剂——即便是不考虑效果，弄一屋子的醋味，也是一件很影响情绪的事情。

至于酿制醋中的氨基酸、多肽、矿物质甚至多酚之类，并不是醋中特有，也只有“理论上”的功效。即使那些成分“真的有用”，考虑到一天能够喝的醋量，其功效也还是只能作为广告忽悠和饭后的谈资。其实际意义，完全可以忽略。

总结上面所说的，就是：合格的勾兑醋与酿制醋，安全性上并没有差异；“营养价值”上，醋本来就难以提供什么营养。它们的价值，只是调味。

在此基础上，再来看酿制醋与勾兑醋，问题就只剩下诚信与知情的问题。如果厂家宣称是“酿制醋”，那么就必须提供“纯粮酿制”的产品——哪怕是勾兑得天衣无缝，也还是非法的。这种非法，跟安全无关，跟营养无关，就是欺骗。同样，只要声明了是勾兑醋，使用的原料合格，就是合格合法的产品。只要充分知情，消费者自然会在风味、价格、“相信”的基础上，选择想要的产品。

23

葡萄酒中为何含有二氧化硫

各种干制蔬菜水果、坚果、蔬菜汁、果汁、果酒中，都可以找到二氧化硫的身影。

喜欢喝葡萄酒的人发现，欧美的葡萄酒几乎都标注了“含二氧化硫”。为什么这个常常跟酸雨、空气污染物相关联的“有毒有害的化学物质”竟然堂而皇之地出现在了“典雅”的葡萄酒中？

要知道葡萄酒为什么含有二氧化硫，需要先知道葡萄酒是如何酿造的。

现在葡萄酒是由葡萄汁发酵而成。葡萄汁中有大量的糖，在发酵过程中酵母菌会把它们转化成酒精。所以，发酵越充分，转化就越完全，最后的成品中酒精就越多，糖就越少。

糖的残留量决定了葡萄酒的“干”度。比如，“干红”是指糖含量很低的红葡萄酒，而含糖量高的叫作“甜葡萄酒”。不同的“干度”和其他微量成分，比如单宁、多酚化合物等，构成了葡萄酒的千差万别。

葡萄汁的发酵是由酵母菌来完成，但还有一些杂菌也可以在其中生长。所以，要让葡萄汁按照人们的希望转化，必须得有一只“魔手”来控制它们。比如说，在葡萄刚刚榨出汁，还未发酵之前，需要“保鲜”，否则，人们扶植掌控的“好酵母”还没开工，葡萄汁中天然存在的细菌已经不甘寂寞，把葡萄汁破坏掉了。而另一方面，葡萄汁一旦开始发酵，就会有“不把糖吃光耗尽绝不收兵”的趋势。所以要想在成为“干葡萄酒”之前，留下一些糖，成为“甜葡萄酒”或者“半甜葡萄酒”，就需要提前终止酵母菌的活动。

即使酿造好了葡萄酒，事情也还没有完。一方面，葡萄酒中依然有糖（哪怕是干葡萄酒，也多少还是有点糖的），同样可以成为细菌的乐园。另一方面，终止酵母菌往往不能把它们赶尽杀绝，可能还会有一些劫后余生的幸存者。它们继续生长，会改变葡萄酒的口味。此外，也还可能会有其他菌把酒精转化成醋酸，把葡萄酒变成“葡萄醋”。在这种情况下，进一步灭菌是必不可少的。加热当然不行——加热固然可以灭菌，但也会破坏葡萄汁的风味，在葡萄酒酿造中并不适宜。所以，加入某种“保鲜剂”或者“防腐剂”，也就是不得已而为之的事情。

除此以外，葡萄酒的风味和传说中的“保健功能”，很大程度上取决于其中的抗氧化剂。而抗氧化剂的特点就是，自己容易被氧化。所以要保护这些成分的抗氧化活性，就需要加入更强大的抗氧化剂来做“护花使者”。

以上提到的“保鲜剂”“防腐剂”“抗氧化剂”，从技术角度来说，可以通过不同的方式来实现。但是，在葡萄酒工艺的发展进程中，人们发现：原来二氧化硫可以单枪匹马搞定所有任务！

将二氧化硫用于葡萄酒中至少有几百年的历史，生产工艺发展到今天，也没有找到更好的替代方案。所以，不管人们对于二氧化硫有多大的疑虑，葡萄酒行业还依然广泛使用着它。

除了少数反对一切添加剂的人，人们更关心的还是——加了这些东西，食物还安全吗？其实一切的安全与危害，都是建立在“吃了多少”的基础上。

实际上，在酵母发酵的过程中，会“天然”地产生一定量的二氧化硫。不过这个量比较小，不足以完成所有任务，还需要额外添加。这里添加的并不一定是二氧化硫气体（使用不方便），而可以是它的衍生产物——各种亚硫酸盐、焦亚硫酸盐、亚硫酸氢盐等等。这些物质能够实现跟二氧化硫类似的功能，在计算它们的含量和使用量时，也是以二氧化硫的含量来作为基准。

在欧美，当葡萄酒中的二氧化硫含量超过 10ppm（百万分之一，1ppm=1 毫克/千克 =1 毫克/升），就必须标明“含二氧化硫”。由于天然发酵产生的量往往比这要高，所以几乎所有的葡萄酒都会有这一标注（不过他们并不要求标明具体含量数值）。至于葡萄酒中二氧化硫的上限，美国是 350ppm，中国是 250ppm，对于“甜型”葡萄酒或者果酒，中国放宽到 400ppm。不过实际上，要实现所需功能，并不需要这么大量的二氧化硫，美国对葡萄酒检测统计的结果是平均 100ppm 上下。

国际食品添加剂联合专家委员会制定的二氧化硫安全摄入限是每天每公斤体重 0.7 毫克。对于一个 60 公斤的成年人，这相当于每天 42 毫克。假如按照 100ppm 的平均值来算，那么 400 毫升葡萄酒中就含有 40 毫克，接近“最高摄入量”了。

“安全摄入限”的意思是，不超过这个含量的二氧化硫，即使长期食用，也不会带来可见的危害。不过有一些人对二氧化硫比较“敏感”，类似于其他的食物过敏。这个“一些人”，美国的统计是普通人中 1% 左右，而哮喘病人大概会有 5%。不同的人引发“敏感症状”所需要的量不尽相同，其症状一般为恶心、呕吐、腹痛、头晕、呼吸困难等等，严重的也会危及生命。

保鲜、防腐、抗氧化，并不仅仅是葡萄酒有这种需求，很多其他的食物加工中也会有这样的需求。二氧化硫（以及其他的衍生物），也就成了一种很有用的食品添加剂。

许多食物中含有酚类化合物，被氧化之后变成黄褐色。而二氧化硫具有一定的还原性，可以让它们不变色，或者把色素漂成白色。像腐竹、竹笋这样的食物对此都有相当的需求。

从防腐的角度来说，二氧化硫的使用范围更为广泛。各种干制蔬菜水果、坚果、蔬菜汁、果汁、果酒中，都可以找到它的身影。

童年记忆中的“敲麻糖”

中国人在完全没有“酶”这个概念的时候就形成了做麦芽糖的成熟经验。

现在这些零食吃得发腻的一代大概是无法理解我们那一代人的“麻糖情结”。它是全国各地都有的传统零食，“麻糖”或许只是四川西部某些地区的叫法，在许多地方叫作“饴糖”，甚至还有更“学术”一点的，叫作“麦芽糖”。

在我家乡，“麻糖”中的“糖”字念成一声，听起来像“麻汤”。经常是在天气晴朗的傍晚，“敲——麻汤——，敲——麻汤哦——”的声音远远传来，大大小小的孩子们就循声而去，聚集在某家的门前。其实多数孩子也只有看的份——在那个年代，一两毛的零花钱对于孩子们来说，已经算是一种奢侈。碰巧有哪个孩子能够拿出一毛钱，小贩就会打开他的容器，从金黄色的豆粉中捞出一根麻糖。拿起一个小锤子，“啪”的一声，敲下一块。不用称来定量，大小全凭小贩那一“敲”。

在其他孩子羡慕的眼光中，那个幸福的孩子接过那块麻糖，却往往不舍得立刻吃掉，要拿在手里把玩很久。麻糖在手中会慢慢变软，然后可以拉出各种形状。或许“敲麻糖”的快乐，也在于此。

实际上麻糖的生产并不复杂：让麦子（大麦或者小麦）发芽，长到一定时候把麦芽收割切碎做催化剂。另一方面，把玉米或者糯米这些原料进行浸泡、蒸熟，与麦芽混合。几个小时之后，压榨这个混合物，就可以收集到麦芽糖汁了。

榨出来的糖汁水分比较高，可以进一步熬煮变干，甚至加入一些蔗糖使之变得更甜，也可以使颜色更加诱人。最后，熬好的糖放入炒熟的大豆粉中放凉变硬，就可以拿出去“敲”了。

玉米或者糯米等原料都是不甜的，为什么经过这个制作过程就能“变出”甜的糖来呢？

从分子水平上来看，这些原料中含有大量淀粉，而淀粉是由一个个的葡萄糖分子连接而成的。麻糖的主要成分是麦芽糖，麦芽糖是两个葡萄糖连在一起形成的。那么，无数个葡萄糖分子连接在一起的淀粉，是如何变成两个一组的麦芽糖，而不是一个或者三个的呢？

在自然界中有一些特定的蛋白质，可以催化发生特定的生化反应。这样的蛋白质被称为“酶”。有一类酶可以把淀粉分子切成小段，就叫作淀粉酶。在淀粉酶中，老大“阿尔法淀粉酶”功力比较深厚，可以攻击淀粉分子的任何部位，从而切下任意数目的葡萄糖。不难想象，它的作用就是很快地把一条很长的葡萄糖长链切成一个个的短链。切得不充分的时候，这些短链含有三个、四个甚至更多的葡萄糖，被称为“淀粉糊精”。而切得很充分的话，就会含有大量单个葡萄糖，被称为“玉米糖浆”。因为葡萄糖占了主导，也被称为“葡萄糖浆”，其实它跟葡萄一点关系也没有。这实在是很有趣的一件事情，分别叫作“葡萄”和“玉米”的糖浆，指的居然是同一个东西。

显然，靠这个阿尔法淀粉酶做不出麻糖来。而淀粉酶家族中还有老二叫作“贝塔淀粉酶”。虽然它也是把淀粉中的葡萄糖链接切开，但是干活比较精巧，每次都整整齐齐地切下两个——连在一起的两个葡萄糖，正好就是“麦芽糖”。

这种可爱的酶在麦芽中含量很高，或许是最初的麻糖都是用麦芽做催化剂做出来的，所以“麦芽”也就获得了这种糖的冠名权。有趣的是，中国人在完全没有“酶”这个概念的时候就形成了做麦芽糖的成熟经验。把麦芽切碎的时候，酶也就被释放了出来。而把玉米或者糯米进行浸泡、蒸熟，可以让其中的淀粉颗粒充分吸水、膨胀而打开淀粉分子的紧密结构，从而有利于酶分子来切断它们。

麦芽中除了贝塔淀粉酶，还有一些阿尔法淀粉酶以及其他的酶。所以，这样得到的“麻糖”并非全是麦芽糖，也还含有一些葡萄糖和小分子糊精。要获得高纯度的麦芽糖，就需要采用现代工业技术进行精确控制了。不过，对于传统小吃来说，这种不精确，或许正是其“原生态”的魅力来源。

淀粉酶中还有一个老三叫“伽玛淀粉酶”，功力就更差一些，一次只能切下一个葡萄糖分子。当然，慢工出细活，它也就可以把淀粉最终都变成葡萄糖。实际上，“玉米糖浆”的生产中就需要由它来完成扫尾工作。而在麦芽糖的生产中，就需要减少它的存在。

现在，各种各样的糖层出不穷，“麻糖”这样的传统零食对于孩子们大概也就逐渐失去了吸引力。或许，它只是我这一代中年人心中对童年的美好回忆吧。

以低碳的名义吃虫

有人这样评价第一个吃螃蟹的人：固然是个勇士，但肯定也是饿极了。最先吃虫的人大概也是如此。

在人类历史上，世界各地应该都有吃虫的历史。有人这样评价第一个吃螃蟹的人：固然是个勇士，但肯定也是饿极了。最先吃虫的人大概也是如此。根据联合国粮农组织（FAO）的估计，现在地球上大约还有25亿人会把虫当做食物，主要是在非洲和亚洲。对于其中的10亿贫困人口，虫更是重要的蛋白质来源。

不过一些人吃虫主要是为了美味。比如《神雕侠侣》里的洪七公，就用大公鸡“钓”了蜈蚣来吃。在目前的中国，大概吃虫要比吃猪肉更加“高档”。而这种爱好，也往往被各种“主义人士”斥为“恶趣味”。

不过，FAO近年来积极推动“吃虫主义”的发展。在FAO看来，现在这种抓野生虫来吃的做法还远远不够，我们应该发展养虫业，把它作为保障粮食供应的途径之一。

进入21世纪，粮食问题成为人类面临的一大挑战。一方面人口增加，需要更多的粮食；另一方面，人们生活水平的提高，需要更"优质"的食物。而蛋白质的需求，往往随着生活水平的增加而增加。于是，人类对蛋白质的需求，远远比人口的增长速度要快。

虽然植物也能生产蛋白质，但是绝大多数植物蛋白质由于氨基酸组成与人体需求差异较大，满足人体需求的效率不高，通常被认为不如动物蛋白质"优质"。常规粮食作物中唯一提供"优质蛋白"的大豆，由于口味的因素在东亚之外的地区接受程度也有限。总体上，人们还是会把肉、蛋、奶等动物产品当做优质的蛋白质来源。但是在动物蛋白质的生产中资源转化率很低，还会放出大量的温室气体。在许多学者看来，牲畜业对于"低碳"目标的实现，阻碍甚至比汽车还大。

而昆虫，或者更广泛一点，各种能吃的虫，资源转化率就要高得多。猪、牛、羊、鸡等高等动物由于要保持体温恒定，需要耗费更多的能量来生长。而"冷血"的虫们对资源的需求就要低多了。比如蟋蟀，生产同样多的蛋白质所需要的食物，比牛少 6 倍，比绵羊少 3 倍，比猪和鸡少 2 倍。迄今为止，昆虫养殖还不需要抗生素。虽然没有它们排放温室气体的数据，不过吃得少，大概放得也就不会多。比如我们只知道白蚁等少数几种昆虫会释放甲烷气体。而且，有的虫还可以在有机废物上养殖。这样，相比于传统的畜牧业，通过养虫来生产蛋白质，对于地球的可持续发展和"低碳减排"，就是很大的贡献。

于是，对于爱好吃虫的人们来说，吃虫——英文里有一个专门的词"entomophagy"——不仅不是"恶趣味"，还是一件"很低碳"的生活方式。

当然，离开了"口腹之欲"和"营养"来谈"低碳"，并不具有很大的现实意义。而吃虫，在营养方面比之传统的肉，完全不遑多让。某些"优质"的虫，甚至更为优越。

FAO 提供的数字说世界上被食用的虫有 1000 种左右，当然其营养组成各不相同。2008 年 2 月 FAO 在泰国召开过一个“以森林昆虫为食：人类咬回去”的研讨会。中国林业科学院的陈晓鸣等人提交了一篇关于昆虫营养的综述。他们统计了百余种昆虫的营养成分，结论是不同昆虫的蛋白质含量在 20%—70% 之间，脂肪含量在 10%—50% 之间。一般成虫中的含量较低，而虫卵中的含量较高。而且，这些脂肪中不饱和脂肪所占的比例较高。中华稻蝗的脂肪含量更只有 2.2%。相对来说，常规的肉中以饱和脂肪为主，所以这些虫中的脂肪也就更有利于健康。2010 年，FAO 发布了一份题为《促进可食用森林昆虫在保障粮食安全中的贡献》的文件，指出：昆虫的蛋白质含量、品质与传统的肉相当，而膳食纤维含量比传统的肉高，而与谷物相当；一般而言，铁、钙、B 族维生素含量比较丰富。在 2004 年 FAO 发布的另一份文件中还举过一个毛毛虫的例子：蛋白质可以占到干重的 53%，而脂肪则只有 15%。这个比例比一般的牛肉、猪肉还要更高一些。

所以，FAO 对于推动养虫吃虫相当热衷。过去的几年间采取过许多行动来推动。除了前面提到的研讨会和文件，从 2010 年开始还在老挝启动了一项农业化养殖食用虫的研究。FAO 的行动也引起了学术界的关注，2010 年 2 月的《科学》杂志上就发表了一篇新闻来支持和倡议。

不过，虽然 FAO 推动了几年，似乎进展也不大，目前，只有泰国、越南、老挝和中国等国有一些农业化的养殖。而具体的养殖、保存、加工技术以及食用方式，都还有待于进一步开发。尤其是在发达国家和地区，多数食品都需要进行现代工业化的加工和流通，更为人们接受吃虫带来了相当的难度。2010 年 4 月的《科学》杂志上刊登了一封“来信”，就针对 2 月份的那篇新闻泼了这样的冷水。

不过，对于中国人来说，西方人所面对的这些障碍都不存在——对于生鲜食物的追求，使得吃虫完全没有心理和饮食习惯方面的障碍。或许，FAO 的设想，将会先在在中国得到推广。而那些喜欢吃虫的人——或许可以从“entomophagy”演化出一个时髦的称呼，或者干脆就叫“食虫主义者”，也可以很骄傲地说：我吃虫，我低碳！

让我们来做“牛肉精”

牛肉精是否安全是纯粹的技术问题，而用“牛肉膏”把猪肉“变成”牛肉然后当牛肉卖，则是商业问题。

“牛肉膏”其实就是一种“牛肉香精”。香味的本质是一些化学分子，能够刺激相应的神经受体，让我们感受到某种感官刺激。所以，只要模拟出那些刺激，就能够产生相应的“香味”。

这甚至不是从现代食品技术开始的。川菜除了麻辣，“鱼香”是著名的一种口味。但是鱼香味并不是用鱼来产生的。鱼香肉丝的“鱼香”，是用泡红椒、葱、姜、蒜、糖、盐、酱油调成；而鱼香茄子的“鱼香”，则是用豆瓣酱、酱油、醋和白糖调成的。如果把这些调料做成调料包——海外中国店里确实就有这样的产品，也可以叫作“鱼香膏”。

所谓的“牛肉膏”只是比这样的“鱼香膏”复杂一些。过去的半个世纪，人们对于各种“肉香”的认识逐渐增多，也就有了许多“肉味香精”的努力。到现在，已经有许多专利，也有了许多成型的产品。肉味香精的使用，跟酱油、味精、鸡精一样，可以算是食品行业中的常规。

“肉香”，是肉在加热情况下得到的氨基酸、多肽、碳水化合物、核苷酸等水溶性成分产生。氨基酸和还原糖发生美拉德反应，是肉香中最核心的部分。所有肉味香精的开发，都是围绕这些成分和美拉德反应来展开。

2000 年，泰国出版的《科学亚洲》（*Science Asia*）第 26 期上，发表了一项开发肉味香精的研究。以这项研究为例，我们可以来看看“牛肉精”是怎么做出来的。

首先，制作牛肉精需要一些牛肉。这些牛肉除了提供“真牛肉”的味道，主要是提供氨基酸。首先把这些牛肉切小，煮 10 分钟，再磨细调成适当浓度的牛肉糊。加入木瓜蛋白酶——就是嫩肉剂里的有效成分，在 60℃下保温 12 小时，然后煮 15 分钟让蛋白酶失去活性。这时候肉糊已经成了肉汤，通过离心的方式去掉残渣和油之后，就得到了牛肉蛋白水解物。

牛肉蛋白水解物可以把酸度调节到偏酸性（pH6），再煮 2 小时，然后通过喷雾干燥的途径烤干，产物就是“牛肉粉”，也可以作为“牛肉味调料”使用。这也就是原始的“牛肉香精”。

现代的牛肉香精要以牛肉蛋白水解物为基础，再进行一些反应。另一种主要的原料是酵母提取物。酵母就是用来发面、做啤酒的微生物。把酵母调到偏酸性（pH5），在 50℃下保温 24 小时，再用 85℃灭活其中的酶。这时候的酵母也差不多变成汤了，同样通过离心去掉残渣，就得到了“酵母提取物”。这样得到的酵母提取物会有一定苦味和啤酒味，可以用活性炭去除。

制造“牛肉香精”的大决战开始了：把 90 份牛肉蛋白水解物、10 份酵母提取物、2 份盐酸半胱氨酸（半胱氨酸是组成蛋白质的 20 种基本氨基酸之一，盐酸半胱氨酸是它的一种稳定形式）、1 份葡萄糖混在一起，酸度调到 pH6，在 90℃下反应两个小时，然后喷雾干燥，就得到了“牛肉精”。

为了评估做出来的“肉味香精”到底“像不像”，研究者把 1.5% 的肉味香精、0.75% 的盐和 0.25% 的鸡精混在一起做成汤，找了 40 个教职工和学生来品尝。这项研究还做了猪肉精和鸡肉精。在不告诉品尝者是什么精的前提下，让他们自己描述尝到的味道像什么，并且用数字来描述“像”的程度——9 为非常像，1 为完全不像。结果，这种方法做出来的牛肉粉在“味道”、“气味”和“总体感觉”上分别得到了 5.65、6.68 和 5.48 的平均分，而牛肉精的平均分则分别是 7.18、7.59 和 6.53。相应的市场上销售的牛肉精三项得分为 5.68、6 和 4.9。有趣的是，不同的人给的分相差很大，同一种汤，有的人觉得“很像”，有的人觉得“比较不像”。在各种肉味香精中，这样的结果已经是很好的了。像新闻报道中所说的与真牛肉“并无二致”，只能是广告用语。

各种肉味香精的制作大同小异。各种成分的比例、反应时间、反应温度、不同的蛋白水解物（比如也可以用植物蛋白水解物）、不同的氨基酸，会造就不同的“肉味”。在这项研究中，作者还用猪肉代替了牛肉，甲硫氨酸代替了半胱氨酸，得到的就是“猪肉香精”。而鸡肉香精，除了用鸡肉代替牛肉，还用了更多的盐酸半胱氨酸和更长的反应时间。有的复合肉味香精会再加入一些麦芽酚或者乙基麦芽酚等香味助剂。在正常的使用范围内，这些助剂也是安全的食品添加剂。

需要特别说明的是，从技术上说我们可以做出安全有效的肉味香精。但是，这跟市场销售的具体商品是否合格是两回事。就像我们说大米可以吃，并不意味着市场上没有有毒有害的大米存在。在这些肉味香精的生产中，使用的原料是否卫生安全，生产过程是否满足生产规范，才是决定最终商品是否合格的关键。

此外，牛肉精是否安全是纯粹的技术问题，而用“牛肉膏”把猪肉“变成”牛肉然后当牛肉卖，则是商业问题。商品提供者必须向消费者如实提供产品信息。也就是说，即使牛肉膏真的把猪肉“变成”了牛肉，而使用的也是完全合法安全的牛肉膏，也必须明确说明它不是牛肉，而是经过调味的猪肉。消费者是否愿意买，愿意花多少钱买，要让消费者在了解实情的基础上来选择。按照新闻报道中所说的“当做牛肉卖”，就构成了“欺诈”——不管其产品有没有害，都需要受到查处。

蛋糕是怎样炼成的

烤蛋糕的魅力，除了自己的作品与众不同之外，最大的诱惑还在于可以闻到蛋糕出炉时的独特香味，但那种香味是无法保留的。

烤蛋糕是很好玩的一件事情。有句形容回锅肉的话是“一千个主妇就有一千种回锅肉的做法”，烤蛋糕的变化空间比回锅肉大多了。所以，对于家有烤箱的人，烤蛋糕提供了一个尽情挥洒心灵手巧的空间。

烤蛋糕的魅力，除了自己的作品与众不同之外，最大的诱惑还在于可以闻到蛋糕出炉时的独特香味。那种香味是无法保留的，再好的商品蛋糕也只能在其他方面有优越性，而不会留下那种香味。

如果从体积的比例来说，蛋糕的主要成分是空气，越蓬松的蛋糕空气越多。不过空气不团结，虽然占了很多地盘却被分割成了一个个的孤岛。固体部分互相连接，成为了无边无际的大网。蛋糕之所以比馒头蓬松，是因为其中的鸡蛋白很多，有利于形成稳定的泡沫结构。鸡蛋白最强大的地方在于形成泡沫之后一加热就变性交联，互相纠缠在一起，一冷下来就“化作了山脉”，把空气牢牢囚禁起来。所以，蛋糕里必须要有比较多交联性能好的蛋白质，而鸡蛋白无疑是其中的佼佼者。

当然了，蛋糕还得让人吃饱，总得加入别的管饱的成分。通常的主要成分是油、糖、面粉，这些东西也不够争气，虽然联合起来，还是很容易被蛋白质分割包裹，成为一个个的小颗粒。不过它们总算比空气好点，挣脱蛋白质的束缚好歹能够互相接壤。蛋白质虽然数量不见得占优，胜在八面玲珑，同气连枝，所以在蛋糕的微观结构中这“一小撮”反倒占了主导地位。

简而言之，蛋糕就是这么一种东西：油、糖、面粉和蛋黄的混合物被一部分水联合在一起，鸡蛋白形成的泡沫掺和进来带进大量的空气。面粉和蛋白被加热交联，冷却下来就成为了固体。这样固化的结果把空气固定在了蛋糕中，从而成为了蛋糕特有的微观结构。

纸上谈了半天兵，我们来烤个蛋糕。

首先，把四分之一杯面粉、一小勺苏打粉、一点点盐和半杯糖混在一起，搅和搅和差不多均匀就行了。另外拿一个大碗，把四分之一杯油、四分之一杯水（或者牛奶、果汁等等液体）倒进去。拿四个鸡蛋，敲个小洞让蛋白流出来收集到另一个比较大的容器里。把蛋黄放进液体的那个碗里，和别的液体一起搅匀。把固体成分倒进去，搅和均匀。这里的“搅和”二字实际操作起来要费点力气。如果有个电动搅拌器的话（超市最便宜的就行），就非常轻松愉快了，几分钟就搞定。最后就是打蛋白泡沫了。用手打也不难，就是比较锻炼手上的力量。当然用搅拌器也同样很轻松，而且打蛋白的过程很赏心悦目，半透明的蛋白随着搅拌的进行逐渐变成雪白的泡沫，体积增加好几倍。一直打到泡沫能够拉出尖角为止。

下面就很容易了。把那盆糊糊倒进蛋白泡沫里，边倒边轻轻翻搅，形成均匀而富含泡沫的面糊。

把面糊倒进烤盘，190℃下烤十几分钟，降温到 160℃再烤十几分钟。看见表面变黄了拿根筷子捅到底，拔出来上面没有沾上东西的话就大功告成了。

拿把小刀顺边划一圈，就可以把蛋糕倒出来了。如果有“起酥油”的话（一种经过加氢处理呈半固体状的植物油），先在烤盘里涂一层，不用刀划就可以倒出来。

然后，就可以吃了。如果有客人的话，那种香味已经引诱人好一阵子了。

28

解剖一根火腿肠

火腿肠的原料中不可避免地混杂了一些细菌，在高温加热的时候它们受到“严打”，绝大多数被清除了。

如果把香肠当做火腿肠的祖先，那么它的历史有几千年。据说，在荷马史诗里就有了香肠的记载。不过，现在我们吃到的火腿肠跟香肠的差别已经很大了——原料基本相同，但是加工过程相去甚远，因而口感味道也就相当不同了。

在食品工程里，火腿肠是一种被称为“乳化肉”的体系——它的关键是把脂肪打成细小的颗粒，然后均匀分布在整个肠内。所以，单凭肉眼，几乎无法分辨出它里面的脂肪——通俗说是肥肉，是多是少。为了让这些脂肪均匀分散，就要把瘦肉中的蛋白质提取出来，作为乳化剂去稳定“磨碎”的脂肪颗粒。蛋白质的提取不是件容易的事情，通常把瘦肉“打成”肉酱，在很高的盐浓度才能提取出较多的蛋白质。所以，火腿肠总是很咸，这是无法避免的问题。提取到水中的蛋白质一部分吸附到脂肪颗粒的表面，用来防止脂肪颗粒重新融合，其他的则保留在水中，在加热的时候互相交联，形成一种互相连接的的网状结构。没有溶解到水中的纤维组织以及蛋白网状结构把脂肪颗粒固定下来，就形成了火腿肠特有的质感。火腿肠的口感，就取决于这种胶状结构的强度。

严格说来，最简单的火腿肠只要瘦肉和盐就可以了。在实际生产中，还是希望加入肥肉。肥肉有助于保留许多只能在脂肪中稳定存在的维生素以及香味物质。但是，太多的肥肉又不受欢迎。首先不够健康——大家都不喜欢吃下过多的脂肪。其次，更多的脂肪就需要提取出更多的蛋白质来吸附，但是肥肉多了瘦肉的量就相应变少了，这会使得形成的胶状结构强度降低，吃起来口感就差了。

另外，现代火腿肠的生产中还会加入一些植物成分，比如大豆蛋白和淀粉等。大豆蛋白的加入有助于在保持蛋白含量的前提下降低胆固醇的含量，具有营养和成本上的双重优势。但是大豆蛋白的加入会影响最终产品的质感和口味，通常也不能加太多。火腿肠里加淀粉，跟传统的肉丸子里加淀粉一样，有助于降低成本，但是更加影响质感。国家标准就是按照蛋白质、脂肪和淀粉的含量来对火腿肠进行分级的，等级越高含有的脂肪和淀粉就越少。由于有很多的盐，所以需要一些糖来降低“咸味”。其他的调味料就是各个厂家大显神通的地方了。

作为一种加工食品，保证安全是至关重要的一环。肉是很容易腐坏的食物，腐坏的生物学原因是细菌的生长。火腿肠含有细菌生长所需的各种养分，没有防腐处理的火腿肠是细菌的天堂。保护火腿肠不受细菌骚扰，首先是要杜绝细菌种子混进来。火腿肠的原料中不可避免地混杂了一些细菌，在高温加热的时候它们受到“严打”，绝大多数被清除了。市场上所谓的“低温火腿肠”通常只加热到七十几度，这样可以获得不一样的风味，但是“严打”力度不够，漏网的细菌就比较多一些。

对食品安全而言，生产只是第一步。无论如何，总还是有一些生命力非常顽强的细菌能够顶住灭菌过程的“严打”而潜伏下来。在加热之后的包装运输和保存过程中，细菌也还有机会偷偷地潜入火腿肠中。一旦环境适合，就开始繁衍生息。所以，人们对细菌的战斗不得不延续到吃进肚子之前。完好有效的包装可以防止外部的细菌侵入。而内部残存的细菌就只能控制它们的生长环境了。前面说提取蛋白质的时候需要很高的盐浓度，其实高盐环境也有助于遏制细菌生长。低温是另一种控制细菌生长的有效手段，尤其是那些灭菌不完全的“低温”产品——低温产品提供的风味必须以更严格的保存条件作为代价。

但是细菌的生命力实在太强了，即使在这样的围追堵截之下，它们也只是“开枝散叶”得慢一些，而不会完全消停下来。为了对它们进行更严厉的打击，人们只好动用“化学武器”——防腐剂。防腐剂让细菌生存的环境大大恶化，从而有效地延长火腿肠的保质期。

防腐剂能杀死细菌，对于人体自然也可能有潜在的危害。这也是人们对于加工食品最为关注的地方。食品科学家们不断寻找能够有效防止细菌生长，在使用浓度下对人体又没有明显危害的防腐剂。目前火腿肠中可以合法使用的防腐剂是亚硝酸钠。这种物质在摄入量比较大的时候能导致急性中毒，一些食物中毒的案例就是不合格腌制蔬菜中的亚硝酸盐过多导致的。亚硝酸盐也被认为是一种致癌因素。不过它本身并不致癌，而是在酸性环境中可以与胺类物质反应生成亚硝胺，后者才是一种致癌物。

不过，合格火腿肠中的亚硝酸盐并不值得担心。硝酸盐广泛存在于自然界中，许多蔬菜中的硝酸盐也有机会转化成为亚硝酸盐。对于亚硝酸盐如何影响人体健康，人类已经进行了大量的科学研究。根据这些科研结果，少量亚硝酸盐对人体健康并不构成威胁。美国规定亚硝酸钠在肉类食品中的最大允许用量是 200ppm（ppm 是百万分之一），也就是说，FDA 认为肉中的亚硝酸盐在 200ppm 以下还是安全的。中国的标准比这个要严得多，是 30ppm。所以可以认为，只要是检测合格的火腿肠，防腐剂的影响是可以忽略的。

有一些研究发现，亚硝酸盐在和胺反应的时候，如果存在维生素 C 或者维生素 E，就会与它们优先反应，而不生成有害的亚硝胺。所以，有的肉类加工中会加入这些维生素来减小亚硝酸盐可能的副作用。其实，不管这种做法有多大效果，在吃这些食品的时候同时吃一些蔬菜水果，都是大有裨益的。

科学，上酸菜

翠花哪里知道酸菜能不能吃啊？她只是很纳闷：都吃了那么多年了，怎么突然就说有毒了呢？

有一位网友提供了一个他外婆的酸菜做法：

准备材料：

芥菜，雪里蕻，白萝卜的叶子，豆角都可以。

大玻璃瓶一个。（干净，不能有油）

两顿饭的洗米水，海盐。

做法：

先把菜用海盐搓软，放两个小时。

拧干菜的水，把菜放在大玻璃瓶里，每一层再撒点盐。（自己调味）

洗米水放进去，以浸过菜面为宜，盖子不必旋得太紧。

放阴凉的地方，大概七八天就会变酸，变黄。

毫无疑问，这是人民群众在长期生活实践中总结出来的生产经验。照着这样的经验做，一定能做出同样的酸菜来。我们要考虑的问题是：这里面哪些材料和步骤是可以变通的，哪些不可以？这位网友的外婆已经提供了一个变通之处：洗米水太淡，可以加点米粉进去。还有别的吗？

有不少人说，酸菜吃多了容易得口腔癌。在哈尔滨，某一年里有几十例因吃酸菜而引发食物中毒的。对此，两种主要想法成为了社会主流：一是祖先吃了几百上千年的东西，怎么可能有毒，一定是现代人的错，于是污染啊、农药啊、工业化的弊病之类的又被拿出来说一通，这种观点认为，只要按照祖先的方式去种蔬菜做酸菜，就一定没有问题；二是这玩意儿原来这么恐怖啊，不管如何，宁可信其有，不可信其无，还是不吃了吧，于是“翠花，不要上酸菜”了。

翠花哪里知道酸菜能不能吃啊？她能做的就是严格按照姥姥教给妈妈，妈妈再教给她的方法做酸菜。她只是很纳闷：都吃了那么多年了，怎么突然就说有毒了呢？

我们还是先看看科学是怎么认识酸菜的吧。蔬菜（白菜、芥菜、雪里蕻、萝卜叶子等等）都含有糖分，细菌在菜里发酵，把糖分变成有机酸，就成了酸菜。自然界有很多种细菌，有的发酵产物对人体有好处，如乳酸菌、醋酸菌，是产生泡菜酸菜的功臣；同时还有许多杂菌，它们不仅争夺糖分，更重要的是会产生有毒有害的成分，危害人类健康。做酸菜的过程，就是帮助好菌生长、抑制杂菌的过程。如果抑制杂菌不成功，就得到一堆腐烂发臭的东西而不是酸菜。

现在，我们来看看这位网友提供的做法。把菜用海盐搓软，一是破坏菜的结构，让菜失水，为以后洗米水进入作准备，二是盐浓度高意味着渗透压高，很多杂菌无法生长，也相当于灭菌；洗米水的作用，一方面提供细菌生长所需的养料，另一方面可能还会带进一些菌种（细菌无处不在）；按理说有益的菌（乳酸菌、醋酸菌）都是厌氧的，应该隔绝空气，但是盖子不旋太紧，大概是便于释放发酵产生的二氧化碳；放阴凉的地方，为的是避免阳光照射，保持比较低的温度。

显然，这位老婆婆的每一个步骤都还是有合理之处的。我们再来看可变通之处：既然第一步是为了灭菌，那么能灭菌的方法都可以，比如说把菜在开水里煮一下，或者在太阳底下晒两天，东北酸菜则直接洗干净了事，因为东北做酸菜的温度低，不利杂菌生长，所以灭菌要求不严；至于洗米水，应该是为了加速菌的生长，如果不用（东北酸菜是不用的），那么发酵速度可能会慢一些，但是最后还是能成酸菜，因为酸菜的关键是分解菜中的糖分，洗米水只是帮助细菌更快长成规模；这种情况下发酵速度比较快，七八天就可以吃了，而东北酸菜不加洗米水，温度也低，通常要二三十天才能吃。

下面来说中毒的问题。酸菜中毒是酸菜中的亚硝酸盐含量过高。低浓度的亚硝酸盐对人体无害（国家标准允许有一定含量），过高的浓度则会使人出现缺氧症状，还会转变成亚硝胺一类的物质，是一种致癌因素。所以，减少或者避免亚硝酸盐的产生是酸菜生产要考虑的重要因素。

蔬菜里含有大量硝酸盐。在某些细菌作用下，硝酸盐会还原成亚硝酸盐。幸运的是，对人类有益的细菌，乳酸菌、醋酸菌都不会干这坏事儿，它们一门心思为人民服务，把糖分转化成乳酸或者醋酸；只有那些细菌中的败类分子，在争夺食物之外，还产生亚硝酸盐，成为酸菜有毒的罪魁祸首。

在自然发酵的条件下，开始的时候好菌坏菌的量都不大。发酵过程中双方都想扩大自己，一统江湖。加盐、密闭、低温，都是帮助好菌、抑制坏菌的手段。在好菌坏菌争夺江湖控制权的过程中，好菌产生酸，降低整个环境的酸度，而坏菌产生亚硝酸盐，准备危害人类。随着斗争的发展，环境的酸度越来越低，坏菌的生存条件越来越恶劣，最终邪不压正，好菌大获全胜，一统江湖。之后，坏菌覆灭前产生的亚硝酸盐也逐渐会被分解清除。东北酸菜的生产条件下，坏菌产生的亚硝酸盐浓度在七八天的时候达到最高，然后逐渐下降，到二十天之后就变得非常低，基本上对人体无害了。传统的东北酸菜经常腌上一个多月才吃，所以翠花的酸菜只要不偷工减料按照姥姥妈妈教的工艺去做是没有问题的，可是一些无良小饭店急功近利，用没有腌透、亚硝酸盐含量还很高的酸菜去做菜，造成食物中毒，大大损害了酸菜的名声。

既然亚硝酸盐是好菌坏菌在争夺江湖盟主的时候坏菌产生的，而这个争夺过程要持续好多天好菌才能统一天下，如果我们空投几万倍坏菌数量的好菌进去，是不是可以大大加快江湖统一进程，缩短斗争时间，从而大大减少亚硝酸盐的产生？答案是肯定的，这就是现在工业化生产酸菜的方式。这样的方式不仅降低了亚硝酸盐的产生，而且减少了杂菌产生的异味，大大缩短了酸菜发酵的时间，降低了成本。

除此之外，科学还告诉人们怎样去减少坏菌捣乱。有人做实验得出：一公斤菜中加入 400 毫克维生素 C，可以大大减少亚硝酸盐的产生；而在人体摄入亚硝酸盐的时候，如果同时摄入维生素 C（维生素制剂或者新鲜蔬菜水果），那么也可以把致癌物亚硝胺的量减少四分之三。

我们倾向于认为祖宗传下来的东西总是好的，而对于现代工业则有抵触的心理。其实，按照科学指导进行的现代工业生产，完全可以吸收传统工艺中合理的部分，而改变不合理的部分。这些不合理的部分，对于人们甚至是有害的。不管我们知不知道，承不承认，它们都不折不扣地存在着。

当翠花的酸菜受到怀疑的时候，还是让科学来告诉大家：酸菜，该这么上！

吃土豆的学问

对于现代人来说，还有一种方便的吃法。用保鲜膜包好土豆，放在微波炉中加热，可以接近煮土豆的效果。

关于洋快餐是垃圾食品的说法里，有一条是薯条的高热量。经常有人说：把土豆炸成薯条，热量增加了200倍。相比于六个翅膀的鸡，这种说法的结论跟全世界对于薯条的批评相一致，所以相信的人更多。甚至经常有人忧心忡忡地说，中国青少年健康状况的下降，都是洋快餐等等垃圾食品泛滥造成的。

不过，这个热量增加200倍的说法实在太不靠谱，怎么看都是“先定罪，后办案”的欲加之罪。每100克生土豆的热量大概是80千卡，如果增加200倍，那么就变成了16000千卡。普通人每天需要的热量是2000千卡，按照这个说法，100克薯条可以支持一个人生存8天！

100克生土豆中含有15克左右的淀粉和2克左右的蛋白质，以及一些纤维，其他75%左右是水。经过油炸，土豆条会失掉许多水，吸附一些油。因为失水多而吸附油少，所以同样重量的薯条实际上对应着更多的生土豆。油的热量很高，每克高达 9 千卡，所以炸好的薯条单位重量的热量会有相当大的增加。一般而言，多数洋快餐的薯条每 100 克所含的热量是 300—400 千卡，薄的土豆片能够达到 500 千卡。当然，这样的热量确实比较高。不过这并不是说薯条变成了毒药或者垃圾，只不过是食物成分的重新组合而已。当我们痛骂薯条是垃圾的时候，其实应该提醒自己，我们引以为傲的油条、麻花等等传统美食也是一样的。

土豆是世界上仅次于大米、小麦和玉米的第四大粮食来源。虽然中国是世界最大的土豆生产国，比排名第二的俄罗斯和第三的印度加起来还多，不过我们基本上把土豆当做“穷人口粮”，所以在中国美食的菜单里大概找不到西餐中的薯条或者烤土豆那样具有广泛号召力的品种。

由于土豆中含有大量的淀粉，吃完以后血糖指数会迅速上升，所以传统上并不被当成是“优质食品”。尤其对于糖尿病人来说，简直是避之不及。不过近年来人们发现，土豆中有一部分意志坚强的淀粉，不受各种消化酶的腐蚀，像纤维一样给人以饱的感觉却不贡献热量。这部分被称为“抗性淀粉”的东西深受减肥爱好者们的追逐，自然也就成为了食品工业界的宠儿。不过土豆中的抗性淀粉脾气很怪异，生的时候还多，一煮熟就有很多叛变投敌了，坚持下来的大概只有 7%。如果放凉了，又有一部分幡然悔悟的，总共能达到 13% 左右。换句话说，如果要充分利用土豆的“抗性淀粉”来帮助减肥，那么应该把土豆煮熟然后放凉了吃。按照那个没有被广泛接受的“饱足系数”的概念，土豆是常见食品中饱足系数最高的。也就是说，在人体摄取同样热量的条件下，土豆是最能让人感觉“饱”的东西。

烤土豆也是不错的吃法。因为不引入别的食物成分，只是失掉一些水，所以烤土豆热量也比较低。基于不同的烘烤条件，每 100 克烤熟的土豆热量在八九十到一百多千卡之间，也算是低热量食品了。对于现代人来说，还有一种方便的吃法：用保鲜膜包好土豆，放在微波炉中加热，可以接近煮土豆的效果。

土豆中含有比较多的维生素 C，其含量比西红柿、菠萝、葡萄、李子、香蕉、桃、苹果、莴笋、茄子等等要高至少一倍。不过，长时间的烘烤加热会破坏维生素 C。从这个意义上说，我们传统的炒土豆丝是一种快速烹调过程，对维生素的破坏更少。

扎进冰激凌的内部去瞧瞧

在英语里，“冰激凌”是由“冰（ice）”和“奶油（cream）”两个词组成的。最早的冰激凌确实就是冰镇的奶油，里面也可能有一些糖或者水果。

人类用冰来“镇”食物的尝试从公元前就开始了，世界各地也早就有了萌芽状态的冰激凌。不过，真正意义上的冰激凌直到18世纪才出现。在英语里，“冰激凌”是由“冰（ice）”和“奶油（cream）”两个词组成的。最早的冰激凌确实就是冰镇的奶油，里面也可能有一些糖或者水果。经过了两三百年的发展，现在的冰激凌已经不是吴下阿蒙，早已变得越来越复杂、越来越多样了。不过，对于冰激凌为什么成为冰激凌，则直到最近几十年才有了比较深入的认识。这里，让我们一头扎进冰激凌的内部，看看那里是一个什么样的世界吧。

走进冰激凌的世界，首先看到的是四处飘散的气泡，就像一个个气球，占据了一半以上的空间。这些气泡大小不一，大的能到一百微米，小的也有一二十微米。在气泡之间，充斥着连续的固体成分。其中最引人注目的是一个个晶莹剔透的冰粒，这些冰粒差不多能占到固体成分的一半。它们的大小和气泡差不多，支撑着气泡互相远离，比较均匀地分散在整个空间里。

剩下的就是很黏的半固体状介质了，它们填充了气泡和冰粒之间的所有空隙。挑一点尝尝：甜甜的，还有其他的香味，看来冰激凌的味道就来自于这些半固体状的东西了。没错，它们主要是糖、高分子聚合物和蛋白质等等，我们喜欢的香草、草莓等等香精也在其中。

如果我们看得仔细一点，还可以看到这些介质之中有许多小球。它们一个接一个地挤在一起，接壤的地方互相融合了，但是其他地方还保持着自己的独立性，就像糖葫芦。不过在某个小球上，可能又连出一串，到某个地方可能又和别的串接上了头。这样，这些小球就串成了一个巨大的网络。这个网络，比冰粒更加有效地支撑起了气泡，也使得半固体状的介质难以自由迁徙，从而使整个冰激凌的世界安定下来。

这种神奇的结构是如何形成的呢？我们先来看看冰激凌的制作过程，再来分析为什么会形成这样的结构。

冰激凌的原料里最重要的是奶油，美国对于冰激凌的规定是至少含有 10% 以上的奶油脂肪，好的冰激凌可能高达 16%，还要有 10% 来自牛奶的非脂肪成分，主要是蛋白质和乳糖。其他的主要成分还有 10% 左右的糖和 5% 左右的糖浆，最后会成为冰激凌中的半固体介质，产生细腻的质感。通常还会有少量的乳化剂来改善脂肪颗粒以及最后的质感。

冰激凌制作的第一步是把所有的这些原料合在一起，加热灭菌，用我们日常生活的话，也可以说把这些原料煮熟。然后把它们进行高压均质化处理——奶油中的颗粒很大，高压均质化的目的是把这些颗粒“打碎”。经过这一步，脂肪颗粒的大小从几微米减小到了零点几微米，相应的脂肪和水的界面增加了十倍左右。因为蛋白质喜欢待在脂肪和水的界面上，这样脂肪和蛋白质的存在状态都更加均匀，有利于产生细腻的质感。

经过均质化的原料实质上是一种很粘的乳液。下一步是放在冰箱中降温几个小时，在这几个小时里也给了其中的各种成分交流感情的机会。比如说，乳化剂比蛋白质更加喜欢脂肪和水的界面。或许是蛋白质发扬风格，让出了一部分界面；也或许是乳化剂巧取豪夺，把一部分蛋白质赶出了界面。总之，在冰箱里休息了几个小时的原料混合状态已经悄悄发生了变化，脂肪颗粒的表面悄无声息地被乳化剂占领了许多。

下一步就是制作冰激凌了。在冰箱里休息够了的原料混合物被加入一些香精颜色等等，然后送入冰激凌机。冰激凌机的核心部件是一个温度很低的表面，通常温度在零下二三十度，原料混合物被慢慢搅拌着，冷却表面上的原料很快被冻上了，然后被搅到中间。就这样，不停地有原料被搅到界面上又被搅走，整个体系的温度逐渐降低，也变得越来越硬。同时，大量的空气被搅进去，被蛋白质、乳化剂以及形成的脂肪网络和冰粒固定下来。这样，冰激凌就做成了。商业生产的冰激凌还要放在低温下进一步硬化，然后再分销。

冰激凌的名字里首先就是“冰”字，冰当然在其中起到重要作用。前面说了冰粒可以起到稳定冰激凌体系的作用，但是太大的冰粒又会影响口感。有科学家做出了含有冰粒大小不同的冰激凌，请很多人来品尝，发现如果冰粒大到几十微米，就能被很多人感觉到。大家也就觉得这冰激凌不好吃了。所以，控制冰粒的大小也就成了冰激凌生产的一个重要问题。

从冰激凌的原料组成来说，提高固体成分的含量，不管是脂肪、蛋白质，还是糖、糖浆，都有助于降低冰粒的大小。这也很容易理解，固体成分多了，水就少了，自然就不利于形成大的冰粒。不过，固体含量的增加不可避免地要增加成本，也更容易让人发胖，所以这种方式提高冰激凌质量对于人们、尤其是生产厂家没有什么吸引力。

科学家们的兴趣在于如何在不改变原料组成的前提下减小冰粒的大

小。经过大量的实验，他们发现最终冰粒的大小主要取决于生产过程中产生的冰核的多少。如果冰核多，那么最后的冰粒就多而小；反之，如果冰核少，最后的冰粒就少而大。而产生多少冰核，主要取决于冰激凌机里的温度和搅拌方式。对于某个特定的冰激凌配方来说，会有一个特定温度最容易产生冰核。而搅拌器的设计和操作也会影响冰核的形成。比如说，增加搅拌桨的叶片数和搅拌速度都能增加冰核的数目，但是叶片数太多和搅拌速度太高又会导致摩擦产生的热量增加，不利于降温。在冰激凌的发展历史中，绝大多数时候人们只能通过反复的实践和经验来摸索最佳的条件。只有在近几十年中人们对于冰激凌的认识逐渐深入之后，才能有的放矢地设计实验，从而使得寻找最佳工具和操作条件的工作事半功倍。

不难看出，冰激凌的特有结构是均质化、冰箱储存，然后降温搅拌形成的。如果冰激凌已经融化了，那么首先冰粒就化成了水，而那些部分融合的脂肪颗粒也融合成了大颗粒。整个的体系恢复到了均质化之前的状态，仅仅放回冰箱，就无法恢复冰激凌的结构了。

最初的冰激凌是家庭小作坊生产的，但是那时的冰激凌无法跟现代工业的产品相比。尽管我们仍然可以在厨房里模拟冰激凌的整个生产过程，但是由于均质化和降温搅拌装置的简陋，基本上无法做出商品冰激凌的质感来。

一只小鸡几个翅膀

人类饲养来吃的禽畜，对于人类而言实质上是一个个的加工厂：把人类不吃的植物原料，比如粗粮、秸秆、草料、油料残渣等转化成人类想吃的东西，比如肉、蛋、奶等。

要是这个题目问的是小朋友，估计每个人都能不假思索地给出正确答案。如果问的是“见多识广”的大人，可能就复杂了，大概有不少人会给出洋快餐那个“著名”的说法：一只鸡有六个翅膀四条腿，不吃饲料只注射药物。网上盛传这是某个身份高贵的人士在美国某个“秘密基地”里“亲眼”看到的。

这说法就像许多小学生写的科幻一样很不靠谱，只是因为满足了许多人的某种预设立场，所以流传很广，相信的人也不少。很多人会说：人家都说了是在“秘密基地”里生产的，你凭什么就断定是谣言呢？这里，我们不妨较较真，来看看它为什么是谣言。

人类饲养来吃的禽畜，对于人类而言实质上是一个个的加工厂：把人类不吃的植物原料，比如粗粮、秸秆、草料、油料残渣等转化成人类想吃的东西，比如肉、蛋、奶等等。所有养殖业的技术，无论是育种、基因改造，还是饲料添加剂，都只是提高转化效率，而不能让动物凭空生长。如果有人真的"只喝水都长胖"的话，一定是全世界生物学家追逐的目标。再变态的生物技术，再高明的"生长激素"，都必须提供碳水化合物、蛋白质、脂肪以及各种微量元素才能长出肉来。如果真有只输液就能长出翅膀和腿的鸡，那么输的液体里面必然含有所有的营养成分。而且，这些营养成分必须非常纯净，不用消化就能直接吸收。想想不能进食的病人，输的液体是多少钱一瓶，就知道即便是有靠输液就能长出来的鸡翅和鸡腿，那也一定比普通的鸡翅鸡腿贵了不知多少倍。

养殖业里，人们采用各种手段，都是希望动物长出更多值钱的部分。比如说瘦肉比肥肉贵，所以人们会培育瘦肉型的猪；而牛奶中的某些蛋白比较值钱，人们也可能希望奶牛分泌得更多。对于鸡来说，至少在美国，鸡翅鸡腿并不是鸡身上最值钱的部位。虽然说洋快餐经常以炸鸡翅炸鸡腿闻名，但是切割之后的鸡最值钱的其实是鸡胸肉。洋快餐之所以炸鸡腿炸鸡翅而不炸鸡胸，原因之一也是鸡翅鸡腿更加便宜。换句话说，如果可以选择让鸡哪部分长得更多的话，也应该是鸡胸而不是鸡腿或者鸡翅。

这个谣言还有一个关键之处是"秘密基地"在美国，而鸡腿鸡翅生产出来是卖到中国等发展中国家的。鸡肉本来就是很廉价的肉，在美国市场上的价格比猪肉还低，比牛羊肉就低得更多了。即便是真有这种"不可思议"的技术，对于生产成本的降低也没有多大空间。而动物制品的出口，必须经过冷藏运输，其成本大大增加。即便是在美国养鸡不要成本，运到中国之后也未必就比当地养出来的正常鸡便宜。

从技术角度说，尽管转基因等等生物技术在过去的几十年中取得了巨大的进展，但是生物技术并不是搭积木，人们还做不到想怎么折腾就怎么折腾。将来能否做出六只翅膀的鸡不好说（当然，那也就不能叫作

“鸡”了），至少现在还看不到希望。目前的转基因技术在鸡身上应用，最普遍的是增加鸡的抗病性。比如禽流感出现之后，许多研究机构纷纷致力于开发抗禽流感的鸡。另一普遍领域是通过转基因改善鸡的代谢体系，比如可以消化一些本来不能消化的饲料从而提高饲料的利用率，或者改善肉或者蛋的品质。还有一个领域是把鸡当做“生物工厂”，来生产某些有药用价值的蛋白质或者其他分子。至于长六个翅膀四个鸡腿的鸡，估计只有钱多得不知道如何浪费，脑子里却又灌了糨糊的人才会去开发。

有机食品是进步还是倒退

如果一种产品的包装上打上了“有机产品”的标签，而价格并不明显高于常规产品，那么一定是天上掉馅饼了。

在人们追逐“天然”的过程中，“非转基因”“绿色”“生态”等概念方兴未艾，“有机食品”又扑面而来。这个概念集这些前辈之大成，可以算是登峰造极了。虽然有机食品目前在世界食品消耗中所占的比重还很小（百分之几而已），但其增长速度委实惊人。已有几十个国家制定实施了有机农业产品的生产标准，我国也没有落后。另外还有几十个国家正在制订之中。可以说，有机食品来势凶猛，不乏燎原之势。

世界各国对于“有机食品”的定义大同小异。基本要求有：物种（粮食、蔬菜、水果、牲畜、水产、蜜蜂等等）未经基因改造；生产过程不得使用传统农药、化肥、生长调节素、饲料添加剂等等非天然东西；产品的加工过程不能进行离子辐射处理，不得使用食品添加剂。

中国从 2005 年 4 月 1 日实施的《有机产品》国家标准，详细规定了有机产品生产、加工、标示和管理的各种要求。上述的基本要求之外，还对于水质、空气、生态环境做出了许多细致要求。比如说，生产基地要远离城区、工矿、交通干线、工业污染源、生活垃圾场等等。如果用一句话来总结有机农作物的生产，差不多就是把生产加工过程还原到现代文明之前，越原始越好。

对于有机肉类的规定，则更加“人性化”。比如不许给牲畜提前断奶，不能喂同科动物的制品。在生活环境上要保证自然光照、空气流通、适当温度湿度，以及户外自由活动。尊重动物的食欲，不能强迫喂食（大概“填鸭”就是强迫喂食的例子）。动物的健康要用“自然方式”来保障，只能使用国家标准许可的方法防治疾病，比如“中兽医、针灸、植物源制剂、顺势疗法等自然疗法”。宰杀动物更是充满“人文关怀”，比如“避免畜禽通过视觉、听觉和嗅觉接触正在屠宰或者已经死亡的动物”，要就近屠宰，行刑前坐车“一般不能超过 8 小时”，“屠宰时禁止在失去知觉前进行捆绑、悬吊和屠宰”等等。

有机产品的生产，关键在于生产过程的控制，所以有机产品的生产加工销售必须由政府机构来认证。

有机产品，真的有那么好吗?

非有机方式的传统农业生产，不断采用现代化学、生物以及工程技术，目标是降低生产成本和提高产量。显而易见，有机生产的成本要高于常规生产。人们趋之若鹜的心态，来源于对现代科技的茫然和对环境污染的恐惧。现代科技越发展，工业技术越广泛，人们反倒越希望“返璞归真”。那么，有机产品，真的有想象的那么好吗?

人们觉得相对于常规农业产品，有机产品“更有营养、更美味、更安全”。为了证实或者否定这样的假设，世界各国的研究机构进行了大量的研究。然而，比较有机和常规生产的产品，设计可靠的实验是非常困难的。因为有机生产有诸多限制，非有机生产只是“可以使用”，而并非“一定使用”，这就使得实验很难有可靠重复的对照。

“更有营养”其实是一个很模糊的概念。当人们面对一碗米饭、一个苹果，或者一块肉，如何评价它们的营养？人体需要很多不同的成分，而一种食物也含有不同的成分。比较有机和非有机产品的时候，是比较所有成分还是其中某几种成分？动植物的生长除了基因之外，确实跟生长条件密切相关。也就是说，有机生长的产品和常规生长的产品，确实很有可能在某些成分上有差别。问题在于，这种成分多了，那种成分必然减少，这样的差别在不同农场生产的产品之间，不管是有机的还是常规的，同样存在，甚至要大得多。

迄今为止，因为有机生长方式导致的成分差异，科学界比较接受的只有一些绿叶蔬菜的含氮量和维生素 C 含量升高。像维生素 C 这样的东西，人体的确需要，问题在于需要多少，而每天所有食物中能够提供多少，这些东西又是不是决定蔬菜品质的主要或者重要因素。如果某一种成分对于营养至关重要，传统农业完全可以通过基因改造获得更高的含量。各国科研机构发表了许多研究报告，但是没有什么可靠的数据支持有机产品“更有营养”的传说。

“更美味”是一个主观性很强的概念。比如说，苹果或者梨，有人觉得含水量高的好吃，有人觉得含水量低的好吃。人们对于是否好吃的判断，深受文化和心理的影响。当人们都以为有机食品更好的时候，就更容易觉得它们也更好吃。“更安全”的问题，主要是跟农药残留以及重金属污染有关。有机产品通过生产流程的控制来避免这些污染，而常规生产则是通过现代技术来保证这些污染物含量低于对人体有害的量。

尽管有几十个国家实施有机产品的国家标准，但是没有哪个官方机构宣称有机产品在营养、味道或者安全性方面优于常规产品。美国农业部（USDA）甚至公开明确说明，该机构只对有机产品的生产标识进行管理，而不对有机产品的优劣发表任何评论。

没有发现有机产品有什么优势，但是毕竟也没有不好。抱着“宁可信其有”的心理，许多人还是倾向于有机产品。换句话说，人们对于有机产品的偏好，是出于一种没有证据支持的“信念”，而不是基于确切存在的事实。当然，从社会心理来说，这也无可厚非。

看看有机产品的国家标准，显而易见其生产成本会大大高于常规产品。如果一种产品的包装上打上了“有机产品”的标签，而价格并不明显高于常规产品，那么一定是天上掉馅饼了。有许多人相信“如果我们这样，这样，这样………那么有机农业的产量就可以达到传统农业的水平”。这些说法也确实有一些零星的实验和理论的支持。不过持反对声音的人要多得多，其中最有名的是被称为“绿色革命之父”的 Norman Borlaug，他声称如果都进行有机农业生产，那么地球最多只能养活 40 亿人口。这就像在武侠小说里，“如果”把武功练到郭靖的水平，不用兵器就能打过几乎所有的人，但是郭靖肯定不会相信襄阳的守军徒手上阵会具有同样的战斗力。另一方面，一个产品，如果能印上“有机产品”的标签，就可以卖出高得多的价钱。而消费者无法判断一种产品是否真的是有机产品，只能寄希望于商家的信誉。虽然有主管部门的监管，但是有机生产的关键是过程的管理，并没有办法进行产品的检测。即使一个生产基地获得了有机产品的认证，它也可以随时违反标准进行一些“非有机”的操作，监管部门无法通过检测产品来确定它是否违反了标准。可以说，无论“有机产品”这个理想是否合理，其标准的实现都是一件很难保障的事情。

我并不反对有机产品。毕竟追求“高品质”的生活是每个人的自由，花自己的钱买自己觉得值的东西，是一种社会财富的再分配，对社会甚至是有利的。社会上的许多商品也往往会因为“华而不实”的功能而卖到更高的价钱。有机产品既然能满足“高品质”的生活需求，那么利润自然就会高一些，对于提高农民收入是有好处的。不过，耕地毕竟是有限的，甚至在不停减少，而人口却在持续增加。至少在目前的现实之中，有机农业降低了土地的出产率，它的推广是否会导致粮食短缺？这就将是全社会的问题。无论是科学界还是媒体，有责任把事实的真相告诉大家，而不是让一些似是而非的传说推波助澜。

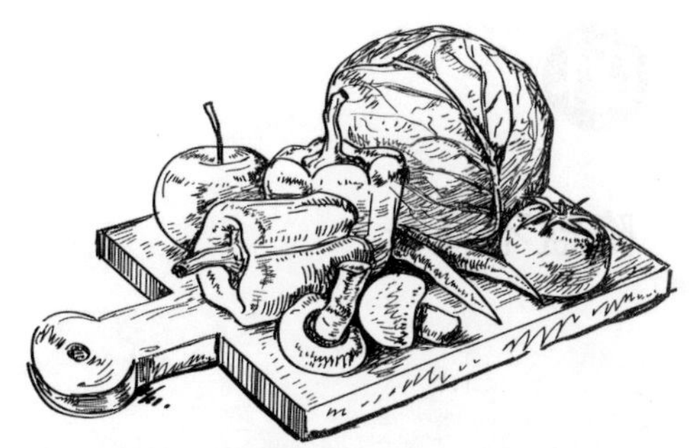

Part *B* 吃的营养

降盐不降味

通过“温水煮青蛙”的思路，可以循序渐进地使自己适应低盐饮食。

钠是人体必需的营养元素，人体需要它来进行正常生理功能，比如维持电解质的平衡。对于日常饮食来说，它更重要的作用是产生咸味。咸是人体能够感受到的五种味道之一。没有了甜味人们不至于吃不下饭菜，而如果没有了盐，几乎每个人都会食之无味了。

对口味的追求使得多数人吃下的盐远远超过了维持生理功能所需要的量。虽然不能说“高盐有害”已盖棺定论，不过学术界广为接受了“高盐是血压升高的风险因素”。高血压的预防和治疗，改变饮食习惯和生活方式能起到显著的作用，而其中“低盐饮食”是至关重要的一个方面。

据统计，中国人每天吃下的盐平均多达 10 克。要降到普通人低于 6 克、高血压或者临界高血压人群低于 4 克的“科学推荐量”，许多人可能会觉得“淡得吃不下”。如何在不降低咸味的前提下“降盐”，成为现代食品领域的一大挑战。

低钠盐是很容易想到的一种思路：用不含钠的“咸味物质”来代替盐。根本上说，咸味是钠离子产生的。在元素周期表中跟钠同一“族”的其他金属，因为原子结构上的相似性，也都有一定的咸味，个头越小，咸味越强。比钠更小的锂或许比钠还“咸”，但它的毒性使得它失去了替代盐的资格。此外与钠最接近的就是钾了。虽然它的咸味不如钠，但对于一般健康人来说，多摄入一些钾无害甚至有益，它也就被广泛用于“低钠盐”中。

不过高浓度的钾会产生苦味，这使得氯化钾的使用受到限制。一般的低钠盐中含有 25% 的氯化钾。其咸度不如普通盐，为了达到同样的咸度需要增加用量。考虑到增加用量之后的钠含量还是低于普通盐，这样的低钠盐也还是有意义的。

苦味是一种很复杂的味道。如果能用其他物质来掩盖它，那么就可以用更多的钾来代替钠了。有一个公司开发了一个配方，用酵母提取物等其他调味物质来掩盖钾的苦味，可以把氯化钾的用量增加到接近 50%。

低钠盐的问题在于：肾脏、心脏有障碍的人和糖尿病人，钾的代谢可能存在问题，所以过多的钾就可能导致“高血钾”症状。对这些人群来说，以氯化钾为基础的“低钠盐”就存在着风险，没有医生的指导，最好不要使用。

那么，有没有“纯粹”的增加咸度方法呢？实际上，在前面所说的那种加酵母提取物的低钠盐里，就用到了“增味效应”。取代了一半的氯化钠之后，按理说咸度会下降，但在其他成分的“增味”作用下，整体的咸味跟普通盐一样。在那家公司的宣传材料里，这种盐在外观、咸味、使用性能上都不比普通盐逊色，可以实现“等量取代”。

这种“增味”效应并非他们独创。味精就是一种增味剂。味精的化学成分是谷氨酸钠，也含有钠，所以许多人认为味精的使用会增加钠的摄入量。实际上恰恰相反，味精可以使相同浓度的钠尝起来更咸。要实现相同的“咸度”，可以单独使用盐，也可以用少一些的盐加一些味精。在后一种情况下，味精中的钠加上盐中的钠，还是要比单纯用盐时的钠要少。

在五种基本味道之外，有日本学者提出了“第六味”的概念，把它命名为“kokumi”。它并非一种具体的味道，而是一些能够增加其他味道的成分。如果食物中存在这种 kokumi 的成分，那么就可以用更少的盐实现同样的咸味。

kokumi 的说法还没有得到广泛认可，但这种思路的使用已经有悠久的历史。除了味精和酵母，蘑菇和西红柿中也有这样的成分，酱油等蛋白质水解产物也可以起到同样的作用。对于心灵手巧的厨艺爱好者来说，巧妙地使用这些食物原料来“调味”，在不牺牲口味的前提下降低盐的用量，是一件大有可为的事情。

人体感知咸味是通过钠离子。一般的食物中，盐都已经离解成了离子，也就没有区别。不过对于直接食用的固体调料粉，比如中国传统的椒盐粉，或者爆米花、薯片或者饼干等零食上的调料，盐颗粒在舌头上溶解的速度就会影响到咸味的强度。有一个公司对普通盐进行加工，把盐的颗粒减小到了纳米尺度，从而大大增加了盐的溶解性能。根据他们的测试，用这些“纳米盐”来实现相同的咸度，盐的用量能够减少 25% 到 50%。

“降盐”最根本的途径是逐渐适应清淡的口味。人的口味容易适应缓慢的变化，通过“温水煮青蛙”的思路，可以循序渐进地使自己适应低盐饮食。而这些“降盐不降味”的途径，则可以通过技术来解决健康和美味的冲突。

做一个低脂蛋糕

如果低脂低热了，蛋糕还有吸引力吗?

肥胖越来越成为严重的社会问题，降低脂肪和热量摄入也就因此成为健康饮食的努力方向。

对于食品行业来说，低脂低热的食物越来越受欢迎，许多传统的美食都进入了改进之列。作为典型的高脂肪高热量食品，蛋糕受到越来越多的诟病。如果低脂低热了，蛋糕还有吸引力吗?

低脂低热远远不是不用油脂那么简单——在日常生活中，固体的叫“脂”，液体的叫“油”。不管是黄油、氢化植物油还是普通植物油，都是油脂，都是“健康食谱”中需要控制的。

但蛋糕之所以不是面包，油脂在其中具有重要的作用。首先，油脂是许多香味物质的载体，没有了油脂，就无法得到蛋糕特有的香味。其次，油脂会阻碍面筋蛋白的交联，使得蛋糕更加蓬松。

与馒头面包相比，做蛋糕需要使用低筋面粉——面筋蛋白含量低避免了形成面包那样致密强健的网络，从而保证蛋糕的蓬松酥软。面筋蛋白互相交联需要与水充分接触，而油脂的存在会把一些面筋蛋白包裹起来，使得交联更加不易。

此外，食物的松软程度和液体含量密切相关。在烘烤过程中，大部分水会挥发掉，油脂则不会。即使是黄油或者氢化植物油，其熔点也不高，因而会对蛋糕的松软有贡献。而且，蛋糕的形成还需要引入空气，在烘烤中这些空气膨胀，但又被面团固定在蛋糕中，才能呈现蓬松的状态。

油脂对蛋糕的形成如此重要，要想降低它的含量而不影响风味和口感，就必须让取代它的成分具有类似功能。

食品行业中尝试过的成分主要有麦芽糊精、蛋白质和食用胶。麦芽糊精是淀粉水解得到的产物，与油脂相比，热量低一些。蛋白质与淀粉糊精热量差不多，但蛋白质除了提供热量，还有许多人摄入不足的营养成分，所以用它来取代油脂，具有较好的营养价值。

一般来说，食用胶是各种人体不能消化的碳水化合物，在营养学上可以作为膳食纤维来看待。如果能让它们来代替油脂，就会得到典型的低脂低热食品——膳食纤维是多数人的饮食中缺乏的成分，因此更具吸引力。

但是，用这些东西来取代油脂，能实现油脂的功能、保持蛋糕的风味和口感吗？2013年，希腊学者在《食品科学杂志》上报道了一组这样的尝试。

他们选用了六种成分来取代蛋糕中的起酥油：麦芽糊精、高分子量菊糖、中分子量菊糖、低聚果糖、果胶和浓缩乳清蛋白。两种菊糖和低聚果糖是菊糖水解到不同程度的产物，营养上被作为可溶性膳食纤维，低聚果糖甚至可以算是益生元。果胶是从柑橘皮中提取的食用胶，食品上主要是利用它的加工性能，不过它本身也是一种膳食纤维。

这些成分各自按照适当的浓度溶于水中，冷藏过夜，就得到了胶体形状的东西。从外观上，跟起酥油很相似。学者们用它们分别取代35%、65%和100%的起酥油，烤出了18种低脂低热的蛋糕。

然而，这些蛋糕跟传统配方的蛋糕或多或少都有差异，比如，取代脂肪之后，蛋糕的体积要小，口感上更硬。

这些取代了脂肪的蛋糕在某些方面和传统蛋糕均存在差异。不过就食品来说，取代的目的毕竟不是完全“以假乱真”，而是做出“能接受”的食品——很多时候，为了健康，在风味口感上有一定牺牲也可以接受。

就这些尝试的配方，用各种成分取代35%的油脂，对风味口感的各项指标影响都不算大。而全部取代油脂的蛋糕，对于多数人来说可能就难以接受了。

自己动手做酸奶

很多人不能喝牛奶，一喝牛奶就拉肚子，解决这个问题的方法是喝酸奶。

很多人不能喝牛奶——由于乳糖不耐受的问题，他们一喝牛奶就拉肚子。解决这个问题的方法是喝酸奶。那么，酸奶是如何被制造出来的呢？

酸奶大概是自己在家里能做的东西中最简单的了，跟“把大象关冰箱”差不多：第一步，拿半桶喝剩的牛奶，打开瓶盖；第二步，加入几勺买来的酸奶作为菌种，摇匀；第三步，盖上盖子，放到房间里温度最高的地方，比如冬天的暖气片旁边之类。等到牛奶变黏，倒出来，就是酸奶了。倒出来之后，桶内壁还沾有不少，直接往里加牛奶，这次连菌种都不用加了，摇一摇接着发酵。如此往复，至少可以作上三四次。等到菌种活性不行了，再从头来过。

酸奶就是牛奶经过乳酸菌发酵而得到的东西。与牛奶相比，产生了大量有活性的乳酸菌及其代谢产物乳酸等等。在这个复杂的体系里，牛奶中的蛋白质发生了水解交联之类的变化，黏度急增，如果牛奶中固含物足够多，就变成半固体状。固含物不够多，就呈现黏稠的液体状，称为“可喝酸奶”（drinkable yogurt）。上面所说的，是最简单的酸奶，“原生态”酸奶。纯正的酸奶，其实不怎么好喝。

自制酸奶的妙处当然是你想吃什么样的就做成什么样的。首先，牛奶要烧开灭菌（市场上出售的牛奶一般已经过高温处理，可以直接用了）；其次，若要做成半固体状的，那么牛奶中本来的固含物就不够了，可以加入一些奶粉，不过这个奶粉最好先溶在水里煮开一下；第三，发酵的菌种用一盒买来的酸奶就行，加多少无所谓，但会影响发酵时间；第四，密闭容器，最佳发酵温度是 40℃，不过乳酸菌素来能吃苦耐劳，低到 20℃高到 50℃也没什么问题，只是发酵时间不一样。夏天的话，放在室外（比如阳台），就挺合适的。

完成发酵后，为了改善口味，可以加入糖（或者糖替代品）以及各种天然的（或者合成的）食用香精。配合口味，还可以加入相应的食品色，比如草莓味加点红色，香蕉味加点黄色等等。发酵时间是另一个重要因素，决定了酸奶的酸度以及口感。不过这种东西本来每个人的喜好就不一样，即使是受过训练的做“品尝评估”（sensory evaluation）的那些人，做出的评估也经常相去甚远，所以大可以“我的酸奶我做主”。

另外重要的一点，究竟该用全脂奶还是用脱脂奶？许多科研成果表明，不止酸奶，许多奶制品（比如牛奶、冰激凌）中的脂肪对于产品的质地有很大影响。一般来说，脂肪含量高的产品质地口感要好一些。由于绝大多数人倾向于低脂或者无脂产品，寻找脂肪替代品来实现相近的质地口感是食品科学家们现在很热衷的事情。

不过，每个人对于脂肪的接受量不一样（有的人不在乎从这里摄取一些脂肪）；另一方面，也不是每一个人都能吃出质地的差别来。所以，按照自己的喜好选择牛奶，也是自制酸奶的好处之一吧。

月饼的价值

它存在的意义，主要是文化传统上的程序需求，而并非满足人体需要的“食品”。

每年的中秋节，都会掀起“月饼大战”。从拼历史到拼口味，从拼形状到拼包装，“买的人不吃，吃的人不买”越来越成为常态。到今年，甚至出现了多种宣称有保健作用的“功能月饼”。

人们经常说“健康食品”，但是“健康食品”本身并没有一个法定或者科学的定义。因为人体所需的营养成分是复杂多样的，而任何食品都不可能单独满足所有需求。通常，人们把满足人体需求多而带来的不利影响小的食品称为“健康食品”。比如蔬菜，能够提供很多维生素、矿物质、纤维素、抗氧化剂等现代人容易缺乏的营养成分，所含的糖、脂肪等人们容易过量的成分又比较少，所以被当做“健康食品”。而众望所归的“垃圾食品”——各种洋快餐，含有的碳水化合物、脂肪、蛋白质、盐等现代人容易过剩的营养成分多，而那些容易缺乏的微量成分，则很欠缺。所以，长期以这些快餐为主要食物，就会造成热量过多而营养失衡。

如果按照同样的标准来看待，月饼实在是一种“不健康食品”。与洋快餐相比，它的含糖量有过之而无不及。面食本身的口感并不优越，要做出“酥软”的月饼来，就需要加入大量的油。糖、油、面粉，是月饼的基本成分。通常的月饼馅，也往往含有很多糖和油。可以说，月饼的营养成分，比洋快餐更加“高热量”，营养成分更加“单一”。

不过，考虑到月饼只是一种“文化用品”，实际上它对健康是好是坏都没有关系。不管是“健康食品”还是“垃圾食品”，对健康的影响都是要在长期、大量吃的情况下才能体现出来的。而月饼，对于大多数人来说，只是中秋节的一个仪式而已。它存在的意义，主要是文化传统上的程序需求，而并非满足人体需要的“食品”。

有了这样的思想基础，我们再去看那些“功能月饼”，就觉得毫无健康价值。

首先，不管功能月饼加入了什么“保健成分”，都无法改变月饼热量高、营养成分单一的特征。食品中的营养成分绝大多数情况下是简单叠加的，那种“有害成分”通过加入某些“保健成分”就变得健康的说法，只是生产厂商的忽悠。

其次，加入的那些“保健成分”，也毫无意义。比如今年异军突起的“功能月饼”中有一类是加螺旋藻。虽然螺旋藻含有比较多的蛋白质，以及某些维生素和矿物质等人体所需的成分，但是它本身并不具有神奇的“功效”。它被发现的时候，只是当地穷人用以充饥的野菜。那些所谓的“有益成分”，在普通食物中都含有。而且，人体对它们的需要是长期大量的。比如螺旋藻商人们津津乐道的螺旋藻干粉中的蛋白质含量有多高，但是人体每天需要几十克蛋白质，一个月饼里加的那一点点只具有象征意义。

美国食品与药品管理局和美国癌症研究会都认为，考虑到螺旋藻的实际食用量，它并不是一种好的蛋白质来源。其他的“有益成分”也大致如此——如果把螺旋藻像萝卜青菜一样经常大量地吃，倒是一种很好的野菜。但是吃一点“保健品”，其营养价值完全可以忽略，更不用说月饼里加的那一点。联合国粮农组织虽然鼓励发展螺旋藻种植，但是对它的定位是“解决贫困地区的营养问题”，“作为饲料降低养殖业的成本”，以及“遭受洪水飓风袭击之后作为应急的生产措施”等等。作为保健品，一直就是商人们的忽悠。

其他的功能成分，比如西洋参、鲍鱼、鱼翅之类，也没有像样的科学证据支持那些传说中的功能。

那么，月饼还能不能吃？当然能吃。作为中国传统节日中的一个仪式，它的文化意义是巨大的。虽然说它不是健康食品，但是每年在这个特定的日子里吃上一次，也完全无所谓“健康”还是“不健康”了。

实际上，月饼中还应该蕴藏着浓厚“亲情”——在我看来，这甚至是作为文化用品的月饼最大的价值。在合家团聚的时候，共同品尝不同风味的月饼固然也充满了天伦之乐，但如果亲手烤出一炉月饼，那么对父母而言应该是无以伦比的美食。对孩子来说，“我妈妈自己烤的月饼”也一定比“你家的月饼是商店里买的”更值得骄傲。

那些乳白色的汤

如果仅仅是要煮出乳白色的汤，也有投机取巧的办法。

有些食材能够煮出乳白色的汤来，比如鲫鱼、骨头、猪蹄等。大概是根据“类比取象”“以形补形”的原理，这些汤往往被赋予了“下奶”“美容”之类的功能。为什么这些汤是白色的？如何才能煮出白色的汤来呢？

如果从物理、化学的角度来看，这些汤的微观结构跟奶还真是很相似。这些汤里都有相当多的油。聚集在一起的油是浅色或者无色透明的，就像玻璃一样。当它们被分散成一个个的小油滴，就能散射光线从而呈现出白色。这就跟砸碎的玻璃呈现白色是同样的道理。

从理论说，只要有油和蛋白质，就可以形成分散的小油滴从而呈现乳白色。不过，任何肉中都含有油和蛋白质，却只有一小部分能够煮出白汤来。这涉及另一个问题：油需要被分散成多大的小油滴。在未经加工的牛奶中，油滴的大小在几个微米的样子。一微米是一毫米的一千分之一，几个微米的油滴肉眼已经无法分辨，但是对于牛奶来说都还是嫌大，放不了多长时间就会分层。经过高压均质化的牛奶，油滴大小能减小到一微米以下，就可以非常稳定地呈现乳白色了。

要煮出乳白色的汤来，也要把油分散成几微米甚至更小的油滴。但是在煮汤的过程中，不可能进行均质化处理，结果也就往往油是油、水是水，蛋白质无可奈何地待在水中。在煮汤过程中用大火猛煮，能够产生一定程度的“搅拌”，让油滴分散开。不过这样的“搅拌”力度不够大，帮助也就有限。

在实验室里，有一种乳化装置是让油通过一层滤膜进入蛋白质溶液中。经过滤膜的油成了小油滴，还来不及汇聚在一起就被蛋白质包裹起来，没有机会重新聚合，也就产生了一个个小油滴。如果煮汤的时候，油从固体中出来的点比较分散，而且出来的速度也比较慢，同时水中又有足够的蛋白质，那么情形就与通过滤膜进入蛋白质溶液中的油比较类似。炖骨头汤就接近这种情形。如果煮一大块肉，大量的油连续不断地进入水中，蛋白质们完全来不及对油们进行分割包围，油也就以大部队的形式存在了。

除了初始油滴的产生，蛋白质的表面活性也是一个重要因素。蛋白质之所以能够跑到油滴表面去阻止油滴合并变大，是因为其分子表面同时具有亲水氨基酸和疏水氨基酸。亲水氨基酸想待在水中，疏水氨基酸想待在油中，所以油和水的界面就成了汤中蛋白质最好的居所。一般来说，疏水氨基酸越多的蛋白质，稳定油滴的能力就越强。不同的食材，在煮汤过程中溶解到汤里的蛋白质不一样，因而“乳化”油滴的能力也就不一样。

骨头、猪蹄、鱼肉中都有很多胶原蛋白。胶原蛋白疏水性很强，不仅可以乳化油滴，甚至一群胶原蛋白分子还能聚集在一起形成小颗粒。这些小颗粒也能够散射光线，跟油滴一样呈现乳白色。

除了蛋白质的性质，汤中的蛋白质浓度也是一个重要的因素。一般来说，要有效地实现乳化，水中的蛋白质含量至少需要达到百分之一二的数量级。比如牛奶和豆浆中的蛋白质乳化性能都很好，也需要百分之二以上的浓度乳化效果才比较好。虽然肉中含有很多蛋白质，但是要它们乖乖地溶解到水中也并不容易。比如炖一只鸡，与水接触的表面很有限，水中的蛋白质要达到足够的浓度也是相当困难的。即使通过长时间的炖煮溶解了足够的蛋白质，油也早已在水中聚集成大部队，要对它们进行乳化也不容易了。

明白了汤呈现乳白色的科学原理，我们也很难对各种食材产生白汤的能力进行预测——食材中的成分实在是太复杂了。如何做出乳白色的汤，主要还是依靠经验。前面说的大火猛煮，是为了增加搅动。像鱼这样的食材，炖煮之前进行一下煎炸，有利于蛋白质溶解到水中，因而也有助于产生白汤。

如果仅仅是要煮出乳白色的汤，也有投机取巧的办法。比如，直接在里面加一些牛奶、奶油或者奶粉，汤也就成为白色的了。或者，把含有蛋白质和油的汤用高速搅拌器进行“乳化”，也可以让它变成乳白色。

一天能吃几个鸡蛋

“一天只能吃一个鸡蛋”，其实只是对一个有特定条件的饮食建议的曲解。

网上流传一种说法：“一天只能吃一个鸡蛋，多吃的不能吸收。”这种说法有道理吗？

我们通常说“吃太多鸡蛋不利健康”，原因主要是蛋黄中含有一定量的脂肪和比较多的胆固醇。鸡蛋中的主要成分是水，差不多有75%。而脂肪能占到总重量的10%，其中有接近30%的饱和脂肪。作为高热量食物成分，脂肪对于控制体重不是很有利。而过多摄入胆固醇和饱和脂肪会增加心血管疾病的发生风险。一般推荐，每天从食物中摄入的胆固醇不要超过300毫克，以前的测量数据是一个鸡蛋大致就能贡献200多毫克。不过美国农业部最近公布了最新的检测结果，说这几年来鸡蛋中的胆固醇含量下降了14%。

另一方面，鸡蛋中含有丰富的优质蛋白和各种微量营养成分，对健康又大有裨益。有一些流行病学调查结果显示，食用适当量的鸡蛋——比如每天一个，并不会增加心血管疾病的风险。这是“一天吃一个鸡蛋”

这个说法的来历。

实际上，鸡蛋有益的方面还是主要的。它的优质蛋白、各种微量成分，并不存在“多了不能吸收”的问题。对于血脂、胆固醇等指标正常的人群，多吃点鸡蛋也没有什么问题。

此外，鸡蛋只是食谱的一部分。如果食谱中已经有了很多鸡蛋所富含的“优质成分”，那么鸡蛋的“不足”就值得重视，减少鸡蛋的食用量就有必要。反之，如果食谱中缺乏鸡蛋所提供的优质成分，而胆固醇、饱和脂肪之类的“受控成分”不多，那么多吃鸡蛋的好处就远远超过了可能的坏处。前者比如营养过剩的“富贵病”人，而后者诸如贫困地区连饭都吃不饱的孩子们。

“一天只能吃一个鸡蛋”，其实只是对一个有特定条件的饮食建议的曲解。对于一个饮食全面均衡的人——比如能够比较好地遵循《中国居民膳食指南》的人群，“每天吃一个鸡蛋”是比较合适的。但这个“合适”并不是因为“吃多了不能吸收”，而是在饮食均衡的前提下，多吃鸡蛋带来的价值有限，而不利的影响增加了。

鹅肝，残忍的美食

那些被圈养起来的鹅，生存的全部意义就仅仅是为了长出更大的肝来。

说起时尚的美食，法国的鹅肝肯定能算得上很有号召力的一种。它的生产成本高，价格昂贵，所以成了世界闻名的“高档美食”。不过到了中国，为了显示它的“档次”，人们还喜欢为它找出各种“营养价值”和“保健功能”。比如，某些商家的广告就完全体现了“中国特色”——除了尽情渲染其“美味”之外，还列出一堆“营养成分”，甚至赋予它“补血养颜最佳食物”的殊荣。这一广告甚至一度被某著名百科网站收入他们的“鹅肝”词条中。要是法国人知道了，一定会感激涕零——这可是他们都不知道的啊。

在跟这个“营养价值”较真之前，我们先来说说鹅肝生产的残忍之处。

作为美食的鹅肝，并不是四川麻辣烫里的鸡肝鸭肝那样的“副产物”，而是来自于专门“填养”的鹅。在自然界，鹅和鸭这样的候鸟，在长途飞行之前会大肆进食，储备能量。古埃及人早在四五千年前就发现它们的肝更加美味，就想方设法让它们长肝。于是，那些被圈养起来的鹅，生存的全部意义就仅仅是为了长出更大的肝来。

一般认为鹅肝起源于埃及，不过它的生产与消费是在法国达到了登峰造极的程度。现在，法国人把它当做了宝贵的“文化遗产”，而鹅肝的生产也越来越高效。野生的鹅在“增肥”期间一般每天吃一公斤左右的食物，而养殖的鹅则不得不吃得更多。虽然它们也不愿意，奈何可恶的人类把一根二三十厘米长的管子插到它们的食道里，拿个漏斗往里灌。人为刀俎，它为鹅鸭，面对人类的强大它们自然毫无反抗的力量。在“长肝”后期，它们每天会被灌进两三公斤的食物。尤其是在电动泵的帮助下，灌进这么多食物甚至只需要几秒钟。这么胡吃海塞的结果，肝急剧膨胀，最大的可以达到野生鹅肝的十倍大小。

这种非常“反自然”的养殖方式，自然引起了巨大的争议——为了人类的美食，是否可以用如此残忍的方式对待动物？动物福利组织自然是一马当先，而它们的反对也取得了相当的成果。目前，在欧洲的一些国家和美国的某些州或者城市，已经正式禁止了鹅肝的生产。

鹅肝的生产成本高，自然也就不能当做日常食物。即使是法国人消耗世界产量的差不多80%，平均下来每个人一年也吃不了几次。如果一种食物只能偶尔吃一次，那么它是“营养圣品”还是“垃圾食品”也就都没有太大的意义。只是中国的商人们太习惯忽悠，这里也就跟他们较一下真。

从组成来看，鹅肝就是鹅的脂肪肝，其中的脂肪在50%左右。这个脂肪含量跟装饰蛋糕的奶油不分高下，无论怎么说都是高脂肪食物了。不可思议的是，商人们依然能够找到“专家证实”，说是“肥鹅肝以不饱和脂肪为主，易为人体所吸收利用，并且食后不会发胖，还可降低人体血液中的胆固醇含量”。首先，只要脂肪被吸收利用了，不管它是饱和的还是不饱和的，都会增加热量，人体没有那么强大的能力能够分辨来自于不饱和脂肪的热量，更不用说对它们区别对待了。“不会发胖”只是一厢情愿——现实中没有见到谁吃因为鹅肝长胖，只是因为那玩意儿太贵，谁也没法当饭吃。

而实际上，一大类减肥药的作用原理正是阻碍脂肪的吸收。对于要减肥或者保持身材的人来说，脂肪“容易吸收”不是什么好事。另一方面，食品科学里说“不饱和脂肪有利于降低血液中的胆固醇含量”，其实是因为饱和脂肪会升高胆固醇，而如果用不饱和脂肪取代食谱中的饱和脂肪，那么就会避免饱和脂肪“作恶”。鹅肝中也有三分之一是饱和脂肪，吃下去了一样增加胆固醇含量，而一起吃下去的那些不饱和脂肪对此无能为力。

至于该百科条目列出的其他“营养成分”，且不说来源是否可靠，即使是真的也不能支持鹅肝“极为有益”的宣称。实际上拿出任何一种食物，总会“富含”一种或几种特定的成分，而多数成分都对人体有相应的意义。如果按照这种逻辑分析方式，可以很轻易地把麦当劳的巨无霸或者肯德基的炸鸡腿描绘得比鹅肝还“有益”。实际上，光是50%左右的脂肪含量以及其中三分之一的饱和脂肪，就足够认定它在营养方面是一种“垃圾食品”了。

鹅肝的魅力在于它是一种美食，也仅仅是一种“好吃”的食物而已。生产过程的残忍，营养上的“缺陷”，都不会影响它的“美味”。同样，它的美味，不会减轻生产过程的残忍，也不会让它产生“十分丰富的营养和特殊功效”。

酱油中要不要加铁

我们需不需要补铁？酱油中加的 EDTA 钠铁是否安全？通过酱油来补铁是不是一种好的方式？

虽然很多人喜欢“补充”各种各样的“营养”，但是推广“铁强化酱油”来补铁的决定还是引起了巨大的争议。这个问题的分析可以分为几个部分：我们需不需要补铁？酱油中加的 EDTA 钠铁是否安全？不缺铁的人会不会因此铁中毒？通过酱油来补铁是不是一种好的方式？

按照世卫组织的数据，世界上 80% 的人处于缺铁状态，而 30% 是缺铁性贫血。中国卫生部发布的调查结果没有这么严重，不过中国人群中缺铁的比例也很惊人了。虽然多数处于缺铁状态的人自己不一定有明显感觉，但这毕竟是一种“营养缺失”状态，对于身体健康的负面影响也是不容忽视的。所以，补铁是现代食品营养中的一个重要方面。在西方，从婴儿米粉到普通人的早餐，进行了“铁强化”的品种比比皆是。

在常见的补铁试剂中，EDTA 钠铁是相当高效的一种。不管是国际食品添加剂联合专家组（JECFA）还是美国食品药品管理局（FDA），或者是欧洲食品安全机构（EFSA），都批准它作为一种安全有效的补铁试剂。许多媒体总是喜欢问“这种物质是否进行过充分的安全检测”，但这实在是一种很没有技术含量的质疑。这些权威机构是否批准一种物质用于食品当中，需要经过广泛深入的安全审查。所有的审查报告都是公开的。做了什么样的检测，检测结果是什么，基于什么理由作出“安全”的结论，任何人都可以找到。作为媒体，不去做基本的资料查询，仅仅因为自己不知道，就发出质疑，可以说是很不负责任。

就 EDTA 钠铁来说，它在体内会分解成铁离子、钠离子和 EDTA。铁离子正是我们需要补充的，钠离子相对于盐所带来的可以忽略，而 EDTA 本身并不被人体吸收。那种认为 EDTA 会络合锌、钙等离子从而影响健康的说法，纯属是纸上谈兵的臆测，并没有实际数据的支持。实际上，对 EDTA 的安全检测也相当广泛，结论是在通常可能的摄入量下，对人体健康没有影响。

所以，EDTA 钠铁是否安全的问题，还是转化成了“不缺铁的人吃了铁强化的酱油会不会铁过量”。这个担忧本身是合理的，但是没有数据的担忧并没有什么意义。美国科学院推荐的成年男性、女性和孕妇每天的铁摄入量分别为 8 毫克、18 毫克和 27 毫克，而最大安全上限都是 45 毫克。也就是说，成年男性每天摄入 8 毫克铁就够了，但是要到 45 毫克才可能有害。按照中国卫生部所做的估计，通过酱油中加铁，人们每天额外摄取的铁大致在 2—4 毫克之间。这个量对于达到每天的需求量，能起到明显的“补充作用”。但是，对于一个不缺铁的人，哪怕每天的摄入量已经高达 40 毫克，加上酱油中补充的这些，也依然没有“过量”。只有那些本来就处在过量边缘的人，酱油中的这些铁才会是“压垮骆驼的最后一根稻草”而导致铁过量——这种情况，在普通人群中大概实在很少见。

根据科学数据，补铁是必要的，通过 EDTA 钠铁来补铁也是安全有效的。不过，通过酱油来补只是其中的一种途径。而这种途径是否很合理，确实值得商榷。首先，中国缺铁的人群是哪些？他们是否常规性地食用酱油？

比如说，两岁以下的婴幼儿是中国的一大缺铁人群，但是这个年龄段的孩子常规饮食中酱油的含量应该是比较少的，所以酱油中强化铁对于解决他们的缺铁问题可能用处不大。再比如，许多人缺铁的原因是吃肉较少。而中国吃肉较少的人中相当大的部分是低收入群体。如果铁强化酱油的价格比普通酱油贵的话，他们是否愿意购买？此外，中国各地的饮食习惯相差很大，有的地区本来就很少使用酱油，那么酱油对于那些地区的补铁意义就很小。所以，铁强化酱油可以作为一种“补铁”的选择，但不应该是唯一的选择。通过食品来补铁，应该是主管部门引导、食品行业积极参与的商业行为。除了酱油，还应该有更多铁强化的食品——就像国外所做的那样，同时保证非强化食品的供应，以及成分的如实标注。这样，不同的人群可以根据自己的情况选择合适自己的食品。

实际上，酱油中是否加铁，本来不该引发那么大的争议。因为它毕竟只是提供了一种补铁的选择，而不是强制要求所有的酱油都非加不可。对于很关心自己健康的人来说，做一个是否缺铁的检测并不复杂，也不昂贵。如果缺铁，酱油提供了一种选择；如果不缺，就吃普通的酱油好了。

黄蓉的白菜豆腐

如果黄蓉穿越到今天，大概可以很轻易地把丐帮改组成“素食连锁店”而成为极具号召力的品牌。

在《射雕英雄传》里，黄蓉想留下洪七公教郭靖武功，就告诉洪七公自己还有拿手的菜比如“炒白菜”“蒸豆腐”没有做。作为著名美食家的洪七公果然上钩。金庸的评论是说“洪七公品味之精，世间稀有，深知真正的烹调高手，愈是在最平常的菜肴之中，愈能显出奇妙功夫”。这是从人们喜欢新奇东西的角度来说的，越是平常的东西，越是难以出新，所以黄蓉做出“与众不同”的白菜豆腐，对吃惯天下美食的洪七公也就具有无穷的吸引力。

白菜豆腐难做，远不仅仅是因为人们司空见惯，难以出新。从猿猴发展到文明人，从捕捉猎物、收集野果发展到农业文明和美食文化，人类口味的偏好也越来越远离祖先。现代人——相对于从猿到人的历史，黄蓉、洪七公也足以算是“现代人”了——除了少数口味特立独行的，多数人还是有相当共性的。比如说，喜欢甜的——这是成熟水果的特性，植物的常规部分只有甘蔗甜菜等少数是甜的；喜欢香的——往往跟肉中的游离氨基酸与核苷酸有关，非动物食物中只有蘑菇等少数富含此类物质；口感好的——多数情况下，都需要油脂或者精制面粉的参与。

白菜不满足上述的任何一条。它所含有的碳水化合物主要是纤维，不仅不甜，纤维过多的老白菜帮子口感还很差。它也没有什么令人愉悦的香气或者味道。相反，白菜跟其他植物一样，含有一些植酸单宁维生素这样的成分。纤维本身不能被消化吸收，而植酸和单宁会影响人体对其他营养成分的吸收，对于缺衣少食的人类祖先，这些东西都是“不好”的。相对于许多植物，这些东西在白菜中的含量其实也算是少的了——那些含量高的，已经被我们的祖先踢出了食用范围而成了“野草”。单宁和维生素，典型的味道却是“涩”。祖先挑选了像白菜这样不那么“涩”的种类来作为食物，但是相对于令人愉悦的“甜”“香”的东西，“涩”显然不招人喜欢。

不过峰回路转，野百合真的也有春天。农业与生物技术的发展，使得人类的食物极大丰富，那些“甜”的糖、“香”的肉以及“口感好”的精致米面与油脂，逐渐成为人类健康的“敌人”——所谓过犹不及，大抵如此。反倒是那些管“饱”不管“营养”的纤维，成了人们餐桌上的“紧俏商品”。而那些“涩”的维生素以及其他“植物化学成分”，也都被发现原来对人类的健康至关重要。可是江山易推本性难移，历史养成的口味偏好，可能还得需要历史的长度来改变。在今天，能把这些传统上“不好吃”的食物做得“好吃”一些的，都能既赚吆喝又赚钱。如果黄蓉穿越到今天，大概可以很轻易地把丐帮改组成“素食连锁店”而成为极具号召力的品牌。

豆腐在食品中是一个很有趣的例子。豆有豆味，中国、日本等东亚地区的人，吃的年头久了，把豆味叫作“豆香味”。而北美的人，习惯了牛奶的香味，对豆味就相当反感。所以，北美的豆奶，东亚人喝起来

“一点味道也没有”，而生产商却需要把“豆味”当做一个质量指标尽量降低。

豆浆主要是由豆油和蛋白质组成的。豆油被分散成一个个小油滴，外面被蛋白质包裹起来。而水中也还存在着大量无油可包的蛋白质。在凝固剂（石膏、卤水或者葡萄糖酸内酯等）的组织下，这些蛋白质分子互相连接，构成紧密的网状结构。豆腐本身除了“豆味”，并没有什么令人愉悦的味道。要想改变，就需要让“外来”的调料分子打入豆腐网络的内部。但是这种紧密的网络结构中，油被蛋白质包裹起来，而这些蛋白质又成为紧密网络的一部分，根本动弹不得。而水分子，也被严密看管，活动的余地并不大。

豆腐中的水出不来，外面的调料分子也很难进去，这就导致了豆腐很难“入味”。黄蓉的蒸豆腐是把豆腐小球放在火腿之中蒸，让火腿中的香味分子慢慢渗透进去。通常的砂锅豆腐、鱼炖豆腐，也都是这种思路——通过较长时间的包围进攻，让一部分香味分子渗透成功。而麻婆豆腐的方式就简单一些：既然很难走进豆腐的心里，那就化身到“芡粉”中变粘，从而如影随形让它无法摆脱。

如果想从内部瓦解豆腐的防御，就需要采取猛烈的行动。比如把豆腐进行冷冻。在冷冻过程中，水会摆脱蛋白质网络的束缚而成冰，等到再化开的时候就无法回头，从而轻易地流出然后留下许多空腔。整个豆腐，也就成了内部千疮百孔的泡沫。这样的豆腐遇到水，就会如饥似渴地吸收或者内外交换。只要在水中有调料，也就乘虚而入了。

“益生元”是什么元

我们的体内存在着一个巨大的细菌生态群。据估计，总重量在 1.5 公斤左右。

当人们有了更多的钱和时间来关注健康，各种具有“保健功能”的食物就层出不穷。通过吃进“益生菌”来改善健康的理论在一百多年前就被提出，近些年更是赢得了巨大关注。而另一个容易让人们与之混淆的概念——“益生元”，又频频出现。益生元到底是什么东西，它与“益生菌”又有什么关系呢？

现在，生物学家们已经知道，我们的体内存在着一个巨大的细菌生态群。据估计，总重量在 1.5 公斤左右。它们最集中居住的地方是大肠。一般而言，多数细菌与人体相安无事。有一些能够捣捣乱，代谢产生一些有毒或者有害的物质。还有一些能够为保护它们的“生态环境”做出贡献，比如通过代谢产生一些对人体有益的成分。这些“好细菌”在科学上被称为“probiotic”，中文通常翻译成“益生菌”。

补充“益生菌”的思路是直接吃进活的细菌，类似于空投一些“好细菌”来抑制“坏细菌”。而补充“益生元”的思路则是，通过提供好细菌喜欢的食物来扶持它们，从而压制坏细菌。能够实现这样功能的食品成分就被叫作“prebiotic”，一般翻译成“益生元”。这一思路直到1995年才被提出，随即获得了巨大关注。十几年来，相关的研究越来越多，也有相当多的“益生元”食品投入市场。

显然，“益生元”不是一种特定的食物成分，而是所有能够实现类似功能的食物成分的总称。它的精确涵义在学术界还有不完全相同的理解，不过基本特征都有：这种食物成分必须完好达到大肠，也就是说不能被人体消化吸收；它不仅需要能被“好细菌”代谢利用，还得不能被“坏细菌”利用；好细菌代谢利用之后，必须为人体带来明确的好处。

这样的要求确实不低，不过在理论上可以实现。在现代食品工业里，理论上的“可能存在”只能用来引导人们去开发产品，而不能用来作为产品功能来推销。同样的东西，如果要宣称它具有“益生元”特性，就必须拿出明确可靠的证据证明它符合上述要求。

在过去的十几年中，学术界和工业界投入了巨大的人力财力来寻找这样的东西。迄今为止，比较公认满足“益生元”要求的有三种：菊糖（inulin）、低聚果糖（FOS）和低聚半乳糖（GOS）。它们存在于一些常规食品之中，不过含量高低不等。还有许多其他的可溶性膳食纤维和低聚糖也在某些方面满足“益生元”的要求，不过总体来说证据还不够充分和完善。这样的东西，也是“健康食品”，不过就还不能称为“益生元”。

在中国，人们往往把“益生元”这一类的食品当做儿童甚至婴幼儿的保健品。实际上，就它们的功能来说，对各个年龄段的人群都有意义。需要明白的是，它们只是食品，对于身体健康能够有一定帮助，但是不能指望它们来治病防病。比如，针对许多婴幼儿食品中加入了益生元成分的市场现实，《儿童与青少年医学档案》（*Arch Pediatr Adolesc Med*）

在 2009 年发表了一篇文献综述，总结了科学论文数据库中找到的 11 项针对足月新生儿的研究。其结论是：足月的新生婴儿对于配方奶中加入的益生元没有出现不良反应，并且获得了一些短期的益处，比如增加了大便中双歧菌和乳酸菌的数量，降低了致病细菌的数量，增加了大便的频率并且降低了硬度，从而使之更接近母乳喂养的结果等等。不过，作者认为这些研究都是短期的，规模也不大。补充益生元对于孩子的长远健康有什么样的影响，还缺乏大规模和长期的跟踪研究。因此，他们认为"目前，在配方奶中常规补充益生元低聚糖还不能被推荐"。不过，工业界和学术界有很多人不赞同这种看法，比如 2010 年《循证护理》杂志就发表了对这篇综述的评论，认为母乳是配方奶的"模仿标准"。而母乳中含有各种低聚糖，在配方奶中补充低聚糖益生元使得配方奶更接近母乳。

或许，益生元产品能够进入市场，甚至是非常敏感的婴儿配方奶或者儿童食品市场，更重要的原因是这些食品成分本来就有着长期的食用历史，因而安全性很容易得到肯定。成为"益生元"，只是它们的"健康功能"得到了额外的验证而已。

不过，对于消费者来说，麻烦的地方也就在于："益生元"是一个概念，而不是一种具体的产品。当你面对一种号称"益生元"的具体商品时，自己很难知道它是否真的符合"益生元"的几条标准。你不得不去相信某一个信息来源：主管部门的"审批"，以及商家自己的信誉。

没有“营养”的营养成分

所有的膳食纤维都是自然界天然存在的。在农业社会——即使是今天中国的广大农村地区也还是如此，人们的食谱中并不缺乏。

通常我们说“营养”，是指一种东西被吃到肚子里，消化吸收之后能满足人体对某种成分的需求。在传统上，就有了“六大营养成分”的说法，分别是：蛋白质、碳水化合物、脂肪、维生素、矿物质和水。不过，随着生活水平的提高，这些营养成分的获取越来越不成问题，而另一种不符合传统的“营养”定义的食物成分，却越来越引起人们的关注。这就是膳食纤维。

严格说来，膳食纤维也是碳水化合物。不过，我们通常说食物中的碳水化合物，是指淀粉和糖这些更容易被消化吸收，然后为人体提供能量的食物。而膳食纤维虽然在化学结构上和淀粉是同类，但是不能被消化，所以也就被“另眼相待”。它们对于人体健康的价值，却正是来源于“不能被消化和吸收”。哈佛大学公共卫生学院的研究指出：高的膳食纤维摄入量可以降低冠心病和 2 型糖尿病的发生率，幅度分别可达

40% 和 21%。

就像蛋白质或者脂肪不是单指某一种特定东西一样，膳食纤维也是一大类东西。通常，人们把它们分成可溶的和不可溶的两类。

不可溶纤维除了增加胃肠里的食物体积，只具有吸收水的作用。它们能够抵抗胃肠消化液的侵袭，完好无损地到达大肠，最后排出体外。对人体来说，它们什么也没有提供，自然也就没有“营养”。不过，它们大大地帮助了通便。这对于便秘的人来说，简直就是救苦救难。此外，现代人食物极大丰富，一不小心摄取的热量就过多了。热量的供过于求，就导致肥胖。而这些不提供营养的纤维，能够“填饱肚子”，却又不提供热量，自然也就有助于控制体重。

可溶的纤维对健康更加有用。它们也不能被消化吸收。相反，在经过胃肠的时候，还能够带走一些胆汁，从而减少体内的胆固醇。到了大肠，它们就成为聚居在那里的肠道细菌的食物。这些可溶性纤维被细菌“吃掉”的过程被称为“发酵”，而发酵的产物会有一些短链脂肪酸和某些维生素。这些东西对于人体健康不无好处。在一定程度上，甚至可以增强人体的免疫力。可溶性纤维中，还有一些天赋禀异的，能够选择性地被“好细菌”发酵，而拒绝“坏细菌”的青睐。这样的纤维被称为“益生元”，是现在食品和保健品界的新宠。

所有的膳食纤维都是自然界天然存在的。在农业社会——即使是今天中国的广大农村地区也还是如此，人们的食谱中并不缺乏。只有在现代社会，人们习惯了精细的食物，膳食纤维才成为“稀缺成分”。目前，科学机构推荐的膳食纤维摄入量一般是：每摄入 1000 大卡热量的同时，从食物中摄入 14 克膳食纤维。对一般人来说，大致相当于每天二三十克。对于以精加工食品和肉类为主的现代都市人，这个量并不容易达到。

许多食物中含有比较多的纤维，比如各种豆、粗粮、蔬菜以及一些水果。但是纤维本身并不好吃。纤维含量高的那些食物，不经过精加工口感往往比较差。而精加工，则一般会去除大量的纤维。美味和健康，很多时候是会发生矛盾的。

抗性淀粉是近二三十年来食品界的一大发现。它在化学组成上是淀粉，但是分子结构很特殊，因而像纤维一样不会被胃肠内的消化液分解。它们具有一些不可溶纤维的特性，也具有一些可溶纤维的特性，有时候被称为“第三类膳食纤维”。

抗性淀粉在某些食物中天然存在，但是含量比较少，对健康的价值也就受到限制。现代食品技术可以把常规的淀粉“改性”，从而获得抗性淀粉的特性。在过去的二十年中，这一领域的研究和开发得到了巨大的发展。现在，已经有很多抗性淀粉进入了商品化生产。

与天然的膳食纤维相比，抗性淀粉的口感要更好，也更易于应用到食物中。但是，它毕竟经过了工业加工，不像“天然”的膳食纤维那样容易得到消费者的认同。天然的膳食纤维往往在粮食精加工中被去掉了。现代食品工业中，又把这些“副产物”重新加工成“新”的食品原料。经过这样的加工，膳食纤维往往作为增稠剂、稳定剂等“功能成分”加到配方食品中，也有一些直接作为“膳食补充剂”出售。

从根本上说，直接从完整的食物中获得膳食纤维是最好的。如果不得不吃大量的精加工食品，那么加了膳食纤维的食品也是不错的选择。如果这些都做不到的话，直接吃“膳食纤维补充剂”也聊胜于无。

增加食谱中的膳食纤维，需要注意循序渐进——纤维在大肠内的发酵会产生气体，猛然增加可能导致肠胃不适，比如放屁增加等。而不可溶纤维的吸水性好，因此多吃纤维的时候也要注意多喝水。

“强化食品”强化了什么

有历史记载的最早的“强化食品”可以追溯到公元前 400 年，有位波斯医生提倡往葡萄酒里加铁，来提升士兵的战斗力。

“强化食品”是加入了某些特定营养成分的常规食品，其目的是为了降低人们因为特定营养成分缺乏而增加的健康风险。从理论上说，人们可以从常规饮食中获得所有需要的营养成分。在现实中，做到这一点很困难。比如说钙，对于不吃奶制品的人来说，从其他食物中获取足够的量并不容易。还有铁，除了红肉、肝脏等少数几种食物，它在食物中的含量并不高——而这几种食物也还有其他的健康风险，并不适合长期大量食用。此外，像碘、硒、氟这样的成分，在某些地区的人群中会普遍缺乏。

强化食品的目的就在于通过补充人们普遍缺乏的某种成分来改善社会的健康状况。有历史记载的最早的“强化食品”可以追溯到公元前 400 年，有位波斯医生提倡往葡萄酒里加铁，来提升士兵的战斗力。在近代，有位法国医生在 1831 年提出了食盐加碘防治甲状腺疾病。但是直到“一战”与“二战”之之间，“强化食品”这一概念才真正建立。二战之后，美国开始在食盐中普遍加碘。科学界和主管机构认为，碘盐的实施对于碘缺乏症的消除起到了明显作用。在中国为“碘盐致病”炒得不可开交的时候，有美国学者甚至认为由于美国人食盐摄入量的下降导致了碘摄入量的下降，从而造成了美国碘缺乏病的上升，所以应该增加美国人的碘摄入量。现在，美国的“强化食品”随处可见，人们也习以为常。碘、钙、维生素、铁甚至某些氨基酸是常见的强化营养成分，而面包、早餐谷物、果汁、豆奶、零食、盐等则是常见的被强化食品。

尤其是在中国，“强化食品”是社会经济发展到一定程度的才会出现的事情。在人们吃饱都成问题的时候，就无力去考虑那些“健康风险”的问题。一万个人中有10个人还是30个人得某种病，个人可能感觉不到什么差异。但是对于一个社会来说，意味着公共医疗资源在这种病上的需求相差3倍，是非常可观的。比如，美国认为由于普遍补充叶酸，出生婴儿神经管缺陷的发生率下降了25%—50%。而从1938年开始的面包中强化烟酸则有效降低了糙皮病的发生。但这对于个人来说，未必有切身的体会。

在中国，情形比较有趣。碘盐、AD钙奶早已为人们耳熟能详，“营养强化大米”“铁强化酱油”“营养盐”也不时见诸报端。一方面，人们对于“造骨蛋白”之类没有科学根据的商业炒作趋之若鹜；另一方面，又对政府主导的“强化食品”疑虑重重，甚至口诛笔伐。问题到底出在哪里呢？

作为公共决策来推行的强化食品，应该遵循这样几条原则：安全、有效、不改变食物的口感风味和外观、不明显增加食物的成本。此外，还有一把“双刃剑”：强制还是自愿？

对于消费者来说，关注的焦点首先是安全。因为“强化”改变了食物的“天然组成”，所以公众首先会怀疑它不安全。另外，几乎每一种强化成分都是人体需要一定的量，但是过多则有害健康。到底多少是“满足需求”，多少是“过多”，需要权威机构广泛审查文献来决定——这种权威机构，除了政府应该就是相关的国际组织。某些媒体或者“专家”找出几篇文献，甚至不当解读数据，是许多公众恐慌的一大来源。公众往往不理解“过多”到底是多少，经常觉得“强化”了就是“过多”。实际上，通常的那些强化成分，在“满足需求”和“过量”之间，都有比较大的缓冲。比如铁，推荐的成年人铁需求量分别是每天 8 毫克和 16 毫克，而“过量”则需要 45 毫克；再比如碘，推荐量是 150 微克，而欧盟和美国的“过量标准”则分别定为 600 和 1000 微克。在正常进食的情况下，人们从一种强化食品中的摄取的量通常只是“需求量”的几分之一。即使是吃多种强化食品，要超过“安全上限”也并不容易。

除了因为误解而产生的恐慌，公众对于“强化食品”的质疑更多地来自于对“强制推广”的不满。在这个自我意识逐渐觉醒的时代，“强制推广”的效果往往是适得其反。再加上并不合理的高价格，以及主管部门与商家之间可能存在的利益纠葛，更加剧了消费者对于“强化”的反感。

从技术上说，设计合理的“强化食品”有利于公众健康。但是，如何让“理论上的好事”成为“实际上的好事”，并让消费者接受，需要主管部门和食品企业认真反思。

13

糙米的“营养”和“风险”

到底是吃糙米还是吃精米，取决于个人在“利益”和“风险”之间如何权衡。

曾几何时，人们都把吃上精米白面作为生活富足的标志。不过，当温饱不再是问题的时候，人们又追求起糙米来。这种轮回正反映了人类对健康的关注——在不同的经济状况下，人们关注健康的着眼点是不同的。

糙米是水稻去除谷壳之后的产物。糙米的表面还有一层皮，含有很多纤维，所以很影响口感。把这层纤维去掉，就得到了精米。去除的这层东西，一般占到糙米总重的 7% 左右，被称为“米糠”。

米糠虽然不好吃，不过其中含有现代人的饮食中很缺乏的膳食纤维，还有相当多的维生素及矿物质，以及丰富的抗氧化剂。此外，还有含量不低的油。这些油主要是不饱和脂肪，与动物油相比，算是“健康”的油。科学数据显示，如果用不饱和脂肪代替饱和脂肪——比如来自动物的油，那么对于心血管健康有相当的好处。

于是乎，不去除米糠的糙米，也就比好吃的精米更加健康。而那些不好吃的米糠——传统上作为动物饲料，也就野鸡变凤凰，成了开发“保健食品”的“宝贝”。

在日本，用米糠制成的“功能食品”品种繁多。除了直接把米糠加到食物中制成“功能食品”，还直接提取出其中的有效成分作为“保健品”——通常叫作“米糠提取物”。目前，这类产品在中国也逐渐兴盛起来。应该说，这些产品宣称所含有的成分可能是真实存在的，那些成分对于健康往往还真有那么一些好处。不过，在学术界，对于此类产品，却一直有不同的声音。最大的问题，就是其中的无机砷。

水稻是一种比较特殊的农作物。它会富集水中的砷。砷是天然水中无法避免的存在，不同的水质只在于其中的含量高低。由于水稻特别的生长特征，大米也就成了以水稻为主食的人们摄入砷的一大来源。孟加拉国，曾经发生过几万人砷中毒的事件。

砷是一种对人体有害无益的半金属元素，尤其是无机砷，被当做“第一类致癌物”，意思为对人体的致癌性证据确凿。所以，对于人体而言，它没有安全上限，而是越低越好。只是由于砷在地球上的广泛存在，人们不可能真正避免。世卫组织制定的“安全标准”是每天每公斤体重不超过 2 微克。这相当于一个 60 公斤的人，每天摄入量不超过 0.12 毫克。

水稻中的无机砷有多少呢？学术文献中测量出的数值跟水稻产地和种植方式有关，相对而言，中国大米中的含量也还不算高。或许因为大米是中国人的主食，中国制定了大米中无机砷的含量标准——每公斤不超过 0.15 毫克。应该说，考虑到人们一天吃大米很难超过 800 克，这个标准还是比较合理的。在大米食用量不大的欧美地区，就没有对此作出规定。

有许多学术文献报道过糙米、精米和米糠中的砷尤其是无机砷含量。有意思的是，砷在大米中富集于米糠之中。一般而言，精米中砷含量最低，糙米中比较高，而米糠中的含量能够超过精米中的10倍。而米糠提取物，在提取“有效成分”的同时，也把砷提取了出来。2008年的《环境科学与技术》上发表了一篇文章，检测了5种美国和日本市场上的“米糠提取物”中的无机砷含量，结果是每公斤含有0.61—1.9毫克。

“米糠提取物”是“米糠保健品”中最有号召力的产品。那项研究的作者评论说，一般商家推荐消费者每天食用20克左右。也就是说，从中摄取的无机砷总量在0.012—0.038毫克之间。虽然这个含量没有超过世卫组织制定的“安全限”，但考虑到人们可能还不得不从其他渠道摄入砷，这个量已经足以引起人们的重视。比如说，美国和欧洲规定饮用水中的砷含量不得超过每升0.01毫克。按照一个人每天喝一升水计算，那些“米糠提取物”中所含的砷已经超过了人们来自于水的最大量——而水，是我们不能不喝的。

对于中国人来说，无法不吃米饭，所以大米中所含的那些砷也就是不可避免的。好在，除非是高砷地区的大米，其中的砷还不至于带来明显危害。考虑到糙米中的砷含量比精米也高得不是很多，而糙米中的维生素、矿物质、抗氧化剂等对于健康有积极作用，到底是吃糙米还是吃精米，取决于个人在“利益”和“风险”之间如何权衡。作为米糠制品的米糠油，可以把砷浓度控制到很低，也还是一种不错的食用油。不过，米糠本身，或者更加高档的“米糠提取物”，砷带来的风险可能就超过了那些产说中的“保健功能”了。

蛋白质变性凝结了怎么办

比如胶原蛋白，变性凝结了切成小块，加点调料凉拌一下，就是著名的美食“皮冻”了。

“凉拌”是成都人对“怎么办”的无厘头回答。不过当有人忧心忡忡地问“蛋白质变性凝结了怎么办”的时候，我回答的“凉拌”却是靠谱的科学答案——比如胶原蛋白，变性凝结了切成小块，加点调料凉拌一下，就是著名的美食“皮冻”了。

蛋白质是由很多氨基酸连接而成的长链。按照它们对水的喜欢程度，氨基酸可以分成“亲水”和“疏水”两类——顾名思义，“疏水氨基酸”不喜欢和水在一起。动物的骨头和皮中含有大量的胶原蛋白。组成胶原蛋白的氨基酸中“疏水”的很多，会互相聚集在一起而避免溶解到水中。当我们把骨头或者动物的皮长时间炖煮，疏水氨基酸之间的“亲和力”敌不过酷热的考验，就会瓦解。而整个蛋白质分子就完全打开，成为了无规则的长链。这就是通常所说的“蛋白质变性”——所有的蛋白质，在足够高的温度下，都会这样变性。

当温度降低，疏水氨基酸们又开始互相“勾搭”。如果水中的蛋白质很多，这个蛋白质分子中的疏水氨基酸们很难去识别最初的伴侣，就随便找一个离得近的、可能来自于另一个蛋白质分子的疏水氨基酸来完成“链接”。这样，不同的蛋白质分子就互相连接起来，成为了一个巨大的网络。水分子被固定在这个网络之中，动弹不得。冷却到室温的时候，就变成了固体。用科学术语来说，就是“成胶”了。

胶原蛋白结构很特别，是一种很细长的纤维结构。而其他的蛋白质，往往是紧缩成一团的球状结构。跟球状的蛋白相比，纤维状的胶原蛋白经过加热再冷却，不同分子间发生“乱接”的机会更高。所以，胶原蛋白“成胶”的能力就更强。在厨房里，我们很容易做出“皮冻”，但是很难做出“肉冻”，就是这个原因。要做出“肉冻”，需要把更多的肌肉蛋白提取到水中，加热然后冷却。这样的过程，往往要借助现代食品加工技术才可以实现——比如，火腿肠中就含有“肉冻”，而香肠中就几乎没有。

通常的皮冻中含有脂肪形成的小油滴，往往是浑浊的。有高手做出来的“水晶皮冻”则是晶莹剔透，“以貌取冻”的话无疑更加诱人。不过，浑浊的皮冻不仅含有脂肪，还含有许多产生香味的物质。如果不加调料，在“原生态”下进行味道的PK，浑浊的皮冻大概就要胜出了。而水晶皮冻以外观取胜，味道则主要依靠“凉拌”。要做出透明的皮冻，关键就是要尽量把皮上的肥肉去掉。而骨头中的油是无法去掉的，在炖煮的过程中直接以小油滴的形式到了汤中，所以用骨头也就无法做出“水晶皮冻”来。除了去除肥肉，蛋白质的浓度也不能太高——太浓的汤，也还是会影响“透明度”。另一方面，蛋白质浓度不够，又无法形成足够硬的皮冻。一位美食作家说，要做出“水晶皮冻”，最省事的方法就是在不太浓的汤中加入一些琼脂——反正皮冻自身没有什么味道，加入琼脂的影响也就不大。

成为“皮冻”只是蛋白质“变性凝结”的一种形式。其他常见的形式并不少。比如，在钙、镁等金属离子的“桥梁”作用下，不同的蛋白质分子连接起来成为大网，典型的例子是豆腐。还比如，在酸的作用下，蛋白质分子失去了表面那些用以抗衡“疏水连接”的电荷，虽然表面上的那些疏水氨基酸不多，但是消除了电荷的排斥作用，也就足够把蛋白质们连接起来了，如酸奶就是如此。某些低价的奶酪也采取这样的方式生产。再比如，有一种物质叫单宁，蛋白质遇到它而形成“凝结物”不能被消化。如果吃高蛋白食物的时候同时吃大量单宁，确实可能造成胃肠不适。这就是“柿子与螃蟹不能同食”的原因。其实，螃蟹只是碰巧成了高蛋白食物的代表，而柿子，成熟变软之后单宁含量并不高。这大概是“蛋白质变性凝结”唯一值得注意的情况。不过，作为单宁标志的“涩味”，本来就没多少人喜欢——愿意大量吃生柿子的人，如果不是饿得不行，也就是口味特立独行的了。

总而言之，“蛋白质变性凝结”是再正常不过的事情。不仅不值得忧心忡忡，多数情况下，它还带来美味的食品。当有人问“怎么办”的时候，完全可以“很科学而无厘头”地回答：凉拌。

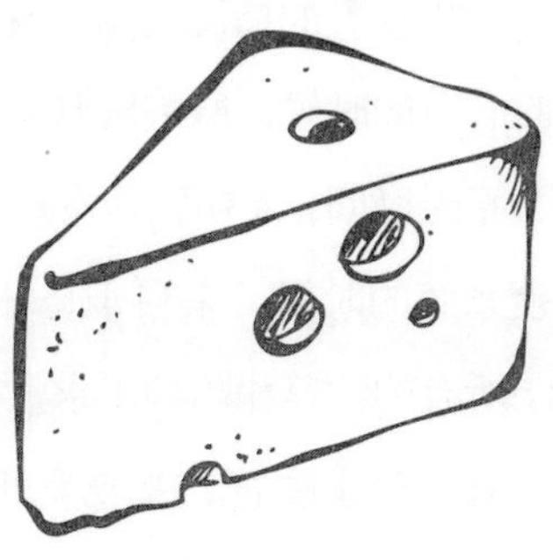

要不要吃牛初乳

牛的初乳，毕竟是为牛而产生的。对于人类来说，它也是“完美食品”吗？

作为两个孩子的爸爸和食品健康的科普作者，有好几个编辑约过牛初乳的稿子。但是我一直觉得这个东西不好评论。对于婴儿保健品，我经常介绍的结论是“没有可靠的证据表明补充它对孩子有好处”——往往是，那些传说中有很多“神效”的东西，有许多科学家做过相关的研究，但是没有证实那些功能的存在。所以，他们说“没有证据证明有用”，所以也就“没有必要补充”。

而牛初乳的情况有点特殊。当我说出“我个人的观点是完全没有必要吃它”的时候，原因跟其他的情况不太一样。

毫无疑问，人初乳非常珍贵。在婴儿初生，还没有建立起消化系统、免疫系统的时候，来自于母体的初乳是“万灵丹”。母亲的初乳，满足孩子所有的营养和防病需求。

对于初生牛犊，牛初乳也是它的“万灵丹”。其中的免疫球蛋白、生长因子、活性多肽、蛋白质等等，对于牛犊的存活确实至关重要。

但是，牛的初乳，毕竟是为牛而产生的。对于人类来说，它也是“完美食品”吗？

因为它所含的丰富的“营养成分”和“活性成分”，使得人们“相信”它对人类也有超级的作用。关于这些功能的研究，有过一些，但是相当的不充分。当我说“没有可靠的证据证实那些功能”的时候，其实是——做过的可靠检测并不多，虽然有一些实验似乎显示了“有效”，但是尚不足以做出“有效”的结论。

这话有点绕。简单说来就是：别的婴儿保健品是经过了许多研究，没有“找到”有用的充分证据；牛初乳则根本就没有做过多少研究，是没有“找过”是否有用的证据。

商人们自然喜欢说“没有证据表示没有，那就可能有了”。对于“宁可信其有”的父母们来说，愿意去给孩子吃似乎也无可厚非。

不过，我个人的态度，一贯是拒绝这样的“万一有用”。因为：

当孩子还是婴儿的时候，母乳或者配方奶足以给他们充分的营养成分。如果孩子依然生病或者发育不好，那是其他的原因，跟吃的东西没有什么关系。补充牛初乳或者任何“婴儿保健品”无助于他的健康，反倒可能带来其他不确定的风险。

如果孩子已经大了，可以吃常规食物，那么牛初乳中的那些免疫球蛋白、生长因子、活性多肽等等，能否经过消化系统保持活性都很难说。一般而言，这样的物质都难以抗拒消化，吃下去以后跟普通蛋白质并没有大的差别。在这些成分中，理论上确实也可能有一些结构特殊的能够经过消化仍然保持活性，但是在有直接的证据证实这种“可能性”之前，把它当做“事实”是很不靠谱的事情。

最后一点，甚至或许是极其重要的一点，牛初乳非常稀少，价格昂贵。作为一种“保健食品”，即使是在美国那样管理规范的社会，对它的管理依然非常宽松。更直白一点说，并没有法律或者制度上的保障使得商人们卖的“牛初乳”就是真正的牛初乳。任何高额的利润都足以让人们铤而走险，何况这种只要钱财不要人命的忽悠。把孩子的健康，寄托在对商人的信任之上，实在是一种很美好的愿望。

或许，我拒绝牛初乳这一类的东西最根本的原因还是在于：孩子的成长，根本不需要什么稀奇古怪的“保健品”。人类发展演化到今天，繁衍生息与成长发育，依靠的都是最常规、最普通的食物。吃了什么稀有的东西就能更聪明、更健壮，那是武侠小说的思路。

16

高果糖浆的前世今生

近年来，迅速占领了全球市场的高果糖浆被质疑与肥胖流行有关，它能摆脱这项罪名吗？

人类喜欢甜味，在几种基本味道之中，“甜”或许是最招人喜欢的了。比如孩子，不需要后天的适应，天生就喜欢甜食。

日常生活中人们所说的糖，几乎默认就是指“蔗糖”。它的地位如此超然，以至于成为了“甜度”的标准——蔗糖的甜度定义为 1，如果一种物质稀释两倍之后甜度与蔗糖相当，它的甜度就是 2。

但是蔗糖的生产比较受限，不是所有的地方都适合种甘蔗。用甜菜来制糖是一大进步，不但使糖的产量增加，价格也有了下降。因为甜菜制成的糖在化学结构上与蔗糖一致，它委屈地失去了署名权——对于消费者来说，来自这两种植物的糖都叫作“蔗糖”。

不过，甜菜与蔗糖产生的糖依然不足以满足人类的需求。而高果糖浆的出现，大大提高了人类满足“甜味”需求的能力。短短几十年，它打入各种食品饮料中，遍及全世界。不过，近年来许多科学研究纷纷报道了对它不利的结果。它到底是一种什么东西？它会像氢化植物油一样，成为“原生态人士们”宣扬“现代工业危害人类”的一个例子吗？

与甘蔗和甜菜相比，玉米是一种便宜高产、种植范围广泛的农作物。如果能把它转化成糖，就能使糖的产量大大增加。人们对此的尝试大概可以追溯到古代，至今仍有活力的“饴糖”就是一个比较成功的例子。

构成玉米的主要成分是淀粉，淀粉是由葡萄糖连接而成的高分子聚合物。两个葡萄糖分子中，一个提供氢原子，另一个提供氢氧基团，共同失去一个水分子。剩下的部分连接起来，称为“二糖”，而连接的地方就叫作“糖苷键”。连起来的分子还可以继续连接其他的葡萄糖分子，最终构成一个大的淀粉分子。

如果倒过来，把一个水分子分成一个氢原子和一个氢氧基团，分别加到糖苷键的两边，这个糖苷键就断开了。这个过程叫作“水解”。如果把淀粉分子中的糖苷键全部打开，它就变成了葡萄糖。葡萄糖也是甜的，甜度大概是 0.7。

不过，水解反应不会轻易发生，所以淀粉不会轻易变成葡萄糖。最初的时候，水解淀粉是通过在酸性条件下加压加热来实现的。但这样的水解所需要的成本比较高，水解也不容易完全。现在，水解淀粉一般通过酶来催化，操作条件温和多了。

酶是能够催化特定反应的蛋白质。水解淀粉的酶称为淀粉酶，在自然界广泛存在——我们的唾液中就有。淀粉酶还有不同的类型，最高效的一种叫作阿尔法淀粉酶。它可以切断淀粉分子中任何部位的糖苷键。其作用的结果，就是把淀粉切割成一个个小片段，每个片段可能含有几个葡萄糖。这样的东西被称为“淀粉糊精”，也还是没有甜味。淀粉酶中的老二叫作贝塔淀粉酶，它能把最头上的两个葡萄糖切下，得到的东西就是传统零食麦芽糖（有的地方叫作“饴糖”）。而现代工业上水解淀粉需要用到的老三伽玛淀粉酶，每次能切下一个葡萄糖。这样，经过伽玛葡萄糖的精雕细琢，淀粉糊精就变成了葡萄糖。

不过，通常的水解反应不会那么完全，得到的是以葡萄糖为主，含有一些麦芽糖以及小分子糊精的混合物，称为“玉米糖浆”。因为以葡萄糖为主，也被叫作“葡萄糖浆”。玉米糖浆就是甜的了，但是它的甜味来自于葡萄糖，而葡萄糖本身不够甜，所以不难想象，玉米糖浆的甜度有限。

但是，不甜的玉米毕竟变成了甜的糖浆，所以也有人把玉米糖浆叫作“玉米糖”。玉米糖浆溶解性好，加到食物中还能够增加甜度、软化质地并且保持水分。相对于淀粉来说，也算是一次脱胎换骨的飞跃了。

不过，玉米糖浆的局限也是明显的：不够甜。为了得到足够的甜度，不得不增加用量。而玉米糖浆本身是高热量营养单一的食物成分，对于减肥相当不利，所以玉米糖浆要想有更大的发展，还需要变得“更甜”。

自然界中最甜的单糖是果糖。果糖的分子式和葡萄糖一样，只是其中原子连接方式不同而已。最初的想法也是通过化学反应来转变。这方面也有过不少研究，后来西尼·阿兰·贝克（Sidney Alan Barker）等人还为此获得了一项美国专利。不过，这个在高温和高碱性条件下进行的反应除了得到一些果糖之外，还得到一些人体不能代谢的副产物，以及影响产物颜色和味道的副产物。这些问题使得通过化学反应来“变甜”只有理论上的意义，而没有商业生产的价值。

峰回路转发生在 1957 年。美国一家玉米产品公司的研究人员理查德·马歇尔（Richard Marshall）等人从一种细菌中得到了一种酶，可以把葡萄糖转化为果糖。他们的发现发表在了当年 4 月出版的《科学》（*Science*）杂志上。这样的酶被称为“葡萄糖异构酶”。后来，经过许多人的努力，陆续发现了其他具有同样功能且生产使用更加方便的酶，使得葡萄糖“异构”为果糖的商业化生产成为了可能。1967 年，另一家玉米加工公司成功地实现了商业化生产。

这一酶异构反应的价值是显而易见的。首先，它具有特异性，要么转化成果糖，要么保持葡萄糖的“真身”，而不会产生副产物。其次，酶反应的条件很温和，设备也就简单。

果糖的甜度是葡萄糖的两倍多。这样转化而来的产品被叫作“高果糖浆（HighFructose Corn Syrup，简称HFCS）”，也有人把它叫作“葡果糖浆”。高果糖浆中的果糖含量可达90%，不过市场上的产品主要是42%和55%两个版本。它们的甜度比蔗糖要更甜一些，应用于加工食品和饮料的时候加工性能也更加优越。此外，在美国市场上，其价格也比蔗糖要便宜。于是，高果糖浆迅速占领市场。尤其是1984年，两大可乐公司开始用高果糖浆代替蔗糖，更大大加速了它的盛行。

过去40年中，高果糖浆的在美国的应用越来越广泛。据统计，近年来，美国平均每人每年消耗的高果糖浆接近30公斤。与此同时，美国人群中的肥胖率也持续升高。肥胖伴随的一系列症状，比如高血脂、高血压、糖尿病等也随着增加。科学家们进行了大量的研究去探讨导致这些疾病的原因，高果糖浆是获得特别关注的原因之一。

结果毫不意外。流行病学调查显示，食用高果糖浆多的人群中肥胖以及与肥胖相关的症状发生率比食用量低的人明显要高，大量的动物实验也支持这一结论。

实际上，果糖的“血糖指数”很低，一度被当做“好糖”推荐给糖尿病人。传统上认为“血糖指数”低的食物有利于保持体重。按理说，把葡萄糖转化成果糖的高果糖浆，“应该”更好才对。然而，“理论推测”可能会错，而实验数据却不会撒谎。科学家们把目光放在了其中的果糖上。

随着研究的深入，人们对果糖代谢的认识也逐渐清晰。原来，果糖和葡萄糖的分子虽然很相似，但是在体内的代谢途径完全不同。首先，葡萄糖会诱发身体分泌胰岛素和瘦体素。这两种激素具有“饱足信号”

的功能，能让人更加容易感觉“饱”而减少进食。而果糖不具有这种能力，因此也就会吃得更多。果糖进入体内，也比葡萄糖更加容易转化成甘油三酯，最终产生更多的脂肪，并在内脏囤积。不仅如此，长期摄入大量果糖，还会导致胰岛素抗性的增加。胰岛素是调节血糖的关键，胰岛素抗性的增加意味着胰岛素对血糖变化的敏感性下降，严重的就导致糖尿病。

果糖导致的体重增加、糖尿病、高血压、高血脂等不良后果在动物实验中得到了清晰的验证。这些“危害”会不会在人体中显示？出于伦理的原因，我们不可能用人来做那么极端的对照实验——对于“被害”组来说实在是太不人道了。人体的对照试验往往是监测一些生理指标来显示危害或者作用。比如，过多摄入果糖导致了血压、甘油三酯等指标的升高，就被认为会有害健康。

果糖的危害已经有相当的证据，而含有大量果糖的高果糖浆自然也就无法摆脱罪责。

因为高果糖浆是经过“工业加工”得到的，它也就很自然地被当做“工业加工产生危害”的例子。相对来说，高果糖浆的罪证，甚至比氢化油还要确凿严重。许多人也发出了“禁用高果糖浆”的呼声——从“安全至上”这个原则出发，这种呼声也算理直气壮。

不过，通常的高果糖浆含有 42% 或者 55% 的果糖，蔗糖含有 50% 的果糖。二者的差别只在于，高果糖浆中的果糖以单分子的状态存在，而蔗糖中的每个果糖分子都和一个葡萄糖分子结合。许多人相信，这种差别会导致高果糖浆比蔗糖更糟糕，但这只是一种推测。实际上，蔗糖中果糖和葡萄糖之间的链接很弱，吃进肚子之后很快就分成了单个分子，在小肠内，蔗糖依然是以葡萄糖和果糖的形式被吸收的。蜂蜜甚至更接近高果糖浆——其中的果糖也是以单分子形式存在，其含量也往往比其中的葡萄糖含量高。所以，更普遍的看法是：高果糖浆中的果糖产生的危害，蔗糖和蜂蜜中的果糖也难以避免。

在营养和食品领域，绝大多数情况下都不能以“理论推测”作为公共决策或者专业推荐的依据。要禁止高果糖浆而放行蔗糖和蜂蜜，就需要用实验数据来证实“高果糖浆确实比蔗糖和蜂蜜要坏”的假设。

在目前所能找到的文献中，果糖和高果糖浆“危害性”的研究多数都是以葡萄糖或者其他食物成分作为对比的。直接比较高果糖浆和蔗糖的研究不多。2010 年普林斯顿大学的巴特利·霍贝尔（Bartley Hoebel）等人发表的一项研究表明，“与蔗糖相比，相同热量的高果糖浆使老鼠增重更多”。但是，一项动物实验的结果不足以“证实”这个结论，尤其是在人体中的情形是否相同还需进一步验证。目前，多数文献还是认为“高果糖浆有问题，但并不比蔗糖更糟糕”，比如 2008 年《美国临床营养学杂志》（*American Journal of Clinical Nutrition*）上的综述就做了这样的总结。而 2010 年的《生理学评论》（*Physiological Review*）上也有一篇类似主题的综述，结论是：虽然有很多“高果糖浆中的游离果糖比蔗糖中的果糖带来更多危害”的担心，但是并没有直接的证据来支持。

可以说，不管是高果糖浆还是蔗糖，它们所带来的健康隐患——简而言之可以用“代谢综合征”来包括的各种不良后果——都是大量食用糖的结果。在人们无糖可吃的年代，自然不会有这些问题。从这个意义上说，这些症状是典型的“富贵病”。不管将来是否有充分的科学证据来验证高果糖浆比蔗糖是“更糟”还是“一样糟”，吃不吃糖都是在身体健康和口腹之欲之间进行的权衡。

最后，需要指出的是：正如《生理学评论》上那篇综述所指出的那样，虽然有越来越多的证据显示“过多饮用含糖饮料”会带来一系列不良后果，但是并没有明确证据说明“适量的果糖”会带来危害。至于多少算“过多”，多少算“适量”，也是众说纷纭。美国心脏协会最新的推荐相当保守：男女分别每天摄取的热量中来自于“添加糖”的不应超过

150 大卡和 100 大卡。所谓的“添加糖”，包括一天之中所有食物和饮料中的蔗糖、高果糖浆和蜂蜜，等等。100 大卡热量，相当于 25 克左右的蔗糖。这个量，往往一瓶含糖的碳酸饮料就超过了。

奶可以和茶一起喝吗

茶是一种很好的饮料。它不含糖，不含盐，几乎没有热量，能让我们愉快地喝水解渴，就是它最好的作用。

这个问题有很多人问过，不过中国人喝茶加奶的并不多。实际上英国人要更加关心这个问题。传统上，英国人是把牛奶和红茶混在一起喝的。

英国人喝茶也算有些历史。经过现代科学的调查，喝茶多的人群中心血管疾病等慢性病的发生率要低一些。科学家们推测，是茶中的多酚化合物起了作用。多酚化合物通常被叫作“茶多酚”，具有抗氧化功能，能够减轻细胞受到氧化损伤。但是，牛奶中的蛋白质可能与多酚化合物结合。这种结合是否会影响喝茶的功效，就引起了人们的关注。虽然牛奶加茶的历史也算悠久了，或许是相信“祖先传下来的一定没错”的欧洲人没有那么多，这个问题也就引发了许多科学研究。

在试管中检验这个问题并不困难。在科学上，有许多方法可以检测一种物质的抗氧化活性。科学家用这些方法去检测泡好的茶水——果不其然，茶水具有相当不错的抗氧化活性。如果在茶水中加入英国人喝茶时通常加入的牛奶量，结果——抗氧化活性大大降低了！

这似乎说明牛奶确实可以抑制茶的“保健功能”。不过，这种抑制是牛奶与多酚的结合导致的。而喝到肚子里之后，蛋白质会被分解消化，多酚完全可能被释放出来。这些多酚是否能被吸收？是否还具有活性？这是更重要的问题。

于是科学家们需要设计其他的实验来回答这样的问题。他们找来一些志愿者，饿了他们一晚上之后，先抽他们的血，然后给他们喝一杯茶，之后每隔几十分钟再抽一次血。一方面，可以直接分析这些血中的多酚化合物含量。茶多酚是多种物质的总称，可以分析其中最主要的种类。这种方法很直观，不过只能分析已知的多酚种类，总是难免遗漏掉一些未知的。另一方面，可以直接检测血液的抗氧化活性。然后另找一天，再来一遍，不过这次喝加了牛奶的茶水。

志愿者们贡献了许多血液样品，科学家们也就可以画出一条曲线，来描述了喝茶之前和之后一段时间内血液中多酚化合物含量（或者抗氧化活性）的变化。结果显示：喝茶之后，血液中的多酚和抗氧化活性逐渐升高，不同的茶会在不同的时间到达一个最大值，然后逐渐下降，直到恢复喝茶前的水平。也就是说，通过分析血液来检测茶多酚是否到了血液中，是一种可靠的方法。

1996 年 1 月出版的《欧洲临床营养杂志》上，意大利科学家就发表了一项这样的研究。他们的结果是当茶中加了牛奶之后，在体内的抗氧化活性被完全抑制了。这个结果跟其他科学家做的试管实验结果倒是一致。不过，他们自己的试管实验，却显示牛奶没有影响。这个结果有点出人意料，也有其他科学家进行其他的实验。1998 年 5 月出版的同一本杂志上，荷兰科学家发表了类似的实验。他们是直接检测血液中的儿茶素——最重要的茶多酚——的含量。结果是：茶中加牛奶，对儿茶素的吸收没有影响。

这两项结果有相当的冲突。不过，在健康领域，这样的情形并不少见。如果我们选择性地接受我们“期望”的结论，那么正反的结论都能找到支持。“牛奶到底会不会影响茶多酚的吸收”这个问题，就还需要更多的、其他科学家的实验来验证。在随后的10来年中，荷兰、印度、英国的科学家们又发表了其他的一些实验，结果都是牛奶不影响茶水中多酚物质的吸收。

这样，这个问题似乎尘埃落定了。不过，这其实只是证明不管茶水中加不加牛奶，我们都可以获得同样多的茶多酚。这些茶多酚到了体内，是不是真的起到“保健作用”，也还是不清楚。虽然说流行病学调查显示喝茶多的人心血管疾病等慢性病的发生率要低，但这完全有可能是这些人的其他生活方式导致的——比如说，他们往往吃得更健康等等。要说明喝茶的“保健作用”，还是需要更多的科学数据。

因为绿茶中的多酚化合物远比红茶要高，所以一般认为绿茶的“保健作用”更好。美国食品与药品管理局（FDA）曾经对“绿茶抗癌”的223篇论文分别作了仔细分析，认为只有几项研究能够说明问题，但结果并不一致——有的显示无效，有的显示有微弱作用，而显示有用的研究，后来没有得到其他研究者的重复。于是，FDA做出的结论是：绿茶“相当不可能（highly unlikely）”具有抗癌的作用。

其实，茶多酚能否被吸收，吸收之后能否起到保健作用，并不是那么重要。无论如何，茶是一种很好的饮料。它不含糖，不含盐，几乎没有热量，能让我们愉快地喝水解渴，就是它最好的作用。它的“保健作用”，或许可以作为喝茶聊天的谈资，太过当真，就没有必要了。

"反营养物质"的真正含义

要进一步去除这些"抗营养物质",最有效的方式,一是对症下药的食品加工手段,二是基因操作技术。

一些媒体的健康栏目号召"小心反营养物质损害健康",称"反营养物质是人们在食品加工过程中故意添加进去的化学物质。它们阻止人体营养素的吸收和利用,加速营养素的排泄流失,长期摄入反营养物质会增加发生慢性病的危害,缩短人类寿命。常见的反营养物质有反式脂肪、磷酸和磷酸盐、铝、合成色素、亚硝酸盐五种"。

这里所列出的"常见的五种反营养物质",并不符合"它们阻止人体营养素的吸收和利用,加速营养素的排泄流失"的定义。在过多摄入的情况下,它们确实可能危害健康。但是,在正常的使用范围内,它们对健康的影响小到完全可以忽略。所谓"增加发生慢性病的危害,缩短人类寿命",纯属耸人听闻。下面简单介绍一下这几种成分。

反式脂肪和铝的确不是人体需要的成分,迄今为止,没有发现它们有任何健康价值。此外,过多摄入反式脂肪,会增加心血管疾病的发生风险。过多的铝，可能具有神经毒性。不过，它们被人们一致反对，并不是因为危害巨大，而是没有任何价值，按照“风险－利益”权衡的原则自然就是不被接受了。实际上，少量食用反式脂肪，对健康的危害可以忽略——根据流行病学调查的结果，每天不超过 2 克的反式脂肪还是可以接受的。

磷酸和磷酸盐则不同，它们的情况很像食盐。首先，磷是人体必需的成分。它和钙一起，组成骨头的主要成分。磷脂对于细胞功能的实现不可或缺，许多酶、激素和细胞信号传递也都需要磷的参与。此外，它还对于维持体液的酸碱平衡起到调节缓冲的作用。人体每天需要的磷跟钙差不多，在 1 克左右。一般人都可以从食物中获得足够的量，所以也就没有“补磷”之说。过多的磷的确会导致钙的流失，不过在钙的摄入量正常的情况下，这里“过多的磷”是指三四克以上。通常添加到食品中作为助剂的磷酸或者磷酸盐，对于是否会超过这个“安全限”，影响并不大。

合成色素则是介于以上这两种情况之间。它们没有营养上的价值，但是通过了科学检验、经过审批可以用于食品的合成色素并不会危害健康。美国统计过合成色素的使用量，即使一个人每年吃下去的合成色素达到美国社会平均摄入量的 10 倍，与在任何方面使人体出现异常的最低剂量也还是有相当的距离。

亚硝酸盐则是有效的防腐剂。过量摄入确实会使人中毒，但是在正常使用的条件下为人们带来的好处远远超过可能的风险。

“反营养物质”的英文是“antinutrient”。它的定义正是“阻止人体吸收和利用某些营养素的食物成分”。通常学术界说“反营养物质”，一般是食物中的天然成分。常见的有豆类中的蛋白酶抑制剂、茶中的单宁、菠菜中的草酸以及植物中普遍存在的植酸等等。在中文里，有人把“antinutrient”翻译成“抗营养物质”，然后用“反营养物质”来称呼食品添加剂。然后根据“天然的就是好的，人工的就有害”的信条，得出“抗营养物质对健康没有影响”“反营养物质偷走你的健康”这样的口号。

如果从影响其他营养成分吸收的角度来说，所谓的“抗营养物质”的影响比“反营养物质”要大得多。比如蛋白酶抑制剂会抑制人体内蛋白酶的作用，从而影响蛋白质的消化。所以我们需要对豆制品充分加热，使蛋白酶抑制剂失去活性。单宁会与蛋白质结合，生成不被胃肠消化的沉淀物，吃生柿子的同时吃高蛋白食物容易导致腹痛，就是这个原因。而草酸、植酸都能与钙结合，影响钙的吸收。对于肾脏功能有障碍的人来说，草酸不能被有效地代谢掉，就可能在肾脏中与钙反应，导致肾结石。

不过，近年来有一些研究发现，“抗营养物质”也不是一无是处。某些种类，比如单宁、蛋白酶抑制剂，在某些研究中甚至显示了一定的“保健作用”。不过，不管这些保健作用是真是假，都改变不了它们“影响其他营养成分吸收”的性质。一般而言，也还是饮食中的不利因素。

纯天然的野生植物中含有的“抗营养物质”很多，这本身是植物的一种防御机制。驯化“家养”蔬菜和粮食作物就要低得多。要进一步去除这些“抗营养物质”，最有效的方式，一是对症下药的食品加工手段，二是基因操作技术。

饭后一瓶酸奶有助消化吗

消费者需要注意：科学概念上的可行，跟商品广告中的宣称是两回事；益生菌、益生元这一类的产品，质量标准和法定检测都还处于真空地带。

“饭后一瓶酸奶有助消化”是在时尚女性中广为流传的说法。地铁里还有这方面的广告：“×× 活性乳酸菌，饭后来一瓶”。据说“×× 活性乳酸菌含有两种活性益生菌：活力 C 菌和黄金双歧因子，双益搭配，健康加倍”。酸奶真的有这么神奇吗？

自从出生的那一天起，人的身体就是一个细菌的乐园。即使是“讲卫生”到了洁癖的地步，一个成年人体内的细菌总重量也大约有 1.5 公斤重。一般认为，这些细菌的总个数至少是人体总细胞数的 10 倍。在小肠里地广菌稀，每毫升还只有一千个的样子；到了大肠，就发生了“菌数爆炸”，一毫升里的细菌达到了上千亿个。

这些细菌中的绝大多数与世无争，与人体和平相处。有一小部分不安分的，要搞点破坏“生态环境”的恶作剧，被称为“致病细菌”。还有一些社会责任感比较强，坚持“肠道兴亡，细菌有责”的信念，代谢生成一些小分子有机酸、多肽以及维生素等对人体有益的物质，还能抑制致病细菌的泛滥，从而被人类授予了“益生菌”的光荣称号，英文叫作“probiotic”。

理论上，人是自己体内肠道菌群的上帝。本着惩恶扬善的目标，人们自然想到“补充”益生菌到体内来改善健康。在过去的几十年中，有几千项相关的研究发表。在针对腹泻、免疫、过敏、癌症、女性健康方面，都有许多正性的实验结果。对于细菌种类、剂量、作用机理、安全性能方面，探索也相当不少。令人欣慰的是，至今几乎没有副作用的报道；遗憾的是，问题远比我们想象的要复杂。目前的研究取得了巨大的进展，但是距离真正可靠地造福人类，却还任重道远。

根据目前的研究，益生菌的作用就像治安联防队，而不是特种部队精英性质的。美国微生物学会 2005 年组织了一个益生菌研讨会，会议总结明确指出:“迄今为止，绝大多数益生菌在人体中的使用对于疾病处理而言都是预防和支持性的，而不是治疗性的。”

要想通过补充益生菌来有益健康，必须要“特定的细菌”、“保持活性”、“有足够的细菌数量”而且“连续服用”。不同的益生菌能够产生效果的数量相差非常大，有的每天吃一亿个就可以起作用，有的却要一万亿个才行。

目前研究得比较多的益生菌叫作“双歧杆菌”。广告中所说的“乳酸菌”是否能够成为“益生菌”科学家们还没有吵出结果，不过一般认为它们能够帮助双歧杆菌安居乐业。即使不能亲自上阵，能够支持上阵的战士，也就还是好细菌。所以，吃点乳酸菌，也还是不错的。广告中说的“活力 C 菌”其实不是一种菌，而是一个商业名称。按照厂家的介绍，就是乳酸菌和维生素 C 等其他东西的混合物。初看起来，这个东西跟“益生菌”的理论符合，还加上维生素 C 等“营养物质”，实在有点诱人。

如果我们拨开试图牵着我们鼻子的广告，来进行一下思考，会发现这个东东还是颇有一些疑问：正如前面说了益生菌的作用需要“足够数量”“保持活性”，细菌的存活是需要适宜条件的，这样的活性菌饮料配方是不是它们的“温馨小屋”？其中的活细菌到底有多少？对于消费者来说，麻烦的事情在于：现在对于益生菌产品还没有质量标准和法定检测，厂家的宣称只能依靠它们的信誉来保证。法律规范和权威监测，在这里都还是真空地带。

补充益生菌的思路是直接吃进活的细菌，类似于空投一些“好细菌”充实革命力量。此外，人们还想到通过提供好细菌喜欢的食物来扶持它们，从而压制坏细菌。能够实现这样功能的食品成分就被叫做“prebiotic”，一般翻译成“益生元”。（关于益生元更详细的介绍，可以参见本书《“益生元”是什么元》）

广告中所说的“黄金双歧因子”其实不是细菌，而是益生元。“双歧因子”是指能够帮助双歧杆菌生长，而对其他坏细菌没有帮助的食物成分，“黄金”二字只是推销噱头。如果你要卖的话，也可以把它叫作“白金双歧因子”“钻石双歧因子”之类更酷的名字。把益生元和益生菌混在一起的东西，叫作“synbiotics”，通常翻译成“合生元”。按照厂家介绍，“黄金双歧因子”是一种低聚果糖（FOS）。的确有许多研究显示，它满足“益生元”的要求。一般来说，需要每天吃好几克 FOS 才能显示出益生元效果。也有一些人对 FOS 不耐受，吃进一克就能导致肠胃不适。至于这些饮料中的 FOS 有多少，就只能依靠厂家的信誉了。

商品化的 FOS 通常有两种来源。一种是通过降解菊糖得到，菊糖是一种果糖的高聚物，用酶或者酸把它切成小段就得到了 FOS。另一种方式是蔗糖在一种特定的酶作用下发生“异构”，也可以得到 FOS。其实 FOS 存在于许多水果蔬菜中，比如香蕉、洋葱、大蒜、小麦、西红柿等，也都是不错的来源。

不管是“饭后一瓶酸奶有助消化”，还是“×× 活性乳酸菌，饭后来一瓶”，都不算是谣言。从科学概念上说，还算是“很有可能的”。虽然在科学证据上，益生菌和益生元的保健作用还没有形成明确的“定论”，但是这些东西也没有显示出有害。如果喜欢它的风味，喝一喝也无不可。至于它们是否有传说的“保健功能”，消费者需要注意：科学概念上的可行，跟商品广告中的宣称是两回事；益生菌、益生元这一类的产品，质量标准和法定检测都还处于真空地带；各路商家尽可以把产品吹得天花乱坠，但与现实之间的距离，只能依靠你的信任去填补。

“生肉放两天”会“口味最好”吗

肉类的后熟会改善肉的风味口感，不过消费者不应该自己去尝试。买回家的肉，还是要尽快食用。

有媒体报道了家乐福员工更换生肉标签的新闻。家乐福在解释此行为时提到了如下说法：“在生肉等初级农产品上同时标注两个日期，一个是包装日期，另一个是最佳食用日期，如果生肉是 5 月 6 日进入门店并包装上柜销售的，产品上的包装日期就是 5 月 6 日，最佳食用日期就是往后顺延两天，消费者在 5 月 8 日 24 时之前食用是口味最佳也最安全的。”

这个说法实际上是家乐福对于其产品标签的说明，本身没有什么问题。许多非加工食品（比如生鲜农产品）或者冷冻食品，没有“保质期”的要求，而采用“最好在某日期之前食用”的说法，英文是“best before”或者“best by”。它的意思不是说过了那个日期就不能吃了，而一般是指某一方面不再是最好，生产者并不反对过期之后食用。与此相对应的，还有一个“used before”或者“used by”的日期。它的意义更偏重于：过了这个期限，出问题的可能性会大大增加了，生产者反对过期之后食用。此外，有些国家也把通常所说的“保质期”用“最好在……之前食用”的方式标注。

家乐福工作人员的答复中所说的“最佳食用日期”应该就是这个“best before”的日期。但是这个说法很容易让消费者误解为是一个特定日期——早了不好，晚了也不好。再加上“就是往后顺延两天”“口味最佳也是最安全”的说法，很容易给消费者造成这样一种错觉：这些肉放两天再食用，会使得风味达到最佳，也最安全。因此产生了这样的疑惑：生肉放两天，口味会更好、也会更安全吗？难道放一天或者更短的时间风味会不好，安全性也会低一些么？

从食品技术的角度说，刚刚屠宰的动物经过“后熟”处理，确实会更“好吃”一些。不过，这个过程跟家乐福工作人员说的“最佳食用日期就是往后顺延两天”完全是两码事。

动物在宰杀之前，体内的细胞在不停地进行新陈代谢。合成各种酶，分解一些组织；同时通过血液获得营养成分，合成新的物质。被宰杀之后，合成酶的活动继续进行，而酶分解相应组织的活动还继续进行。但是，因为没有了营养供给，就不能合成新的组织了。

这种继续进行的“分解”，对于肉的“质量”主要产生三方面的影响：

其一，肌肉中有一些胶原蛋白和弹性蛋白，互相连接，把肌肉细胞网罗在一起。生长时间越长的动物，这些“强韧”的蛋白越多，连接越紧密，肉也就“越老”。在肉的后熟过程中，这些蛋白会慢慢被降解，从而使得肉变“嫩”。

其二，有一些酶会把一些蛋白质分解成单个的氨基酸或者几个氨基酸组成的多肽。某些氨基酸会产生肉的“香味”。

其三，后熟过程中，一些脂肪会发生氧化。一般来说，脂肪氧化是食品中应该避免的事情。不过，肉的后熟过程中产生的氧化产物，会带来跟“鲜肉”不一样的风味。而这种风味，可能是会被许多人喜欢的。

但是，肉在放置过程中，细菌很容易生长。放置的时间越长，这种风险越大。而且，细菌生长又可能会产生异味，使得风味变差。所以，肉的后熟处理，其实是在“好吃”和“安全”之间寻找平衡。

肉的“后熟”处理是肉制品行业的一个重要领域，有大量研究探讨各种“后熟”条件与放置时间的作用。从工艺角度说，有“湿法后熟”和“干法后熟”两种方式。

干法后熟是指在屠宰之后，迅速把大块的肉降到冷藏温度，挂起来放置一段时间。这个时间可能长达一周甚至半个月。最后，表面的肉已经变干而难以食用，只能取内部的部分。经过这样处理的肉会很嫩，风味独特，高档的牛排就需要这样的牛肉。显而易见，这是一个很昂贵的过程：首先进行后熟的空间要极为干净；其次表面变干的那部分肉将会被丢弃；低温保存本身也需要运行成本。

湿法后熟是把肉密封起来（通常是真空密封）放置。因为水不能蒸发，所以不会导致干法后熟那样的损失，而且更容易使肉变“嫩”。它的成本也要低很多，尤其是在目前“屠宰——分销”体系中更为方便。不过，它的不足在于：由于水含量高，细菌更容易生长；而后熟之后的风味也不如干法后熟的突出。

不管哪种方式，温度和时间都是最重要的因素。温度低，后熟速度慢；温度高，细菌容易生长。而温度低，虽然细菌生长慢，但是需要的时间长，也为细菌的生长提供了时间。总而言之，温度与时间不可兼得，需要在其中寻找平衡。“口味最佳也是最安全”也不可能实现，多放一点时间可能“口味更佳”，但是“安全性下降”。所以，“最佳食用日期”也是风味和安全妥协的结果。

后熟对于“肉质”的改善是确实存在的。不过，对于消费者来说，最好还是不要去自己尝试“后熟”处理。不难看出，不管是干法后熟还是湿法后熟，都很容易导致细菌的生长。在缺乏良好工业控制的条件下，自己进行后熟处理很可能把肉变成了“细菌培养基”。那实在是相当危险的事情。

此外，后熟处理也只是影响肉的风味口感的因素之一。其他因素，比如动物的品种、喂养方式、宰杀年龄，对肉质有着同样重要的影响。而烹饪技术，对于最后吃到嘴里的肉，或许更为关键。

总之，从家乐福的申明到“生肉放两天口味最好”，是语言的误读。“最佳食用日期”指的是“最好在那之前食用”的日期，而不是“在那天食用最佳”。肉类的后熟会改善肉的风味口感，不过消费者不应该自己去尝试。买回家的肉，还是要尽快食用。

21

有营养的食品添加剂

欧洲有做梨子酱的传统。但是去皮捣碎的梨很快就会变成褐色，不仅难看，味道也会受到影响。有经验的主妇会在其中加入一些柠檬汁，梨子酱就能保持“新鲜”的颜色。

不仅是梨，苹果、香蕉、土豆等去皮之后，都会很快变色。现在人们知道，水果蔬菜中都含有多少不等的多酚化合物。去皮之后，这些多酚化合物就暴露在了空气中。它们很容易被氧化，生成一类叫作“醌”的化合物。而这种化合物很容易互相连接，成为“褐色素”，从而使这些食物变色。此外，许多多酚化合物被认为“营养价值高”，变成褐色素其价值也就失去了。

而柠檬汁中含有大量的“抗坏血酸”。它可以把“醌”还原为初始的多酚状态。也可以直接被氧化，从而消耗掉多酚周围的氧气，以此来保护多酚免受氧气的攻击。这样，抗坏血酸牺牲了自我，让脆弱的多酚保持本色。而像柑橘、柠檬这样的水果，本身就含有大量的抗坏血酸，也就不会变色了。

这里的柠檬汁，起到的就是食品添加剂中“抗氧化”的作用。在食品工业中，用柠檬汁效率不高，又很麻烦。知道了它的作用机理，人们当然就可以直接添加抗坏血酸了。在超市销售的果汁和蔬菜汁中，很多就添加了抗坏血酸来保持外观和风味。

它的作用不仅于此。在熟肉制品中经常会加入亚硝酸盐。亚硝酸盐有两种作用：一是与肌红蛋白反应，使之呈现诱人的红色；二是抑制细菌生长，实现防腐功能。抗坏血酸的加入，可以促进前一个反应的进行，从而加快“发色”的进行。许多人认为亚硝酸盐是一种“致癌物”。其实，它本身并不致癌，而是它与肉中的氨基酸反应，生成的亚硝胺才是一种致癌物。如果肉中同时加入了抗坏血酸，它就会抑制这一转化过程的发生，从而降低亚硝酸盐“可能”的致癌风险。在不需要亚硝酸盐的肉类食品中，有时也会加入抗坏血酸。因为肉中总是会有脂肪，在保存中也会被氧化。油脂氧化会释放出许多挥发性的小分子，产生不好的味道，最突出的就是通常所说的“哈喇味”。如果加入了抗坏血酸，它也是抢先消耗周围的氧气，从而保护油脂不被氧化，有助于保持肉味的“新鲜”。

在面食加工中，有一类食品添加剂叫作“面粉改良剂”。它们的作用是让面团更加筋道。面团的筋道取决于面粉中的谷胶蛋白互相连接。谷胶蛋白中有许多“巯基”——就是带着一个氢原子的硫原子。在揉面的过程中，两个巯基碰上了，各自的那个氢原子可能逃走，剩下的两个硫原子就会互相连接起来，形成所谓的“二硫键”。当大量的二硫键形成，面团中的谷胶蛋白就形成了一个巨大的网络，把水和淀粉网在其中。在加热的时候，面团中会产生许多气泡，也被这些网络笼络住不让逃跑。这样，就形成了蓬松的馒头或者面包。

抗坏血酸本身很容易被空气氧化，生成的产物叫作“脱氢抗坏血酸”。这些脱氢抗坏血酸并不甘于“败家”，会去夺取别人的氢原子来重建家园。谷胶蛋白上那些巯基的氢原子，以及本来保护巯基的另一种叫作谷胱甘肽中的氢原子，都是它们掠夺的目标。前面说，揉面的过程中巯基上的氢原子会跑掉，从而形成二硫键。而脱氢抗坏血酸的出现，则是赤裸裸的抢劫。当氢原子被抢走，巯基们也就只好互相结盟形成二硫键了。所以，在面团中加入抗坏血酸，也能够改善面团的性能，蒸出更好的馒头。

大多数情况下，食品添加剂都是像前面所说的这样，改善风味、口感，增加食品稳定性等等，本身并不具有营养意义。但是抗坏血酸并不属于这个“大多数”。在作为食品添加剂的时候，它通常被叫作“抗坏血酸”。而它本身也是人体需要的营养成分。在谈论其营养价值的时候，通常就用大家熟悉的名字——维生素 C。

我们知道维生素 C 不稳定，空气、光照、加热、与金属容器接触，都会使它失去活性或者分解。但是，正是它的这种不稳定，使它具有了良好的“抗氧化性”。在体内，它保护细胞免受氧化损伤。加到食品中，它舍己为它先被氧化，从而保护食物中的其他成分。在许多不得不进行加热、压榨从而导致维生素 C 损失的食物中，通过添加的方式来弥补损失，也就比“无添加剂”的相应食品有更好的营养价值。

哪种奶“最好”

商家炒作某种奶“更有营养”，甚至某种奶“最好”，跟炒作“高端牛奶”一样，仅仅是断章取义的忽悠而已。

牛奶实在是让国人爱恨交加。一方面，人们希望通过喝奶来补充营养。尤其是孩子，父母们总是希望给他们“最好的奶”，以至于各种通过炒作名词来进行忽悠的“高端牛奶”能大行其道。另一方面，层出不穷的牛奶事件以及“牛奶有害说”又让人们忧心忡忡：牛奶，到底喝还是不喝？

于是，各种其他动物的奶——比如羊奶、水牛奶甚至骆驼奶，出现在人们面前的时候，往往会伴以“比牛奶更有营养”“最好的奶”“奶中之王”等等鼓动。不管是差钱还是不差钱的人们，这都是巨大的诱惑。

也就经常有人问：哪种奶“最好”？

要评价奶的“好坏”，首先得有一个标准。这个标准可以是“更接近人奶”，也可以是“含有更多营养物质”。

各种动物的奶都是那种动物的幼崽最适合的食物。但是最适合那种动物的，并不意味着适合人类。从这个意义上来说，“最好的奶”，应该是最接近母乳的奶。按照这个标准，没有一种动物的奶是合格的。与牛奶、羊奶、水牛奶或者骆驼奶相比，人奶的蛋白质含量低，只有牛奶的三分之一、水牛奶的四分之一左右，而乳糖含量却要高得多，此外多种矿物质的含量也相差较大。所以，对于以奶为主要营养来源的婴儿，不管哪种动物的奶都“很差”。以模仿母乳为目标，“人工调配”出来的婴儿配方奶才能够“接近母乳”。

不过动物的奶往往是给大人或者大一些的孩子喝的，也就用不着考虑“接近人奶”的标准。“营养价值是牛奶的几倍”也就成了最常用的广告词。

这种说法本身也还是忽悠。“营养价值”“营养成分”都是很空泛的词。如果把奶中的固体物质都当做“营养成分”，那么牛奶和羊奶差不多（羊奶通常指山羊奶，绵羊也产奶，成分跟山羊奶相差还较大，但是不常见），稍微高于 10%，骆驼奶最高可接近 15%。水牛奶则更高，不过一般也不超过 20%。如果以此为指标，那么牛奶和羊奶接近，水牛奶可以达到牛奶的 1.5 倍，骆驼奶介于它们之间。

以固体含量为指标也并不合理。营养成分是人体需要的食物成分。当人体缺乏某种成分，那种成分就“有营养”；如果一个人的总体食物中那种成分过多，它就成了负担。比如说脂肪，奶中主要是饱和脂肪。按照科学界的主流看法，饱和脂肪会升高血脂以及胆固醇含量，不利于心血管健康。此外，脂肪的高热量也不利于控制体重。在这个意义上，脂肪含量越低的奶“越好”，这也是现在营养学推荐喝脱脂牛奶的原因。未经脱脂的奶中，水牛奶的脂肪含量能够达到 8%，而牛奶中一般不超过 4%。在相同的固体基准上相比，水牛奶的脂肪也还是要多于牛奶。按照这个标准，牛奶羊奶又会优于水牛奶。

对心血管健康来说，胆固醇含量是一个更引人关注的指标。每一百克牛奶中含有 14—17 毫克，100 克牛奶在 11—25 毫克之间，而 100 克水牛奶中在 10 毫克以下。如果只考虑这个指标，则水牛奶又会胜出。

对于很多人来说，喝奶是获得蛋白质和钙方便实惠的途径。原奶中的含量跟饲养条件紧密相关。商业化的牛奶，蛋白质含量有比较恒定的控制标准，一般在 3% 左右。骆驼奶和水牛奶商业化程度不是那么高，比如骆驼奶，可以低到 2.5%，也可以高到 4.5%。而水牛奶的蛋白含量，典型值是 4.5%。至于钙，牛奶羊奶中的差别不大，骆驼奶和水牛奶中的含量要高一些，大致跟它们的蛋白质含量成比例。也就是说，如果从蛋白质和钙的角度来考虑，100 毫升的水牛奶大致相当于 150 毫升的牛奶。

奶中含有一些矿物质和维生素。不同动物的奶，甚至相同动物但是不同养殖条件所生产的奶，其中的含量可能有相差很大。这种奶含这种成分多，那种奶含那种成分多。不同的人所稀缺的种类不同，也就更难来比较哪种奶“更好”了。

不管是牛奶、羊奶，还是骆驼奶、水牛奶，都是不错的食物，都能为人体提供优质的蛋白质，都是很经济方便的摄取钙的途径。它们的成分不尽相同，但是奶毕竟只是食谱的一部分，对人体健康真正起作用的，是人们的总体食谱。所以，这些奶之间的不同对人体健康有什么样的影响，很难进行简单的比较。商家炒作某种奶“更有营养”，甚至某种奶“最好”，跟炒作“高端牛奶”一样，仅仅是断章取义的忽悠而已。

作为消费者，除了需要关注食物中营养成分的浓度，更需要关注它们与价格的比值。人体需要的不是“浓度”，而是“总量”。比如说蛋白质，如果花同样的钱买到的牛奶和水牛奶一样多，那么水牛奶“更好”；如果买到的牛奶是水牛奶的 2 倍，那么牛奶就“更好”。

豆浆不能与什么一起吃?

豆浆和鸡蛋，都是需要充分加热做熟的食物。加热的过程除了通常的杀死致病细菌，还担负着破坏一些“害群之马”的任务。

只要有人提出“什么与什么不能同吃”，总是能在短时间内广泛传播。如果不能同吃的说法里再有一些科学名词，就更让人深信不疑。关于豆浆的“搭配禁忌”就是如此，下面来分析最常见的几个说法。

“豆浆不能与鸡蛋同吃”是关于豆浆的禁忌中流传最广的。这个说法的理由有两种：一是“豆浆中有胰蛋白酶抑制物，能够抑制蛋白质的消化，降低营养价值”；二是“鸡蛋中的粘性蛋白与豆浆中的胰蛋白酶结合，形成不被消化的物质，大大降低营养价值”。

第一条还算有点谱，大豆中的确含有一些胰蛋白酶抑制物，其活性就是抑制胰蛋白酶的消化作用，从而降低对蛋白质的吸收。我们说豆浆一定要煮熟了喝，煮熟的作用之一就是破坏蛋白酶抑制物的活性。不过，这跟鸡蛋一点关系都没有。如果它的活性被破坏了，那么就不会影响对任何蛋白质的消化；如果没有被破坏，那么不仅是鸡蛋，大豆蛋白自身的消化吸收也会受到影响。

第二条纯属以讹传讹。胰蛋白酶是人体或者动物的胰腺分泌的酶，作用是分解蛋白质。如果大豆中存在这样的酶，纯属是大豆跟自己过不去，在进化过程中早就被淘汰了。大概是第一个提出这种说法的“专家”没有看见“胰蛋白酶”后面还有“抑制物”这个词，想当然地进行了一番“推理”，于是就流传开来。鸡蛋中的“粘性蛋白”是一种结合了糖的蛋白质，它本身也是一种蛋白酶抑制物，可以结合胰蛋白酶使之失去活性。既然大豆蛋白中没有胰蛋白酶，鸡蛋的粘性蛋白跟豆浆也就不会有矛盾。它本身还是一种过敏原，有的人对鸡蛋过敏，它是可能的罪魁祸首之一。如果豆浆中真有某种成分与它结合从而使之失去活性，倒是一件好事。

所以，豆浆和鸡蛋，都是需要充分加热做熟的食物。加热的过程除了通常的杀死致病细菌，还担负着破坏这些“害群之马”的任务。

另一条禁忌是不能用豆浆来冲鸡蛋，理由跟上面相同。不过这个结论歪打正着是正确的，原因在于热豆浆的温度不足以对鸡蛋充分加热。鸡蛋中很容易含有一些致病细菌，还有一些过敏原。这些成分没有被充分加热而失去活性的话，可能产生一些不良后果。尤其是那种“走地鸡”，下蛋的环境实在不敢恭维，通常卫生条件难以保障，含有致病细菌的可能性就更高。

许多人喝豆浆喜欢加糖。而有一条“禁忌”是“不能加红糖”，原因是“红糖中含有一些有机酸，会与豆浆中的钙或者蛋白质生成沉淀，从而降低营养价值”。且不说红糖中含有多少有机酸，豆浆中本来就没有什么钙，豆浆的价值跟钙也完全不搭边。既然本来就没有，当然也就无所谓“损失”。而有机酸与蛋白能否结合，结合之后是否不被消化，本身也是没谱的事情。即便是真的，红糖中的那点有机酸相对于豆浆中的蛋白也只是沧海一粟，完全可以忽略。

还有人说白糖也最好不加，因为“糖在体内转化成酸，会结合体内的钙或者蛋白质，影响钙和蛋白质的吸收”。这种说法更是离谱。糖转化成酸是在吸收之后，早就跟消化道内的钙和蛋白质没有碰面的机会了。而且，人体都会摄入碳水化合物，最后在体内会分解成糖。如果糖转化而来的有机酸能有如此破话性的话，那么吃的米饭、馒头、面包乃至蔬菜最终都会有同样的作用。

当然，对于多数人来说，食谱中的碳水化合物都比较多。为了控制血糖浓度，减少热量摄入，不在豆浆中加糖是有利健康的。但这是因为减少整个食谱中总的糖摄入量，而不是说糖跟豆浆一起吃就有什么危害。

牛奶 PK 豆浆

牛奶的长处在于补钙，短处是不利于心血管不利于减肥；而豆浆则正好相反，长处是有利心血管有利减肥，短处就是天然没有钙。

每当我们的球队踢不过外国，就会有人说“没办法，人家是喝牛奶长大的”，于是“喝奶”和“强壮”就被紧紧地联系在了一起。在英语里，milk 并不专指牛奶，“dairy milk”或者“cow milk”才是牛奶。而另一种奶，soy milk，并不是中文里的“豆奶”（豆浆和牛奶的混合物），而是现代化生产的“豆浆”。很多初到美国的人会很惊奇：美国的豆浆，原来比牛奶要贵多了！那么，牛奶和豆浆，有什么相同和不同呢？

牛奶是很好的食物。它的氨基酸组成和人体需求很接近，消化吸收效率很高；还含有比较多的钙，一杯牛奶就能提供人体钙需求量的四分之一。除此以外，它还含有比较多的维生素 D、维生素 B_{12} 等等。至于其他的成分，人们很容易从其他食物中获得，也就不是那么关键。因为喝牛奶很方便，所以西方人把牛奶当做所有人的日常饮食，而不是像我们在过去把它当做“营养品”，通常给老人、孩子或者病人喝。

不过牛奶也并非某些商家宣传的那样是“完美食品”。全脂牛奶含有大量的饱和脂肪酸和胆固醇，这对于心血管健康比较不利。避免饱和脂肪酸和胆固醇，是“健康食品”的关键之一。脱脂牛奶能够解决脂肪的问题，但是脱脂同时也会去除脂溶性的维生素，比如维生素D。脱脂也有利于降低胆固醇含量，不过脱脂奶中的胆固醇依然还是不低。

对于多数人来说，每天喝一两杯牛奶，是一种很好的饮食习惯。不过对于那些高血脂、高胆固醇的人，喝牛奶不仅不利健康，反而是雪上加霜。牛奶本身也是一种过敏原，有的人喝了就会腹胀、腹泻、腹痛，还有皮肤瘙痒、呕吐等症状。牛奶中还含有大量乳糖，许多人，尤其是亚洲人，体内缺乏乳糖酶，无法分解这些乳糖，被称为“乳糖不耐受”。乳糖不耐受的人，喝牛奶也会导致腹胀、腹泻、腹痛等症状。

豆浆是来自于大豆的产品，它也含有丰富的蛋白质。大豆蛋白是植物蛋白中唯一一个氨基酸组成接近人体需求的。换句话说，在满足人体蛋白质需求上，豆浆基本上跟牛奶一样高效。另一方面，豆浆中的脂肪主要是不饱和脂肪酸，不含有胆固醇，这对于心血管健康很有利。豆浆中还含有一些纤维，也是现代人的食谱中缺乏的。跟牛奶一样，豆浆中也含有许多矿物质和维生素，不过种类不尽相同。

豆浆中还有一些通常所说的“生物活性成分”，比如卵磷脂和异黄酮。科学家们进行了许多研究来检测这些成分对于人体健康的影响。不过，迄今为止还没有形成一致的意见。异黄酮作为一种植物雌激素，有一些研究表明它能减轻女性更年期症状，甚至减轻某些癌症的发生风险，另一些研究认为它不具有这样的功能，还有研究甚至显示它对健康有不利影响。美国心脏协会的总结意见是没有传说中的“保健功能”。而卵磷脂，主要是用作乳化剂，一些零星的“降低胆固醇”的作用也没有得到广泛认可。

不过，不管这些“活性成分”的功能（有益的或者有害的）存不存在，在豆浆等豆制品中的作用都很微弱。对于人们来说，“无害”比“有益”更为重要。在这个前提下，豆浆的“优质蛋白”和“降低胆固醇”的作用使得它成为了优质食品。在美国，学术界、工业界、主管部门和多数消费者，倾向于认为用豆浆代替牛奶是一种更健康的选择。不过，绝大多数西方人很不喜欢豆味，尤其是豆制品在保存中有一些成分容易被氧化而产生很糟糕的味道。所以美国的豆浆有一步去除或者掩盖豆味的操作，而中国人都不喜欢，觉得“一点豆浆味也没有”。对奶味的偏好和豆味的排斥，是豆浆在西方不够受欢迎的原因。近年来，随着对健康的关注和豆浆加工技术的改进，豆浆在美国的市场也越来越大。另外，豆浆在保存过程中比牛奶容易发生聚集下沉，这也给豆浆成为牛奶那样的方便食品带来了难度。保存难度高，加上市场需求量不是那么大，导致了美国豆浆的价格大大高于牛奶。

对中国人来说，豆味和保存的问题都不存在。中国人中喜欢豆味的可能比喜欢奶味的还多一些。人们愿意在家里自己打豆浆，或者在早点摊上买，都是新鲜的，不需要保存。

相比于牛奶，豆浆最大的劣势是含钙量低。用石膏点的豆腐脑对此有一定的改善，商业化的豆浆则是直接往里补充钙。另外豆制品也是一种过敏原，会导致一部分人过敏。

总的来说，牛奶和豆浆都是很好的食品，在补充蛋白质上同样高效。牛奶的长处在于补钙，短处是不利于心血管不利于减肥；而豆浆则正好相反，长处是有利心血管有利减肥，短处就是天然没有钙。

方便面该含多少蛋白质

方便面除了油炸干燥的那种类型含有很多油之外，其营养成分与传统的面条并没有本质差异。

主管部门说，我们要保证食品的营养，所以要规定方便面里的蛋白质含量；生产厂家说，我们的“高端”方便面用的是低蛋白的面粉，蛋白质含量的规定阻碍了“高端”产品的发展；消费者说，方便面里的蛋白质含量比牛奶还高？黑心厂家会不会往里加三聚氰胺？那么，方便面里到底应该含有多少蛋白质呢？

不管是牛肉面、鲜虾面还是排骨面、鸡汤面，方便面里的蛋白质主要还是来源于面粉。虽然面粉都来自于小麦，但是不同的加工工艺获得的面粉其蛋白质含量有一定差异。全粉（或叫“头粉”）是所有能够从小麦中取出的面粉，蛋白含量在13%—15%左右。从其中分离出来的高档面粉“粉心粉”，蛋白含量大概11%—13%，而剩下的“清粉”则可能高到17%。根据蛋白质含量的不同，面粉通常被分为“高筋”“中筋”和“低筋”，其中高筋面粉的蛋白质含量可达14%，而用来烤蛋糕的低筋面粉可能只有8%。

面粉中的蛋白质主要是通常说的“面筋蛋白”。它的氨基酸组成跟人体需求相差很大。比如说，人体需要的赖氨酸，它含得很少；而它富含的那些，人体却又要不了那么多。在食品科学上，人们用一个“蛋白质消化校正计分”来表示一种蛋白质满足人体需求的效率。鸡蛋蛋白、牛奶蛋白、纯化的大豆蛋白最好，得分为1，而面筋蛋白只有0.25。也就是说，如果只吃一种蛋白质的话，为了满足人体的氨基酸需求所需要的面筋蛋白将会是上述几种“优质蛋白”的4倍。另一方面，面筋蛋白是一种过敏原，大约有1%的人对它过敏，所以有一些食品甚至以“不含面筋蛋白”为卖点。面筋蛋白因此被当做“劣质蛋白”，在配方食品中几乎不被当做蛋白质的来源。

面筋蛋白在食品中的作用主要是功能性的而不是营养性的。不含面筋蛋白的面粉主要就是淀粉，无法产生“韧性”——也就是我们通常所说的“筋道”。蛋糕远不如面包“筋道”，就是因为蛋糕粉中的面筋蛋白远远低于面包粉。

方便面除了油炸干燥的那种类型含有很多油之外，其营养成分与传统的面条并没有本质差异。传统面条可以用各种面粉来做，方便面也可以。一方面，这些不同的面粉中的蛋白含量可能不同；另一方面，面粉之外的成分（主要是油）含量也不同，这样成品方便面的蛋白含量就有了比较大的差异。既然面粉的蛋白含量并不是衡量面粉品质的标准（“粉心粉”是最好最贵的面粉，其蛋白含量甚至要低一些），方便面的成本也就跟蛋白含量基本上没有什么关系。对于厂家所宣称的“高端”方便面，如果为了加工性能或者口感色泽的考虑加入淀粉的话，蛋白含量下降了，成本却要增加。

无论是方便面、馒头、面包，还是传统的面条、烧饼，其中的蛋白质都不是人体蛋白质的主要来源。它们主要都只是提供碳水化合物。无论规定其中的蛋白质含量是多少都没有太大的意义——如果长期单一地依靠这些食物，即使是高筋面粉，也同样造成蛋白质不足的“营养不良”；如果考虑食谱的全面均衡，不含蛋白质的淀粉同样能作出足够的贡献。

热议中的方便面国家标准中要求蛋白含量不低于8%。应该说这个含量并不难实现。有的消费者担心这个含量差不多是牛奶中蛋白含量的三倍，会不会导致黑心厂家加入三聚氰胺之类的东西来牟利。这个疑虑基本上没有必要。牛奶中的固体含量只有百分之十几，其他的都是水。三聚氰胺加到牛奶里，可以把不要钱的水变成牛奶的价格。而方便面中，面粉是最便宜的原料，甚至价格便宜的面粉中蛋白含量还要高一些。所以，一般的方便面中加入三聚氰胺无助于厂家“牟利”。如果那些所谓的“高端”方便面加入了淀粉而导致蛋白质含量下降，又非要显示“高”蛋白质含量的话，倒是有理论上的可能。不过，既然是“高端”产品，自然也就是高价。通过合理配方，比如加入外来蛋白质；或者改进工艺，比如减少油的吸收吸附，也并不难满足“国家标准”的要求。

基于面食中蛋白质的营养价值和含量，强制性地规定蛋白质含量并没有太大的必要，反倒容易误导消费者以为方便面“富含”蛋白质。不如强制性要求标明蛋白质、油、碳水化合物以及盐等主要添加剂的含量，而不是简单地给一个“合格”还是“不合格”的标签。就促进行业健康发展而言，保证产品的内容与厂家的宣称相一致，是更难、但是更有意义的事情。

26

赶时髦的大豆蛋白

大豆蛋白的确是一种很好的食品，但是它不能提供保健功能，也并不比喝豆浆、吃豆腐有更多好处。

流行病学的调查发现，中国、日本等亚洲国家的心血管疾病发生率比欧美要低。与欧美人相比，中日等国食用豆制品的比例比较高。于是有人说，豆制品的大量食用有助于降低心血管疾病的发生几率。这个推论虽然让我们很高兴，但是显然站不住脚，因为中日等国和欧美人民在人种基因以及生活方式的很多方面都有差异，完全无法确定是哪种差异的功劳。比如说，汉语日语都是方块字，欧美使用拼音文字，按照上述的推论方式我们也可以得出使用方块字能降低心血管疾病的结论——显然这个结论很荒谬。所以，这个推论只能作为一个“假设”而不能成为“结论”。

验证或者推翻这样的一个假设，当然只能通过科学的研究手段来进行。最初的研究是针对动物的，科学家们用大豆蛋白和动物蛋白（比如牛奶中的酪蛋白，猪肉牛肉中的蛋白等等）分别喂养动物，发现动物蛋白喂养的那一组产生了高胆固醇症状，而大豆蛋白喂的那组则没有。高胆固醇和心血管疾病密切相关，这些动物实验的结果支持了上面的假设。

遗憾的是，当科学家们把同样的实验在健康人身上进行的时候，胆固醇的降低并不明显。20 世纪 70 年代末 80 年代初，有科学家对高胆固醇的病人进行试验，几乎用大豆蛋白取代了食物中的所有动物蛋白，结果发现病人血液中的低密度脂蛋白胆固醇的浓度下降了 20%—30%。同时，他们还发现，纯度低的蛋白粉比纯度高的蛋白粉更加有效。这一结果产生了一个新的问题：是不是产生作用的并非蛋白质本身，而是伴随的其他成分？这一疑问引发了对大豆中其他成分的研究（参见《异黄酮的是是非非》）。对于人们来说，其中的哪个成分起作用并不重要，重要的是豆制品对于降低胆固醇是否有效。

关于大豆蛋白对于降低胆固醇的作用，有许多研究机构发表了各自的结果。这些实验观察到的胆固醇变化都是在几个百分点的范围之内。统计分析表明，有的实验中指标变化在误差范围之内，有的则具有统计学上的显著性差异（意思是指标的变化是由大豆蛋白产生的）。可喜的是，有显著性差异的那些实验，结果都是胆固醇下降。1995 年发表的一份综述总结了 29 项类似的研究，把所有的数据汇总在一起分析，发现对于高胆固醇的人，大豆蛋白能显著降低低密度脂蛋白胆固醇（可达 20%）；中度胆固醇的人，也有一些作用（降低 7% 左右）；而胆固醇本来就低的人，则没有什么作用。这一结论成了 FDA 在 1999 年批准大豆蛋白营养标识的基础，“每日使用 25 克大豆蛋白，并配以低胆固醇低饱和脂肪酸的食谱，可以降低心脏疾病发生的风险”。这是迄今为止食品监管机构对于大豆蛋白的保健作用唯一的认证。

2006 年，美国心脏联合会（American Heart Association, AHA）进一步审查了 22 项公开报道的研究，认为与其他动物蛋白相比，大豆蛋白只能降低 3% 左右的低密度脂蛋白胆固醇，所以他们认为 FDA 认证的上述作用非常微弱。不过，这份报告也指出：由于豆制品中含有大量的不饱和脂肪酸、纤维、维生素、矿物质，以及只含有低浓度的饱和脂肪酸，豆制品对于心血管以及整体健康是有利的。

总的来说，科学家们对大豆蛋白（以及伴随的成分异黄酮）的保健功能进行了很多研究，除了上面提到的对于心脏病的一点好处之外，没有证实有其他市场宣传鼓吹的作用。至于有的宣传提到的改善睡眠、提高免疫力，甚至连正式的研究都没有见到。当然，不排除某些厂家在其中加入某些药物成分来获得某些功能，但那跟大豆蛋白已经没有关系了。

传统上，人们主要从大豆中获取豆油，去除了豆油的残渣则用来做动物饲料。现代工业对这些残渣进行深加工，而得到大豆蛋白产品。直接把残渣磨碎成为"大豆面粉（soy flour）"，大概含有 50% 的蛋白质，其他成分是碳水化合物；去除了部分碳水化合物（主要是糖类）的产品称为"浓缩大豆蛋白"，蛋白质含量在 65% 以上，其他成分主要是纤维；市场上的"大豆蛋白粉"蛋白质含量在 90% 以上，去除了脂肪和几乎所有的糖，大豆特有的豆味也基本去掉了。

大豆蛋白产业在近年来得到了很大的发展，世界销售量大约几十亿美元。大豆蛋白也是一种优质的蛋白，能够有效地满足人体对于蛋白质的需求。但是，它毕竟只是一种食品原料，不是神奇的保健品。世界上最大的几个大豆蛋白生产商，也没有一个把大豆蛋白当做保健品来开发销售。其主要用途，是作为原料开发配方食品和饮料。目前最大的市场就是加到饮料和肉中取代一部分动物蛋白，比如火腿肠、饮料、汉堡等等。这些产品的卖点，关键在于降低了成品的价格，另一方面才是对于健康的好处（诸如不含胆固醇、脂肪含量低、热量低之类）。

大豆蛋白粉的生产成本很低，比牛奶蛋白粉、鸡蛋蛋白粉要低得多。摄取同样蛋白质，即使与直接吃牛肉鸡肉相比，蛋白粉的价格也算不上贵。可以认为，大豆蛋白粉在国内的热销，主要是炒作忽悠的结果。由于劳动力的优势，国内生产的大豆蛋白粉成本应该更低。而所谓“进口优质蛋白粉”，可能在溶解性能等物理方面有一些优势，在功能上也不会有什么特别之处。

大豆蛋白的确是一种很好的食品，但是它不能提供保健功能，也并不比喝豆浆、吃豆腐有更多好处。其他的蛋白粉，比如乳清蛋白粉、酪蛋白粉、鸡蛋蛋白粉，也仅仅是好的食品而不会具有保健功能，与牛奶鸡蛋相比有什么神奇之处。这些蛋白粉价格很高，包装精美，除了钱太多需要显示消费层次的人——就像追逐哈根达斯、星巴克一样——实在是没有必要去赶这个时髦。

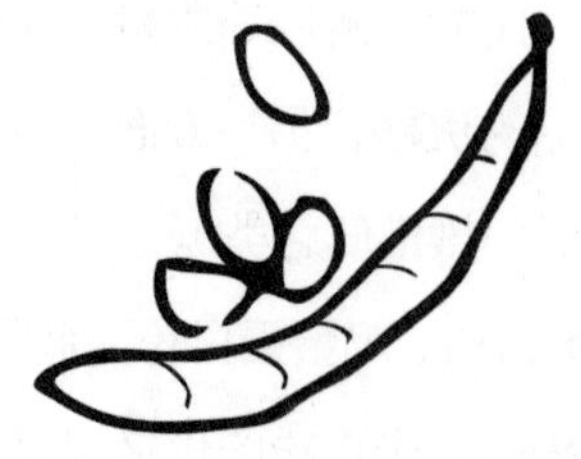

宝宝喝什么奶

无论婴儿配方奶做得有多好，卖得有多贵，宣传得有多邪乎，它最多也只是个“模仿秀冠军”，永远不可能超越它模仿的对象。

不知道什么时候起，许多人开始用婴儿配方奶给宝宝“补充营养”。面对奶粉公司铺天盖地的宣传，似乎不买配方奶就不是合格的父母，越贵的奶粉，就越有营养一样。

其实大多数的孩子根本用不着婴儿奶粉。婴儿奶粉，应该是没有母乳情况下的一种无奈选择。它的制造，是尽量去模仿母乳。利用现代分析技术，辨认出母乳中的各种成分，从含量很高的蛋白质、脂肪和碳水化合物，到极其微量的维生素、矿物质等等，然后以牛奶为基础，补充、增加或者减少各种成分，使之接近母乳。对母乳和牛奶的认识越深入，模仿得就越像。目前，已经明确的成分有三十来种，这也就成了婴儿配方奶的生产指标。

大多数的婴儿配方奶是以牛奶为基础的，但是最后的成品跟牛奶差别已经非常大了。比如，牛奶中含有大量的蛋白质、钠盐、钾盐，远远超过婴儿所需的浓度，就要降低；而脂肪、碳水化合物，以及铁等微量元素则不够，就需要补充。所以，用“绿色”“天然”的牛奶喂养婴儿是不行的，其他动物的奶差得就更远了。像小说中那样找头狼或者鹿啊老虎什么的来哺乳婴儿，不但不会养出一个强壮有力的天才，反而会造成营养不良。

尽管婴儿配方奶已经被改造得与牛奶相差很大了，毕竟是脱胎于牛奶，还是带着牛奶中导致过敏的成分。有的人天生对牛奶过敏，对基于牛奶的配方奶也无法消受。比较严重的还会导致呕吐拉稀。对于这样的孩子，只能选择基于大豆蛋白的配方奶。就为婴儿提供营养来说，这两种配方奶没有太大区别。相对而言，基于大豆的配方奶中的蛋白质和钙没有基于牛奶的配方奶中的容易消化吸收，所以，美国食品与药品管理局（FDA）推荐优先选择基于牛奶的配方奶，对于牛奶过敏的婴儿才选择基于大豆的配方奶。在美国市场上，前者的市场占有率是80%左右，而后者大概有20%的婴儿食用。

不难看出，无论婴儿配方奶做得有多好，卖得有多贵，宣传得有多邪乎，它最多也只是个“模仿秀冠军”，永远不可能超越它模仿的对象。FDA对配方奶的指导意见是“第二好但是已经足够（second best but good enough）”，就是说它不是最好的，只是也不错了。世界上最著名的婴儿配方奶公司，也没有谁敢去挑战这个说法，所以他们的官方宣传只是说“母乳是最好的，如果你无法喂母乳，那么我们的产品最好”。

第二好的是配方奶，最好的当然就是母乳了。母乳中含有婴儿所需的所有营养，而且没有过敏不耐受的问题。目前主流的观点是，母乳喂养最好到周岁，有的甚至提倡更长的时间。对于婴儿食品来说，母乳才是王道。婴儿配方奶与母乳的PK，母乳永远是胜利者。

许多人热衷于拿婴儿奶粉喂宝宝，除了迷信高级的婴儿奶粉中含有“超级营养”之外，也有很多上班族觉得不方便。毕竟，大家既不能带着孩子去上班，也不能在上班中间跑回家喂奶。

其实母乳喂养并不见得一定要抱着孩子让他（她）自己吸，把奶泵出来喂是完全可以的。一般认为，泵出来的奶如果装在无菌的储存袋里，在室温下可以保存几个小时。如果放在冰箱中保鲜（4℃），则可以放上几天。如果冷冻的话，放上几周甚至两三个月也行。如果不用一次性的无菌储存袋，那么注意奶瓶的清洁（每次用完洗干净晾干，隔几天就用开水煮 5 分钟），尽快冷藏尽快用掉，也能满足多数人的需要。据统计，多数人用合适的奶泵在熟练之后只需要 15 分钟就可以完成泵奶，而在一天的工作之中泵上一两次也就可以了。虽然这不如喂配方奶粉那样省事，但是考虑到母乳给孩子带来的好处，以及可以省下的钱，费点事还是值得的。

人们可能会被保存之后的母乳吓着：这玩意儿还能给孩子吃吗？确实，泵出来的母乳很快会分层，有时候颜色还会有轻微变化。这都是正常的。母乳中含有大量的脂肪，形成的颗粒比较大，因为比水轻，所以会很快浮到水面，只要摇匀就可以了。

婴儿辅食，并非为了营养

在一岁以前，基本上不加肉类、鸡蛋，而且也不能喂太多的辅食，要保证孩子喝足够的奶。

在中国传统里，有条件的人家是要从襁褓之中就要给孩子“进补”的。在今天，多数的父母还是会觉得“奶水就是水，没有营养”，所以尽量早地给孩子鸡蛋、鱼汤、鱼油、肝粉、蜂蜜等等“有营养”的东西。在国外的儿医看来，这是不可思议难以理解甚至非常危险的事情。婴儿的消化系统要在四到六个月的时候才能发育完善，免疫系统、肾脏的发育也比较脆弱，喂这些东西婴儿不但可能无法消化吸收，反而可能损伤幼嫩的身体机能。

按照国际学术界的主流观点，一岁以前的婴儿生长所需的营养成分应该主要来自于母乳或者配方奶。添加辅食并非为了“补充营养”，而是让婴儿逐渐适应固体食物。“我家孩子开始吃什么什么了”完全不是发育好坏的标志，也不值得炫耀。辅食的添加并非越早越好，美国的儿医认为可以开始喂辅食的标志是：1. 体重超过出生时的两倍并且大于 13

磅（1 磅是 454 克）；2. 每天吃奶量超过 32 盎司（1 盎司差不多是 30 毫升）；3. 脖子能够支持脑袋。有的孩子四个多月可以达到这样的状态，有的孩子则要六个月甚至七个月才能达到。开始添加辅食需要非常小心而且循序渐进，通常从婴儿米粉开始。米粉是碳水化合物，容易消化而且几乎没有已知的过敏原。婴儿米粉通常是加了铁等微量元素的，就更加合适。每天喂一点点，过上一周左右没有发现不良反应，才开始加下一种。最初添加的食品都是捣碎的蔬菜或者水果，这些东西过敏原少，容易消化。一般来说，添加一种，至少连续几天没有不良反应才加下一种。

在一岁以前，基本上不加肉类、鸡蛋，而且也不能喂太多的辅食，要保证孩子喝足够的奶。到了六七个月，开始给孩子一些小块的蔬菜水果，让他（她）自己抓起来吃，称为“finger food”。现在很多婴儿食品公司生产一些碳水化合物为主的“finger food”，正好适合婴儿的小手指，放到口里即使不会嚼也会自己溶化。能够用自己的手指把“finger food”放到嘴里，是婴儿发育中的重要里程碑。

到了八九个月之后，可以让婴儿跟大人一起在桌子上吃饭了。国外的儿医认为，让婴儿看着大人吃饭有助于他们模仿吃饭的动作。也可以给他们一些比较软的小块食物，让他们抓着吃。不是为了让他们吃饱，而是促进手、眼、口腔咀嚼和吞咽的发育。

到了一岁以后，孩子可以吃绝大多数大人吃的食物了，当然还是要坚持喝奶。传统的观念认为一岁到两岁的孩子应该喝全脂牛奶，不过最近 FDA 面对婴儿肥胖逐渐增多的现象，建议体重太大的孩子也可以喝含脂肪 2%的低脂牛奶。牛奶并不是什么神奇的食物，它只是在提供蛋白质和钙的方面很方便有效。至于其他的成分，并不比别的食物更有优势。所以，如果一个孩子对牛奶过敏，或者就是不喜欢喝牛奶，也不是什么大不了的事情。完全可以给他豆奶甚至鸡肉等蛋白质含量高的食物，同时注意多吃一些含钙多的食物，比如豆腐、菠菜、西兰花、桔子等等。现在商业化生产的豆奶一般都已经加了足够的钙，也是很好的牛奶替代品。

在“不让孩子输在起跑线上”的信念下，许多父母攀比着给宝宝“补充营养”。在商家和某些医生的推波助澜之下，各种婴儿保健品层出不穷。但是，良好的愿望未必带来期望的结果。想的是让孩子长得更好，结果却可能是增加了他（她）幼嫩身体的负担。

婴儿营养的核心是什么

婴儿的营养，不在于某种特定成分的多少，而在于营养成分的全面和均衡。

我们经常在谈论“营养”，每个人都想给孩子“最好的营养”。但是“营养”实在是一个很模糊的概念，基本上不能用“好”还是“不好”，或者“高”还是“低”这样简单的词来形容。人体需要的，食物能够提供，就是“有营养”；反之，人体不需要，不管什么样的“好东西”，都应该认为“营养不好”。比如对于成人来说，高脂肪低蛋白的食物被认为是“垃圾食品”，“营养不好”，但是婴儿却正需要这样的食物。牛奶中 3% 的蛋白 3.6% 的脂肪被成人认为“脂肪太多”，但是婴儿需要的却是蛋白质不到 1% 脂肪却多达 3%—5% 的奶。婴儿所需的热量，至少有一半需要来自于脂肪。所以，有的父母给婴儿鱼肉鸡肉等“高蛋白”食品，其实跟喂蛋白质不足的奶粉一样，都是不利于婴儿生长发育的。

婴儿的营养，不在于某种特定成分的多少，而在于营养成分的全面和均衡。人体是一个非常复杂的体系，尽管科学已经相当发达，对于婴儿的生长发育到底所需要的成分和数量认识依然有限。所有的科学推荐，都只是盲人摸到的大象的一部分。而有很多的所谓“婴儿保健品”，本身还缺乏足够的科学证据来支持对于婴儿的必要性和有效性，比如益生菌、钙制剂、鱼油等等。反倒是这些东西所带来的潜在的问题不容忽视。打个比方说，糖果纸里可能包着糖果，也有很大的可能包着黄连，而规定你只能闭着眼睛吃下去。为了吃到美味的糖果，或许有人愿意去冒吃到黄连的风险。但是，对于婴儿来说，冒险失败的后果可能太过严重，还是尽量避免的好。

一言以蔽之，孩子并不需要特别的营养。他们生长发育所需的所有营养成分，都可以从普通的食品中获得。那些“特别好”“非常有用”的“秘方”，可能会含有大量的某些有用成分。但是，有用的成分并非越多越好，而且在引入这些成分的同时很可能引入了不必要甚至有害的成分。任何不必要甚至有害的成分，对于宝宝的发育都可能是伤害。比如盐和糖的存在，就会增加肾脏的负担。再比如国内很流行用肝粉给婴儿补铁，也是一个非常糟糕的典型。肝粉中含有比较多的铁，婴儿也确实需要铁。但是肝是动物身上毒素沉积最多的部位，在喂肝粉补铁的时候，同时也就可能带入许多别的有毒成分。成人的肝脏有足够的能力清除这些毒素，但是婴儿的肝脏能否承受这样的负担？这就像含有三聚氰胺的奶制品成人吃了没事，婴儿吃了就“后果很严重”。

要鸡汤，还是要鸡肉

汤好喝并不意味着我们关心的蛋白质也进入了汤里。鸡肉中的蛋白质种类比较多，在炖的过程中只有一小部分会溶到汤里。

有网友说喝鸡汤更有营养，这大概是绝大多数同胞的看法。传统的养生之道里，喝汤应该是很重要的一个方面。这到底是以讹传讹还是有科学道理？我们需要分成两个问题来看：第一，我们要从鸡肉（鸡汤）中获取什么营养？第二，鸡肉炖汤的过程中发生了什么？

第一个问题，从现代科学的观点来看，鸡肉为我们提供的营养成分主要是蛋白质，其他的成分主要还有：脂肪（好像大家现在避之不及）、维生素、钙等矿物质。“鸡汤营养好”主要是一个传统养生的概念。当然，传统的养生之道认为鸡汤里有某些“培本固元”“增气生精”的神奇成分，现代科学看不见摸不着，用仪器检测不到，只是某个老祖宗说有所以就有了。所以我们需要先说明：这儿所说的营养，是指现代科学意义上的营养。

理清了上一个问题，下面就好办了。鸡肉中的脂肪并不多，我们也不想多吃；维生素和其他矿物质虽然有，但是鸡肉也不是它们的主要来源，所以我们也可以不去重点关注。人们从鸡肉中获取的主要营养成分，只是蛋白质。

在炖鸡肉的过程中，脂肪、维生素和骨头中的钙比较容易溶解到汤中。脂溶性的香味物质是溶解在脂肪里的，随着脂肪一并进入汤里。而水溶性的香味物质自然容易进入汤里。这是为什么汤好喝的原因。但是，汤好喝并不意味着我们关心的蛋白质也进入了汤里。鸡肉中的蛋白质种类比较多，在炖的过程中只有一小部分会溶到汤里。有多少蛋白质溶进汤里受盐浓度和煮汤时间影响很大，不过很难超过总数的 10%。也就是说，只喝汤不吃肉的话相当于扔掉了 90% 以上的蛋白质。

炖鸡汤的过程中什么时候加盐很重要。盐的加入一方面会促进蛋白质溶解，也就是说加了盐炖会增加汤中的蛋白质。也有人说加盐会导致肉中蛋白变性凝固，从而阻碍蛋白溶出。这种说法有点想当然。炖鸡过程中加不加盐蛋白质都变性了，在炖的过程中温度很高，蛋白质不会凝固。另一方面，盐的加入增加了汤的渗透，会导致鸡肉脱水。用通常的话说，鸡肉变得“干涩”，失去了“嫩滑”的口感。这也是炖完汤的鸡肉很难吃的原因。

流行全国的白斩鸡，要把鸡肉在不加盐的水里很快煮熟，实际上是尽可能避免蛋白质和其他成分进入汤里，从而保持鸡肉的鲜美。美国没有喝鸡汤的习惯，他们的鸡肉更是极力避免鸡肉中的成分损失，所以用烤、炸或者蒸这样的手段。

从物质守恒的角度来说，鸡肉中的营养成分是一定的。简单的加热不能生成新的营养成分，而长时间的加热倒有可能破坏某些营养成分。就最重要的成分蛋白质而言，很小一部分在汤里，很大一部分在肉上。

当然，对于很多人而言，吃的时候更多考虑的是美味而不是营养。而好的汤，确实比肉要好吃。如果用一句话来总结这个问题的话，就是：要美味，喝鸡汤；要营养，吃鸡肉。

益生菌如何益生

益生菌的概念是没有问题的。但是，目前的科学研究对于益生菌的认识也还有限，食品药品监管机构也没有可靠的依据来制定产品标准和规范。

对于许多人来说，听到“细菌”这个词首先想到的就是731部队的非人行为。在日常生活中，“细菌”带给人们的也是很不舒服的感觉，很多人甚至恨不得生活在无菌的世界里。不过，近年来兴起的“益生菌”却又让人们开始困惑：吃细菌，真可以益生吗?

地球上有几十亿人口，绝大多数人都是平平凡凡过着自己的生活。偶尔做点好事比如给老人让个座，或者干点坏事比如随地吐痰、过马路闯个红灯，也不会对地球产生什么影响。绝大多数细菌也是如此，利用一下人体获得生存的空间，获取一些生存所需的资源。人是地球的一部分，细菌是人体的一部分。细菌的活动也给它们生存的家园带来一些好处，比如分解一些人体不能消化的纤维，合成一些维生素，增强人体的免疫力，等等。

在人类社会中，只要有一小撮恐怖分子，就可以搅得鸡犬不宁，影响地球的健康。而致病细菌，就是细菌中的恐怖分子。只要它们进入人体，突破了人体的防御抵抗体系，人体这个细菌的家园就会生病，最坏的情况下甚至死亡。

益生菌大致可以看作细菌中的特种部队，干的是保护家园的工作。不过在细菌的世界里，这些特种部队的作战能力往往不够，通常只能完成一些维护治安的任务。它们的战斗能力，可能只相当于治安联防队，对付一些小打小闹小偷小摸还行，对于穷凶极恶的致病菌，基本上是有心无力。致病菌的降服，还是要靠人这个细菌家园的“佛祖”来处理。补充益生菌，相当于空投了一些能力只相当于治安联防队员的“特种部队”。

一百多年前，俄国免疫学家梅哥尼科夫（Metchnikoff）注意到保加利亚的农民比较健康长寿。他把原因归结于他们所食用的发酵牛奶中含有的活细菌，这就是益生菌概念的产生。随后的一百多年中，科学研究逐渐认可了这个概念，认为补充足够数量、适当种类的活细菌，有助于人类增强免疫力、抵抗细菌感染等等。对于益生菌的研究，也越来越受到关注。

据统计，在 1965 至 2008 年之间，人们至少进行了 3000 项关于益生菌的临床研究。在针对拉稀、免疫、过敏、癌症、女性健康方面，都有许多正性的实验结果发表。对于细菌种类、剂量、作用机理、安全性能方面，也进行了许多探索。

对于益生菌的研究，令人欣慰的是至今几乎没有副作用的报道；而遗憾的是，问题远比我们想象的要复杂。目前的研究取得了巨大的进展，但是距离真正可靠地造福人类，却还任重道远。

“益生菌”只是一个类似“好人”的概念，有无数的细菌可以称为“益生菌”，而每一种都不相同。益生菌甲的功能可能在益生菌乙中完全不存在。而且，目前的研究一般都是针对一种菌的。当把多种菌混合在一起以希望获得多种功能的时候，它们之间是否会互相影响？可惜的是，这样的研究还很欠缺。

那么，什么样的细菌能够脱颖而出，成为万众瞩目的“益生菌”呢？

筛选益生菌的过程有点像企业招人。首先确定菌的来源，就像一些企业只认可某些学校的毕业生一样，用于人类的益生菌最好是来自于人体。换句话说，从大便中分离出来的细菌“根正苗红”，比较容易受到认可。不过，所谓英雄不问出处，有一些来源于其他生物的细菌也获得了认可，不过认可的过程就更加曲折艰难。其次就是安全性的检验，起码不能是致病细菌，否则就像招安强盗做警察，搞不好就监守自盗。除此之外，还不能带有由质粒编码的抗生素抗性基因。质粒是独立于DNA的遗传物质片段，可以控制合成一些具有特定功能的蛋白质。虽然抗生素抗性基因对于益生菌的生存有好处——想想使用抗生素杀死致病细菌，而益生菌却安然无恙，是一件多美好的事情——不过这样的风险实在太大。特种部队的武器流落到恐怖分子手里依然威力无穷——编码抗生素抗性基因的质粒也是如此，在益生菌里当然是锋利的武器，但是一旦被致病细菌盗取，就后患无穷。为了保证坏人没有武器，就连同好人拥有武器的权力也一并剥夺了。

安全性之后，自然就是有效性了。人们费了那么多劲，消费者花了钱，当然不能只把“吃不死人”作为目标。有效性的研究更加麻烦，一是进行细菌培养，看看它们能否经受诸如酸、消化液等的考验，否则细菌还没到达小肠，就一个个香消玉殒，自然也就没有用了；二是看看它们产生什么，这些产生的东西对于人体是好是坏；三是看看它们有没有什么独门绝技，比如结合某种毒素，或者分解某种有害成分等等。

如果这些所谓的“体外研究”结果不错，细菌算是通过了又一轮考验，可以进入到下一步的“体内研究”。这一步的研究还只是针对动物，拿着细菌喂动物，看看那些体外研究的结果在动物体内是否存在，有没有别的副作用出现，以及应该使用多大量，等等。

通过了这一步也还拿不到“益生合格证”，必须进行临床研究。临床研究的周期长，成本高，通常需要大量的志愿者。把培养好的细菌给这些勇敢的志愿者服用，再次检验有效性和安全性。只有通过大规模、设计可靠、对照严格的临床试验，才能认为这种细菌可以作为益生菌使用。

最后，进入商业化生产，厂家也不能贴个“益生菌”的标签然后就把各种益生菌的功能往上罗列。必须说明这细菌是什么，含量多少，在什么使用条件下能够实现什么样的功能。

可惜的是，最后这两条，即使是目前市场上卖的“益生菌”很多也没有实现。

从科学的原理和目前的临床研究来说，益生菌的概念是可行的。因为几乎没有负面的研究结果，商家们也就纷纷堂而皇之地卖起了“益生菌”。但是，基于目前人类对于益生菌的认识水平和商业生产能力，益生菌产品能否实现所宣称的功能是很难保证的事情。

首先，前面说了益生菌的功能必须是“特定菌株”“特定剂量”“连续食用”“活细菌”才能实现。许多商业宣传说“研究表明，益生菌具有什么什么功能”，列出的是一大堆文献中提到过的功能。但是，这些功能跟他们的细菌可能毫无关系。也有许多广告推销都宣称“细菌含量高达多少多少”，而各种细菌能够产生效果的剂量却相差非常大，有的每天吃一亿就可以起作用，有的却要一万亿才行。由于现在对于益生菌产品还没有质量标准和法定检测，所以厂家的宣称只能依靠它们的信誉来保证。法律规范和权威监测在这里都是真空地带。

其次，益生菌的作用是治安联防队性质的，而不是特种部队精英性质的。美国微生物学会 2005 年组织了一个益生菌研讨会，会议总结明确指出“迄今为止，绝大多数益生菌在人体中的使用对于疾病处理而言都是预防和支持性的，而不是治疗性的”。从这个意义上说，许多小孩拉肚子了，医生给开一些基于益生菌的“某某爱”，有多大效果非常难说。对于益生菌治疗拉稀，一项研究结果是这样的：不吃益生菌的小孩平均拉稀时间 72 小时，正负误差 36 小时；吃益生菌的小孩平均拉稀时间 58 小时，正负误差 28 小时。这样的“疗效”对于花了大钱把“益生菌”当宝贝的家长来说可能有点难以接受，但是这个差异就是医学上所认可的“有效”。其他许多所说的“有效”也是如此，可能只是一点点改善，但是统计分析认为这种改善是来自于食用了益生菌，就总结为“具有该项功能”。

总的来说，益生菌的概念是没有问题的。但是，目前的科学研究对于益生菌的认识也还有限，食品药品监管机构也没有可靠的依据来制定产品标准和规范。临床研究的实验结果是一回事，各路商家吹得天花乱坠的产品能够实现多少他们所宣称的作用，却是另一回事。

果汁值得喝吗

没有争议的是，现代人的饮食中缺乏足够的蔬菜和水果。而榨汁丢掉了蔬菜水果中的膳食纤维——这是绝大多数人应该增加食用的。

对果汁最大的批评就是其中的大量糖分。一杯 240 毫升的果汁一般有 100 大卡左右的热量，跟公认为“肥胖饮料”的可乐差不多，与无糖饮料相比就更不可同日而语。虽然果汁中的糖是植物天然生成的，会被理所当然地当做“健康食品”，但是人体并没有高悬的明镜或者一双慧眼去识别进入体内的糖分是“天然”的还是“人工”的。所有的糖分都会被同样地对待，直接吃糖导致的任何问题果汁中的糖也无法避免。基于这样的理由，有一些科学家和媒体认为果汁的热量太高，会导致肥胖。在儿童中间，这种影响更加明显。美国儿医学会推荐 1—6 岁的孩子每天喝果汁不超过 4—6 盎司（一盎司是 28 毫升）；7—18 岁的孩子不超过 8—12 盎司。

但不管是科学界还是普通大众，普遍接受的观点是蔬菜水果有利于健康。世卫组织（WHO）认为蔬菜水果食用不足是危害健康的十大因素之一。WHO 和 FAO（联合国粮农组织）推荐每天食用至少 400 克蔬菜水果来预防慢性疾病，比如心脏病、癌症、糖尿病以及肥胖等等。WHO 认为当每天的蔬菜水果摄入量超过 600 克时，人体的疾病负担会下降。

而果汁被大多数人认为是水果的精华。它含有水果中差不多所有的成分，尽管价格不菲，也还是越来越流行。

那么，果汁到底值不值得喝？事实究竟如何呢？

首先，蔬菜水果被榨汁过滤之后，汁中确实保留了其中的糖、维生素、矿物质等等成分，被丢弃的主要是不溶性纤维。纤维本身不提供热量，也没有什么“神奇”的作用。进入体内之后，它们会原封不动地进入大肠，成为大肠中的细菌的食物。细菌的新陈代谢会产生一些对人体有益的成分。另一方面，因为纤维不消化但是能够提供“饱”的感觉，从而减少人们吃其他东西的欲望，对于减肥是有利的。WHO 推荐人们每天摄入 25 克纤维，不过根据调查，绝大多数人都达不到这个量。从这个意义上说，水果或者蔬菜榨汁，确实是扔掉了对人体健康很有好处的纤维成分。

那么，果汁是不是会导致肥胖呢？最近的一篇综述分析了公开发表的关于喝果汁与肥胖关系的研究，发现只有一小部分研究的结论是喝果汁和肥胖之间有微弱的相关性。但是这些研究的实验人数都比较少，而且实验对象的选择缺乏代表性，所以认为这些结论可靠性不高。另一方面，其他的参与人数多、实验对象代表性强的研究都没有发现喝果汁能够导致肥胖。

果汁毕竟只是日常饮食的一部分。一种食物对于健康的影响，单单着眼于该种食物本身是远远不够的，必须还要研究它的食用对于其他食物摄入的影响。最近的一项大规模的研究考查了 2—11 岁孩子的饮食状况，然后比较喝果汁和不喝果汁的孩子在饮食组成和肥胖方面的差异。

结果发现，喝果汁的孩子平均每天的饮用量是4.1盎司，他们的热量、碳水化合物、纤维、维生素C与B_6、钾、锰、铁、叶酸等摄入量要高，但是钠盐、脂肪、外加糖分的摄入量则要低，而肥胖状况则没有差别。总而言之，在儿医学会的推荐量之内，果汁提供了人体所需的营养成分，但是没有导致肥胖。

没有争议的是，现代人的饮食中缺乏足够的蔬菜和水果。而榨汁丢掉了蔬菜水果中的膳食纤维——这是绝大多数人应该增加食用的。从这个意义上说，果汁不能当做水果的“精华”，它的价值比不上水果本身。

但是，至少没有可靠的证据证明果汁能够导致肥胖。毕竟，喝了果汁，会相应减少别的食物的摄入量，而果汁中带有的维生素矿物质保留了水果的价值。

所以，如果实在喜欢果汁的“品味和情调”，至少不用担心喝果汁长胖的问题。不过，出于最大限度地利用水果的营养成分的目的，还是直接吃水果的好。

生的熟食，或熟的生食

在把食物弄熟的过程中，细菌即使没有被剿灭干净，剩下的散兵游勇也不能兴风作浪。

如果某一天你在超市里拿起一袋食物，问导购小姐“这是生的还是熟的”，小姐很为难地说：“这是——生的熟食，或者熟的生食……”你会不会认为她的精神有问题？但是，这正在成为现实，那就是“非热加工”的食品。说生，是因为它没有被加热过；说熟，是因为它确实可以像熟食一样直接吃。

为什么要把食物做熟了吃？

在人类的历史长河中，生吃食物的年代可能要远远长于吃熟食的年代。会把食物作熟了吃，也算是人超越动物的一个标志。显然，祖先们很费事地把食物做熟了吃，肯定不是为了显示“情调”——像今天的人们把冰激凌或者咖啡弄得花里胡哨那样，而是有着非常现实的原因。

古人最初把食物弄熟了吃，大概只是为了好吃。不论是淀粉、蛋白质，还是脂肪，生嚼起来都比较费劲。用今天的眼光来看，通过把食物弄熟，淀粉会吸水膨胀，交联糊化，随后形成良好的口感；而蛋白质被加热变性，尤其是其中的结缔组织失去机械强度，从而使得嚼起来比较容易。

更重要的是，古人很快发现，熟食不仅吃起来容易，吃完以后也不容易生病——至少，没有那么多拉肚子的了。于是，“吃了生的东西要拉肚子”就成了一个信条，代代相传。大概我们每个人在小的时候都被谆谆教诲过“喝生水要生病”，以至于许多人喝纯净水也要烧开再放凉。到了现代，人们才明白拉肚子不是因为吃了生食，而是生食中所带的细菌。在把食物弄熟的过程中，细菌即使没有被剿灭干净，剩下的散兵游勇也不能兴风作浪。现代食品加工，尤其是配方食品中，灭菌几乎是最核心的事情。

看看我们把食物做熟的操作——煎炒烹炸涮，烧烤炖煮蒸，除了“涮”没有“火”以外，其他的一看就知道要加热。而“涮”里面的“水”，也指的是滚烫的开水。所以一提到把食物弄熟，人们总是不假思索地想到加热。加热也确实是最有效的把食品做熟的办法。在 120℃（高压锅里的温度）下加热 20 分钟，几乎没有细菌能够幸存。如果到 140℃，则只需要几秒钟就够了。

不过，人类吃够了熟食，现在又怀念起生食来了。熟食虽然解决了灭菌好嚼的问题，不过也破坏了人们想要留下的东西。比如说，要把细菌“热死”，比细菌更不耐热的小分子成分，比如某些维生素、香味物质等等，或者人事不省失去了功能，或者飘然而去挥发掉了。食物的外观也经常大受影响，或者变得形容枯槁，或者变得面如死灰。社会越来越发展，人们的口味也越来越刁，既要营养卫生，又要美味好看。加热这种存在了不知道多少年，为人类的繁衍生息作出了巨大贡献的食物加工方式，也就受到了越来越多的批评和指责。

于是，人们开始寻找能够实现加热的好处，却又没有加热弊端的食物加工方式。这就是“非热加工”的概念。在过去的几十年中，许多“非热食品加工”技术得到了广泛的研究，也取得了相当的进展，比如高压处理、脉冲电场、交变磁场、紫外照射等等。这些技术都能在一定程度上达到食品加工的目标，不过只有高压处理的成本能够降到商业化的地步。

所谓高压加工，就是把食物在高压下保持一段时间，以实现灭菌和改变质地的目标。这里说的高压，不是通常说的“高压锅”里的那种“高压”。通常高压锅里的压力是两个大气压的样子，而高压食品处理所说的高压动则几千个大气压。10 米深的水产生的压力差不多是一个大气压，想象一下几千个大气压有多大？

生物都是由细胞组成的，在高压下细胞会发生许多变化，比如细胞膜被破坏，维持细胞生命活动的酶失去活性等等。总之，在高压下，作为生命体的细菌跟在高温下一样，经受不住考验而香消玉殒。不过，对于压力的反应，细菌比人坚强多了。普通人在几米的水下就已经很难受，而细菌通常在 2000 个大气压下还能支撑一段时间。在 3000 到 6000 个大气压下，大多数的细菌就坚持不住了。对于蔬菜水果来说，主要就是这样的细菌，所以高压处理最先是在蔬菜类的食物中得到应用的。而肉类中一些意志坚定的细菌，在 6000 个大气压下也还能逍遥自在，就需要适当加热。比如说加热到几十度，双管齐下，它们也就顶不住了。还有一些细菌芽孢实在是厉害，加热到 75℃还能在 8000 多个大气压下生存，实在让人恼火。不过，人类毕竟道高一尺魔高一丈，设计了一个“循环加压”的阴谋诡计。先加高压，细菌芽孢进入紧急状态，严密地把自己保护起来；人类摆出一副无可奈何败走撤退的样子，撤去压力；芽孢以为危机已经过去，春天已经到来，纷纷发芽繁衍；然后人类回头一击，再次加压，可怜的细菌们于是全军覆没。

而那些维生素、色素、香味物质等等小分子物质，对于高压这种

“逆境”不敏感。当细菌们在苦苦挣扎的时候，它们却在一边谈笑风生，这情形跟加热的时候完全相反。这就是高压处理的最大魅力——杀死了细菌，却保留了食物的风味和营养成分。生物大分子，比如蛋白质和淀粉，对于压力有一定反应，但也不是那么敏感。高压能够破坏蛋白质的空间结构，但是不会把蛋白质分裂成片段，对于保持蛋白质的质感要比加热有利。而淀粉，在高压下也能够实现糊化，不过人们对此兴趣不是很大。

在加热处理食物的时候，热量只能从外往里传。对于大块或者大包装的食物来说，等到里面的加热好了，外面的已经熟得太“透”了。而压力是同时到达食物每个部分的，所以高压处理的食物更加均匀。

高压处理食物，早在 1890 年就被发明了。不过直到 1992 年，才在日本实现了商业化。第一种商业化的高压食品是果酱。因为要保存较长时间，传统的果酱需要进行高温灭菌。这种热加工破坏了一些维生素和风味物质。而高压处理的果酱则在实现灭菌的前提下，很好地保持了果酱的风味，所以一上市就大受欢迎。现在，高压处理成功地应用到了果汁、米饭、火腿肠、海鲜等食物上。其中海鲜的高压处理优势非常明显。

高压杀死了细菌，对于风味几乎没有影响，不过对于质感和外观有一些影响。当加压到 3000 个大气压以上时，外观看起来像经过轻微加热一样。对于质感的影响则跟具体的种类有关，有的种类是被压“软”了，而多数是被压得“硬”了一些。对牡蛎而言，高压处理之后，更加多汁，外观更加好看。更有趣的是，高压处理之后，牡蛎的肉会从贝壳上脱落下来。

实验结果是，2400 多个大气压下处理两分钟，88% 的牡蛎肉会脱落下来；而在 3100 多大气压下，所有的肉都会脱落。

工厂来的食用油

在中国市场，还有一大类油叫作“色拉油”，就是“salad oil”。在美国，很少把这个名称当做商品名字来用，这个词更多出现在菜谱中。

通常所说的食用油，有来自动物的和来自植物的。植物油主要是不饱和脂肪酸，正常情况下是液体。动物油是饱和脂肪酸，正常条件下是固体。不饱和脂肪酸对健康更有利一些，而动物油中还伴随着较高浓度的胆固醇，西方人一般食用植物油。他们食用的动物油，一般就是奶油、黄油之类的牛奶制品。

很多植物的种子中都含有大量的油，产量大、价格低，因而能够进入日常厨房的主要有大豆油、菜籽油、玉米油和花生油等等。植物油不含胆固醇，作为液体使用起来也方便，从环保的角度说，对于阳光的利用率也要高得多。

以大豆为例，油在大豆中以一个个小油滴的形式存在，表面吸附着一层蛋白质，到了水中就成为一种极其稳定的乳浊液。传统上，把油从大豆中弄出来的办法是把大豆加热到一定温度，然后用外力“压”，从而把油给“榨”出来。这种方式比较没人性，所以“压榨”这词用到人身上基本上是形容坏人。这种提取油的方式简单易行，也不要什么技术含量，对于小作坊来说是很适合的。

压榨的弊端也是显而易见的。一方面，无论用怎样高的压力，都有不少坚贞不屈的油绝不屈服，深深隐藏在大豆的固体组织里。像粮油这种社会需求极大的东西，出油率相差1%就是以亿为单位的效益。另一方面，植物油的优势主要来自于分子中的不饱和键，但是它们在压榨过程中产生的高温（远远高于大豆被加热的温度）下容易被氧化。而氧化，正是油变质的原因。

现代工业上，普遍采用溶剂萃取的方法，也就是通常说的“浸出法”。简单说来，就是把去皮的大豆弄成小块，与某种化学溶剂（通常是正己烷）充分混合。大豆的固体组织对于油来说基本上是穷乡僻壤，而正己烷可以说是鱼米之乡加美女帅哥。面对如此诱惑，即使是那些在高压榨取中坚贞不屈的油分子们，也高高兴兴投降，投奔正己烷算了。把液体和固体分开之后，固体残渣中的油分子基本就只剩下几个柳下惠或者罗敷了。油分子们看到美女帅哥头脑一热，马上投怀送抱，还来不及与正己烷们交流感情，就被引到了挥发容器里。一进挥发容器，正己烷就原形毕露，不再理睬刚刚被招徕来的油分子们，直接飘然而去，再去搜罗下一批了。因为这个过程基本上是靠忽悠，正己烷的魅力值又很高，所以出油率很高而花费却低。整个过程也都是“温柔攻势”，也就避免了油分子们寻死觅活，氧化变质。

对于传统的榨油，尤其是小作坊来说，榨出油来就算成了。对于现代工业来说，浸出油来只是一小步，更多的功夫是花在了油的后处理上。油分子被忽悠的时候，还带上了一些亲戚朋友，尤其是卵磷脂。对于这些受骗上当的油分子，人类丝毫没有怜香惜玉之心。正己烷逃跑了，人类还要把卵磷脂之类的亲戚朋友也剔除干净。再经过几步分离纯化，最后就是卖到消费者手中的清亮洁净的油了。

植物油中的双键是植物油的魅力所在，同时也是其弱点所在。营养品质越好的油，不饱和双键的含量越多，也就越不稳定。当我们闻到油有异味，就是双键被氧化了。氧化产物除了影响味道，其中还有很多成分是有害的。有人怕油涨价购买大量的油放起来，可能到头来得不偿失。这种氧化过程受温度影响很大，如果炒菜的时候冒烟了，就说明温度太高，或者油的品质不好，油开始变坏了。油炸食品的过程中，发生的化学变化比较复杂，一般来说，用的时间越长，稳定性就变得越差。如果炸的时间短，油没有冒烟，炸完之后还很清亮的话，说明基本没有变质，还是可以再用来炒菜的。

油的稳定性，除了纯度之外，主要由种类决定。相对来说，猪油和花生油更适合炸东西，但是猪油和花生油都比较贵，很多情况下大家可能还是用大豆油或者菜籽油。如果注意油温，不要太高，也不要反复用，也还是可以的。

现在大家比较关注营养方面的问题。不说那些贵的油，就大豆油、菜籽油、花生油和玉米油而言，我觉得大豆油比菜籽油的性价比要好一些。北美培育出的 canola 是一种改良的油菜，canola 油，就目前的研究结果看来有一些营养方面的优势。现在引进中国的也很多，有的翻译成“芥花籽油”。在北美市场，很多配方食品都用这种 canola 的油，其价格也跟大豆油差不多。

在中国市场，还有一大类油叫作“色拉油”，就是“salad oil”。在美国，很少把这个名称当做商品名字来用。这个词更多出现在菜谱中，说要用“salad oil”其实是指任何可以用来做沙拉的油，并不特指来自某种植物。相对来说，做沙拉的油要求清亮透明无色无味等等，对加工的要求要高一些。估计 99%以上的中国人买的色拉油不是用来做沙拉的，即使是把沙拉当饭吃的美国人，通常也不做沙拉酱，而是买现成的。所以，“salad oil”这个词，在美国用的反倒是不那么多。

你想喝什么水

非要从水中寻找“营养”“保健”甚至“食疗”作用，大概只能徒增负担，给商家提供一个炒作赚钱的途径而已。

对于“保健食品”“食疗”的特殊偏好，使得我们对于喝水也就有了特别的关注。不说“纳米水”“磁化水”等等似是而非的概念可以刮起一阵又一阵的旋风，就是平常的瓶装水，也经常为了“矿泉水”“纯净水”的优劣争论不休。再加上“矿物质水”的出现和“内幕”，更把这种口水战推向了一个新的高度。

对于矿泉水，就像贴了“有机”“绿色”标签的蔬菜一样，总会受到更多的追逐。而国家标准，也对矿泉水有着明确的界定。简单说来，除了“天然”“未经污染”之外，最重要的就是其中含有“有益”的成分。这些有益的成分包括：锂、锶、锌、硒、溴化物、碘化物、偏硅酸、游离二氧化碳和溶解性总固体。这九类成分（当然最后那个“溶解性总固体”也可以看作前面各成分的总和）中只要有一种达到了规定的指标，就可以叫作“矿泉水”。也可以这么说：“纯净水”都是一样的，“矿泉水”却“矿”得各有不同。对于矿泉水的作用，典型的说法是“偶尔喝一点没有立竿见影的好处，但是长期饮用就有保健作用”。当然这些“保健作用”和“长期”属于很难界定的东西，更多是“信则灵”的意思。就像有个搞笑广告说的：如果你连续一百年每天喝一杯我们的产品，你就一定能长命百岁。的确，列出的这些成分对于人体是必需或者有益的，但是并不意味着一定要从饮水中获取。毕竟人还要吃各种食物，而通常食物更能提供各种成分。如果水源很好，装瓶保存过程又符合卫生安全标准，矿泉水倒也至少不会有害，只要承担得起，即便用它来煮饭也没有什么不好。

美国的瓶装水和药品食品一样，是由 FDA 来管理的。可能因为美国人对于水的“保健作用”没有什么兴趣，所以 FDA 对于水的“有益成分”没有什么要求。他们也没有我国的“矿泉水”的概念。类似的是一种叫做“mineral water”的东西，要求是来自于受保护的地下水源，其中溶解的固体成分超过 250ppm（每升水中 250 毫克）。而在我国定义中，如果是靠这项指标来成为“矿泉水”的话，要求是 1000ppm。另一种东西叫作“spring water”，连这项指标都没有了，只要求来源是依靠自然的压力流到地面的水，也就是我们说的泉水了。

不过 FDA 的规定中有一条是不许向瓶装水中添加别的成分，允许的例外只有氟或者防止细菌生长的成分。如果加了别的矿物质或者调味成分，就不能使用上述名称，而只能叫“含有某某成分的瓶装水”。在中国，“矿物质水”的出现是一个成功的文字游戏。通过往纯化的水中加入矿物质成分而得到的“矿物质水”，完全可以给人“矿泉水”的错觉。“行业内幕”被揭开了，却完全没有违法的地方。既然没有“矿物质水”的国家标准，当然就也没有违法之说。

纯净水是瓶装水的另一个方向。矿泉水是希望其中含有矿物质。其实普通的江河湖水中还不少，只是这些水中还含有许多有害成分，如重金属和细菌等等。为了卫生健康，只好进行“净化”，而净化的过程就“宁可错杀一千，不可放过一个”，不管有益的还是有害的成分，统统赶尽杀绝。以前的净化工艺是蒸馏，不过成本比较高。后来的新技术，诸如离子吸附、反渗透、微滤、超滤等等，也可以有效地去除这些离子成分。不过，相对于这些无机物质，致病细菌的危害更为直接，所以纯净水的杀菌更为关键。目前也有了许多各有利弊的杀菌工艺。

我们天天都要喝水，只要水里的重金属和致病细菌等有害成分的含量低到不影响健康的地步也就可以了。非要从水中寻找“营养”“保健”甚至“食疗”作用，大概只能徒增负担，给商家提供一个炒作赚钱的途径而已。

味精、鸡精与鸡粉

“鸡精”这个名字起得非常成功，再配以包装上画的大母鸡，给人感觉鸡精是“鸡的精华”。

人体能够体验到的基本味道之中，有一种叫作“鲜”。亚洲人很早就用各种浓汤作为调味品，来增加食物的“鲜味”，比如鸡汤、骨头汤、海带汤等等。1866 年，一位德国化学家发现了其中的谷氨酸盐。到了 1907 年，有个日本人蒸发大量海带汤之后得到了谷氨酸钠，发现这个东西尝起来像许多食物中的鲜味。这个东西就是我们说的味精。

最初的味精是水解蛋白质然后纯化得到的。现代工业生产采用某种擅长分泌谷氨酸的细菌发酵得到。发酵的原料可以用淀粉、甜菜、甘蔗乃至于废糖蜜，使得生产成本大为降低。生产过程中不使用化学原料，所以也可以说味精是天然产物，类似于用粮食酿的酒。另一方面，发酵与纯化毕竟是工业过程，许多人还是会把它当成“合成”产品。

谷氨酸是组成蛋白质的 20 种氨基酸之一，广泛存在于生物体中。但是，被束缚在蛋白质中的谷氨酸不会对味道产生影响，只有游离的谷氨酸才会与别的离子结合成为谷氨酸盐，而产生“鲜”味。在含有水解蛋白的食物中天然存在谷氨酸钠，比如酱油是水解蛋白质得到的，其中的谷氨酸钠含量在 1% 左右，而奶酪中还要更高一些。有些水解的蛋白质，比如水解蛋白粉，或者酵母提取物，其中的谷氨酸钠含量甚至高达 5% 以上。还有一些蔬菜水果，也天然含有谷氨酸钠，比如葡萄汁、番茄酱、豌豆，都有百分之零点几的谷氨酸钠。这样的浓度，比起产生“鲜味”所需的最低浓度要高多了。

总的来说，味精是一种氨基酸的钠盐，本质上是一种提供“鲜味”的天然产物。当今市场上的味精是高度纯化的发酵产物，我国国家标准要求谷氨酸钠含量至少在 80% 以上，而高纯度味精则要求 99% 以上。

对于味精是否安全的问题，经历了漫长的争论。

1959 年 FDA 基于味精已经长期被人类使用而给予了“GRAS”的分类。GRAS 是“generally recognized as safe”的缩写，是 FDA 分类中最安全的一类。

1968 年，《新英格兰医学杂志》上发表了一篇文章，描述了某个人吃中餐时的奇怪经历，大致是说开始吃中餐之后 15—20 分钟，后颈开始麻木，并开始扩散到双臂和后背，一般持续两个小时左右。这篇文章引发了世界性的对于味精的恐慌，被称之为“中餐馆并发症”。后来的科学研究没有证实“中餐馆并发症”的存在，这个故事也就一直像民间传说一样流传。人们倾向于相信一种东西的危害，关于味精安全性的争论也就一直没有停息。

20 世纪 70 年代，FDA 重新审查食品添加剂的安全性，结论是在通常的使用量范围内，味精没有安全性问题，但是推荐对大量食用的影响进行评估。1986 年 FDA 的一个委员会评估食品对过敏症的影响，结论是味精对普通公众没有威胁，但是少数人可能会有短暂症状。1992 年美国医学协会认为“任何形式的谷氨酸盐”都对健康没有显著影响。1995

年 FDA 的一份报告认为“有未知比例的人群可能对 MSG 发生反应”，并且列出了诸如后背麻木、头疼、恶心、呕吐等等一些可能的症状。

1987 年，联合国粮农组织和世界卫生组织把味精归入“最安全”的类别。

1991 年，欧盟委员会食品科学委员会确认对于味精的“每日可摄入量”分类为“无定量”（欧盟体系的最安全类别）。

对于味精的副作用，科学上争论较多的是“兴奋毒性”的问题。实验都是基于动物的，由于动物与人类的差别，以及剂量问题，科学界还没有形成明确的结论。

另一个方面是对肥胖的影响。有研究发现味精能够刺激老鼠的食欲，从而影响老鼠食量而导致肥胖。不过有一项针对近 5000 人的调查，结论是肥胖与味精没有关系。

总的来说，食品监管机构认为至少在调味料的使用量上，味精对于人体没有危害。另一方面，许多报告和个案列举了味精的种种危害，但是这些危害缺乏可靠的科学实验验证，因而没有被监管机构接受。

“鸡精”这个名字起得非常成功，再配以包装上画的大母鸡，给人感觉鸡精是“鸡的精华”。鸡精的销售，也大有取代味精之势。

鸡精的主要成分还是味精，只是味精是单一的谷氨酸钠，而鸡精是一种复合调味料，其中的谷氨酸钠含量在 40% 左右。鸡精中除了味精之外，还有淀粉（用来形成颗粒状）、增味核苷酸（增加味精的味道）、糖、其他香料。严格说来，还应该有一些来自于鸡的成分比如鸡肉粉、鸡油等等。但是，由于来自于鸡的成分比较贵，为了降低成本，厂家可能完全不用鸡的成分。所以说，你买的鸡精中是否含有来自于鸡的成分，完全取决于生产厂家，消费者基本上不可能从产品来进行判断。

不用鸡肉成分，鸡精中的“鸡味”来自于鸡味香精。鸡味香精跟鸡也没有关系。跟通常的合成香精不同，鸡味香精的生产不是原料的简单混合，而是用氨基酸和还原糖在加热条件下得到的。产物不是单一组分，而是复杂的混合物。这个叫作“美拉德反应”的过程跟煮肉烤肉产生香味的过程比较类似。控制原料和操作条件，可以获得各种不同的肉香味。

味精的成分单一，在食物中主要增加“鲜”味。鸡精的成分复杂，一般而言，“香”味更浓郁一些。鸡精厂家鼓吹味精的危害来促销鸡精，基本上是欺人之谈。鸡精的主要成分也是味精，如果味精有他们所说的危害，那么他们如何在鸡精中消除？

当人们看到“鸡精”“鸡粉”这两个词的时候，可能会以为“鸡精”是纯度更高的“鸡粉”。其实它们可以算是两种不同的东西。鸡粉主要是由鸡肉经过工业加工而来的，其中的谷氨酸钠含量较低，而来自于鸡肉的成分较高。这也是为什么鸡粉的生产成本要高一些的原因。

吃鱼，还是吃鱼油

鱼油，应该是吃不起鱼、或者嫌吃鱼太麻烦的一种无奈选择。

在形形色色炒得火热的“保健品”中，鱼油可能是屈指可数有科学证据支持的一个。在过去的几十年中，学术界、工业界和主管部门争先恐后，从各个方面对鱼油进行了广泛的研究。在严肃的学术刊物上，有多达几十项的功能被探讨过。多数只是一些很初步的研究，将来能否被进一步证实还不好说。不过它对于心血管健康的好处，已经得到了比较广泛的认同。美国 FDA 虽然只认可了它的“有限健康宣示”，但其具体表述“有支持性但还不是结论性的证据”表明鱼油能够有利于心血管健康，是 FDA 的“有限健康宣示”中最为肯定的一种。鱼油的另一项“保健功能”——对于胎儿发育的影响，也在近年来得到了一些证据。美国的儿医，一般会推荐孕妇适当补充鱼油。

鱼油的这些“保健功能”，一般认为来自于其中的欧米伽 3 多不饱和脂肪酸，具体来说就是通常所说的 EPA 和 DHA。“欧米伽 3”是指组成油的脂肪酸分子中一类特定的结构，根据分子水平的生物学研究结果，它在细胞膜中所占的比例跟细胞的生命功能密切相关。

EPA 和 DHA 的分子非常不稳定，在空气中会很容易发生氧化而变质。所以，虽然食品工业中一直致力于把 EPA 和 DHA 加到常规食品中，但是目前成功的例子还不多见。所以，胶囊依然是目前补充鱼油最常规的方式。

既然鱼油来自于鱼，提纯的鱼油还不稳定，那么吃鱼不是更直接更有效吗？答案是肯定的。在美国，作为“保健品”的鱼油之所以盛行，主要取决于两方面的原因。一是鱼油胶囊方便便宜。经过加工储存的鱼肉味道很差，而鲜活的鱼又贵又麻烦，吃鱼油比吃鱼要便宜得多，也要方便得多。二是对鱼污染的担心。不管是野生的鱼还是养殖的鱼，不管是淡水的还是深海的，鱼都有被重金属（如汞）污染的危险。一般来说，这些重金属主要沉积在肉中，而鱼油中相对比较少。

从对健康的作用上说，吃鱼要比吃鱼油更好。除了鱼油之外，鱼还提供优质的蛋白以及维生素矿物质等微量元素。而且，其中的饱和脂肪酸很低，这对于心血管健康也是额外的好处。2007 年发表了一项对 11875 人的调查，结果是母亲在怀孕期间每周吃鱼 340 克以上的孩子，在后来的生理和智力各方面，都要优于母亲吃鱼少的那些孩子。而 2009 年发表的另一项研究则比较了鱼和鱼油对怀孕的影响。怀孕妇女被分成四组，对照组不补充 DHA，第二组每天补充 300 毫克，第三组每天吃 600 毫克，第四组则通过每周吃两次鱼或者其他高 DHA 的食品以实现平均每天获得 300 毫克 DHA。这项研究用妊娠天数来衡量怀孕质量，结果是：与对照组相比，第三组孕妇的平均妊娠天数要多 4 天，而第四组则要多 4.5 天。也就是说，鱼或者其他食品中的 300 毫克 DHA，作用与鱼油中的 600 毫克 DHA 相当。

科学家们还不清楚为什么鱼比提纯出来的鱼油要更好。一种推测是鱼中的鱼油和其他营养成分会发生协同作用而增强效果。不过，我们大可不必执着于为什么鱼比鱼油更好，知道这个事实就够了。根据这个结论，鱼油，应该是吃不起鱼、或者嫌吃鱼太麻烦的一种无奈选择。

不过，在食品管理和推荐中通常是"安全优先"。基于对鱼中的汞等重金属污染的担心，FDA 等机构一直对于吃鱼持保守态度。在 FDA 和 EPA（美国环保局）2004 年发布的"海产品消费指南"中推荐，怀孕、计划怀孕和哺乳的妇女以及孩子每天的海产品食用量应该限制在 50 克以下，或者每周不超过两次，而每次不超过 170 克。

但是，这个推荐标准受到了许多批评。一个由十几位顶尖的产科和营养专家组成的小组（MNG），就认为 FDA/EPA 的这个推荐不合理。他们对公开发表的相关科学研究进行了汇总、审查和分析，认为孕产妇吃鱼带来的好处远远超过了潜在的汞污染带来的风险。最近，FDA 起草了一份文件，采用一种新的方法对吃鱼给孕妇带来的益处和风险进行综合评估。评估结果：当鱼的食用量增加的时候，汞的摄入量也随之增加，但是总体而言益处增加是主要的。这份文件的结论是"对于孕妇来说，有 99.9% 的可能吃鱼对于她们的孩子将来的语言发展有一定好处，而 0.1% 的可能有适度风险"。

对于我们中国人来说，吃鱼可能不算很麻烦，也并不比吃鱼油更贵。不管是对于心血管健康还是孕产妇营养，吃鱼都是比鱼油更好的选择。根据目前的研究分析，鱼的种类不是那么关键。一般而言，"肥"的鱼所含的鱼油多一些，比如沙丁鱼、鲤鱼、鲶鱼、比目鱼、青鱼、鳟鱼、金枪鱼、三文鱼等。需要注意的是，鱼的污染可能比美国更需要关注。一般来说，来源可靠的鱼，生长时间短的鱼，被污染的可能性就要小一些。

父母的“最佳保健品”

再“高档”的保健品，都无法提供均衡全面的营养。为了父母吃得更健康，增加他们的食欲是根本的办法。

这个社会很矛盾，有很多人为了减肥或者保持身材要尽量少吃，有很多人又缺衣少食以至于营养不良。不过对于老人来说，情形又有不同——很多老人是没有食欲而懒得吃。吃得少了，不仅热量摄入不足，更重要的是因某些营养成分不足而加速身体机能的老化，免疫力下降，甚至促进慢性疾病的发生。

于是许多包装精美、价格高昂，号称有种种奇效的保健品应运而生。“今年过节不收礼，收礼只收 ×××”成了一句流行语，许多孝顺的儿女也就大包小包往家里搬。一般而言，多数保健品的确含有比较多的某些人体需要的成分。但是问题在于，补充再多的某几种成分并不能带来健康——人体的需求太过复杂，现代科学也只是知道了它所需要的主要成分。保健品可能有助于满足某些特定的成分需求，但是并不能保证均衡的营养。而且，如果保健品那些“富含”的成分从普通食物中获得的量足够的话，昂贵的保健品就只剩下了心理安慰作用。

科学告诉我们，对于大多数老人来说，保持健康至关重要的一方面是多吃，在此基础上考虑全面均衡的食谱。在美国和欧洲的调查显示，很多独居的老年人达不到科学推荐的食量，同时食量的不足导致了一些微量元素成分的不足。显然，一个人吃多吃少在很大程度上会受到主观愿望的影响。除此之外，如果随心所欲，不去有意识地控制改变的话，什么因素会影响吃多吃少呢？

1992 年在《生理与行为》杂志上发表了一项研究。作者找了几十个大学生，进行了一项总共 15 天的研究。其中 5 天按照通常的习惯吃饭，5 天单独一个人吃，另外 5 天特意和别人一起吃。在研究期间，让他们随时记录下所吃的东西、吃饭持续时间、饥饿状态、一起吃饭的人数等等。然后把所有人的数据汇总起来，进行统计分析。最后发现：当一个人吃的时候，所吃的量比和其他人一起吃得要少。如果只计算按照通常习惯吃饭的那 5 天，和人一起吃比单独自己吃平均每顿要多出 60%。

实际上类似的研究还有不少，虽然实验的设计和具体的数据不一样，但是结论比较一致：和其他人一起吃饭比自己单独吃饭吃得更多。1994 年，前面那篇论文的研究者发表了另一项更大规模、实验设计更加细致的研究。与前一次不同的是，这次研究只记录参与研究的志愿者在 7 天之内的饮食状况，而不去改变他们的生活方式和吃饭习惯。这就使得统计的数据更有现实意义。这一项研究的规模也要比前一次大得多，参加人数达到了 515 人。数据的分析结果与前一次的一致：和其他人一起吃饭会吃得更多。这次分析数据的时候，还把一起吃饭的人分成了朋友、家人、配偶、同事和其他人，结果发现：当一起吃饭的是家人的时候，食物量增加得更多。

这不仅对年轻人成立，针对老年人的实验也得到同样的结果。在 2003 年的《英国健康心理杂志》上有一项研究老年人饮食喜好的研究。

21个年龄在60—79岁的老人三次到实验室尝试不同的食物。最后的数据分析发现，除了食物本身会影响老人们的食量，当和熟悉的人一起吃的时候进食量也会大大增加。

科学家们为了解释为什么有其他人在的时候比单独一个人吃得更多，提出了各种不同的理论。有人认为其他人的存在导致人的身体处于一种有利于进食的状态，有人认为多人在一起吃饭的时候饥饿感更强，有人认为多人一起吃饭身体会更加放松因而吃得更多，还有人认为多人在一起吃饭的时间更长。不过这些解释只是一些假说，并不是科学的结论。这些不同的假说往往可以解释一些实验结果，却又与其他的数据矛盾。至于哪种更加合理，我们可以等待科学家们继续努力。对于我们来说，这个结论有一定科学数据的支持就够了。

要保证老人的健康，首先要保证他们充足的营养。这包括吃的量和食物的营养组成。随着年纪的增加，食欲下降，当吃得少的时候营养均衡就更难保证。再“高档”的保健品，都无法提供均衡全面的营养。为了父母吃得更健康，增加他们的食欲是根本的办法。而增加食欲，最有效的办法是——陪着他们一起吃饭！此外，有一些未经科学证实的做法也可以考虑。比如说，使用漂亮的餐具，据说有利于增加吃的兴趣；改善厨房和饭厅的光线，可以让食物显得更加诱人；而避免嘈杂的背景声音，也有利于吃饭时的好心情。

如果我们真的想让父母吃得更好更健康，其实用不着那些华而不实的“高档食物”。最佳的保健品是：常回家看看，陪他们一起，吃那一桌好饭。

要不要补钙

如果要直接回答“我们到底需要多少钙”的话，答案是——对于植物性食物为主的中国人，还缺乏确切的科学数据。

记得有段时间，电视里每天都有一个老太太反复出现，说自己曾经浑身上下都是病，举手投足一律会导致病发；但自从吃了“某某钙”之后，就完全好了，就连年轻人做起来有难度的动作都轻松自如。总而言之，通过保健品厂商的努力，如今不管是初生婴儿还是如花少年，更不用说龙钟老者，补钙都被认同为“健康”的同义词了。

目前的钙需求推荐量是从人体每天从汗液、尿液等途径损失的钙量，加上考虑钙的吸收效率估算出来的。欧美国家的推荐标准是青少年每天 1300 毫克，成年人每天 1000 毫克，而老年人则是 1200 毫克。不过 WHO/FAO 联合专家组指出这个标准是基于欧美人群的，并不一定适用于其他地方。钙的需求量受多种因素的影响，在骨折高发的人群中，应该每天摄入 400—500 毫克以上的钙来减轻骨质疏松，但对于骨折发生率低的地方则没有推荐。相比于欧美，亚洲人的骨折发生率就比较低。

如果要直接回答“我们到底需要多少钙”的话，答案是——对于植物性食物为主的中国人，还缺乏确切的科学数据。

但人体总是需要钙的。钙最方便的来源是奶制品，任何奶制品——牛奶、酸奶、奶酪、奶油、冰激凌……都含有丰富的钙。一杯牛奶所含的钙在300毫克左右。一些鱼类，如果可以把骨头一起吃掉的话，也有很多钙。在蔬菜中，菠菜、西兰花、白菜、甘蓝等是含钙较多的种类。传统工艺生产的豆腐是也是一种优质的补钙食品，不过现在有许多豆腐是用葡萄糖酸内酯作为凝固剂的（所谓的“内酯豆腐”），在补钙这方面就比较差一些。许多配方的食品，比如豆奶、果汁、早餐麦片等等，也会有厂家加入相当含量的钙。

现代人在担心钙不足时，可以轻易地从钙片补充。一般而言，钙片多以碳酸钙和柠檬酸钙的形式存在，也有些其他的方式比如乳酸钙、葡萄糖酸钙、磷酸钙等。这些不同形式的钙也是各厂家大打价格战的基础，不过NIH的报告指出：正常人从碳酸钙和柠檬酸钙中吸收钙的效率基本上是一样的，但是胃酸分泌不足的人吸收碳酸钙的效率就会比柠檬酸钙低。另一方面，如果把碳酸钙跟其他食物一起吃的话，吸收效率会比较高；而柠檬酸钙就没有差别，单独吃还是跟其他食物一起吃的吸收效率都差不多。

钙的吸收效率还跟吃进去的钙量有关。当吃进去的钙比较少，钙的吸收效率会比较高。比如，把含钙量相同的钙片一次吃下，就不如分成早晚各吃一半的吸收效率高。

许多人津津乐道的“食物搭配禁忌”里，有很多是跟钙吸收有关的。确实，草酸、植酸是有可能影响钙的吸收的。菠菜中的钙，几乎不能被吸收。而菠菜、生菜、红白萝卜、红薯、芹菜、青豆、全麦等等，都含有许多的草酸或者植酸。但是它们对不同存在形式的钙的影响并不相同，比如菠菜和牛奶一起吃的话可以明显影响钙的吸收，但是小麦制品就没有什么影响。不管这种影响是否显著，只要食谱多样化，就完全没有必要担心——第一，钙的推荐量本来就考虑了不是所有的钙都能被吸收，多样化的食谱使得吸收效率接近理论数值；第二，与钙的结合去掉了草酸也是有利健康的事情，尤其是对于有肾结石担心的人，去掉草酸比吸收钙更加重要。

钙之所以成为“膳食补充剂”，是因为它确实有重要的生理功能，而确实有一些人可能缺乏。如果不能从正常饮食中摄入足够的钙，服用一点钙片也是有必要的。那么，什么样的人容易缺钙呢？

更年期后的女性以及月经不调的女性，因为雌激素分泌不足或者在体内的流通障碍，会影响钙的平衡，是最容易缺钙的人群。在骨折高发地区，女性的骨质疏松发生率是男性的三四倍，可能也与缺钙有关。乳糖不耐受的人因为不能喝牛奶，也可能导致饮食中的钙量不足。而严格素食主义者（指蛋奶也在拒绝之列的素食主义者）的情形比较复杂，一方面植物中的含钙量比较少，而草酸、植酸的存在更可能降低吸收钙的吸收效率；另一方面，他们的食物中缺乏动物蛋白，对于钙平衡的负面影响可能要小一些。对这种素食主义者的钙需求，就更加难以评估。

“我到底要不要补钙”——大家想要一个明确的答案，遗憾的是目前的科学还没有可靠的依据来给出一个明确的答案。问题的复杂性在于：首先，对于中国人，根据食谱特征和人体特征，可靠的钙需求量的研究还很缺乏——你可以借鉴美国的标准（成年人每天 1000 毫克），也可以采用 WHO/FAO 对骨折高发区的推荐量（每天 400—500 毫克以上），还可以认为自己不属于骨折高危人群，连这个量都不用；其次，每个人的食谱相差很大，不仅是其中的钙含量，其他的食物成分对体内的钙平衡也有影响。

不过，一个比较美丽的事实是：钙对于人体基本上没有危害。血钙过高可能会产生一些严重后果，不过只要不把钙片当零食吃，正常食谱中的钙和补充的钙片一般对血钙没有什么影响。当然，过多的钙会影响铁、锌、锰、磷等成分的吸收。美国制定的每日最高摄入量是 2500 毫克，意思是只要不超过这个量，就可以认为不会产生副作用。但是钙能与一些药物反应，从而影响药物的吸收。对于常规补钙的人来说，服药前应该咨询医生所服的药物是否会被钙影响。

钙是人体必需的营养成分，但是我们每天需要多少尚不清楚。补充很多的钙并没有广告中所鼓吹的那些“功能”——那种“腰酸背痛腿抽筋”服了某某钙就活蹦乱跳的广告，如果在美国的话是违法的。对于那些容易缺钙而食谱中钙又不多的人，适当补钙还是有必要的。就普通人而言，正如美国膳食指南所指出的那样：营养成分应该主要从食物中获取……膳食补充剂，虽然在某些情况下被推荐，并不能代替健康的饮食。

要不要吃“营养盐”

加钙盐基本上只是一个炒作噱头，人们从加钙盐中获得的钙只有几十毫克，这对于满足人体的钙需求来说，基本上可以忽略。

在吃不吃加碘盐让许多人纠结不已的时候，人们悄然发现，许多所谓的“营养盐”又摆上了货架：低钠盐、加硒盐、加钙盐、加锌盐、加铁盐……令人眼花缭乱。固然我们有着“选择权”，可是，怎么选呢？

目前中国人群的食谱中，高盐可能是最大的不健康因素。盐中的钠是身体必需的元素，但是过多的钠会升高血压。一些研究显示，高盐饮食与某些癌症的发生也有一定关系。权威机构推荐每天的钠摄入量低于 2.3 克，这个量大致相当于 6 克食盐。而且，这个 2.3 克其实还应该包括饮食中其他来源的钠，比如酱油、味精、咸菜等。中国人每天食用的食盐达到 10 克左右。因此，降低食盐摄入量是中国社会“健康用盐”的当务之急。低钠盐的出现号称能够解决这个问题。目前生产的低钠盐中含有 25% 的氯化钾 10% 的硫酸镁，从而把氯化钠的含量降到了 65%。如果用低钠盐来代替同样重量的普通盐，那么降低钠摄入量的作用就会是明显的。不过，我们所需要的“咸味”是要由钠来产生的，所以同样重量的低钠盐产生的咸度将会不如普通盐。如果通过加大低钠盐的用量来获得同样的“咸味”，那么“低钠”的效果就会打折扣。好在，钾和钠的化学性质有一定的相似性，所以氯化钾也能产生一定的咸味。总的来说，在实现相同咸度的前提下，低钠盐可能会对降低钠的摄入有一定帮助。至于其中的钾，总的来说是对健康有利的。钠过多会升高血压，而钾则有助于降低血压。很多食物中天然就含有相当多的钾，而人体到底需要多少钾，多少钾会危害健康，都没有充分的科学数据。目前，能够找到的每天推荐量有 3 克、3.5 克还有 4.7 克等不同的数字，而安全上限则还“缺乏制定依据”。就健康人而言，饮食中的钾加上低钠盐中的钾，可以认为对健康是有利的，而且不用担心“钾过量”的问题。不过，肾脏、心脏有障碍的人和糖尿病患者，钾的代谢不完善，太多的钾也可能导致“高血钾”。国外的低钠盐品牌 LoSalt 就明确提醒这些病人需要咨询医生来确定是否能食用低钠盐。

食盐加硒跟加碘的情况有很大的类似之处。硒是硒蛋白的组成元素，能保护细胞免受自由基的攻击，对心脏健康和免疫力增加有重要意义。除此以外，一些研究还发现补充硒能够降低某些癌症的发生风险，不过也有一些研究结果表明没有效果。美国 FDA 的正式结论是通过补充硒来防治癌症“证据有限不足以做出结论”。流行病学调查发现硒缺乏与克山病密切相关，而补充硒可以降低克山病的发生率。食物中的硒主要跟土壤和水源有关，我国许多地区的饮食中硒含量比较低。比如某些克山病高发地区的每日平均摄入量只有 19 微克，而美国推荐的成人每日摄入量是 55 微克。许多食物中天然含有硒，非“低硒地区”的人能够从正常饮食中获得足够的量。硒过量会导致“硒中毒”，根据目前的科学研究结果制定的安全上限是每天 400 微克。而每克加硒盐中含有 15 微克亚硒酸钠，相当于 6.8 微克硒，按照中国人每天吃盐 6—10 克计算，加硒盐可以提供 40—70 微克的硒。对于低硒地区，食用这样的加硒盐是有必要，而且安全的。

加钙盐基本上只是一个炒作噱头。人体对钙的需求量比较高，美国的推荐标准是成人每天 1000 毫克。而根据加钙盐中的含钙量（0.25%—0.55%），人们从加钙盐中获得的钙只有几十毫克。这对于满足人体的钙需求来说，基本上可以忽略。

而加锌和加铁是否必要，更不好一概而论。许多关于这些产品的宣传只是强调铁和锌对于人体的重要性，就得出在食盐中加铁加锌有益健康的结论。锌和铁具有重要的生理功能是事实，但是过多的铁和锌同样有害健康。许多食物中天然含有锌和铁，还有一些配方食品中已经加了锌和铁。所以，人体需不需要额外补充，跟每个人的具体食谱有关。是否缺铁缺锌是很难简单地进行“自我诊断”的，不清楚自己的身体状况就盲目地补充未必有益健康，甚至还可能有害。

在缺碘地区的食盐中加碘，在低硒地区的食盐中加硒，以及在健康人群中推广低钠盐，是有科学证据支持的做法。通过“营养盐”来补充其他的微量元素是否必要则很难说。引用《美国膳食指南》的推荐：“营养需求应该主要由食物来满足……在某些特定情况下，强化食物或者膳食补充剂或许是一种或几种从常规饮食中不能充分摄取的成分的有用来源。而膳食补充剂，尽管在某些情况下被推荐，但仍然不能代替健康食谱。”在食盐中补充“营养”，就是所说的“强化”或者“膳食补充”。

补啥能增强免疫力

几百块钱买来一瓶“宝贝”，有效的成分最多相当于几块钱的蔬菜。

我们都知道一个人生病的难易与免疫力的强弱有关。所以，大多数“保健品”或者“功能食品”都号称可以“增强免疫力”。而一种东西一旦宣称可以“增强免疫力”，也就意味着可以卖出好价钱来。那么，“免疫力”到底是什么东西？我们是不是真的需要那些价格昂贵的东西来增强它呢？

人体处在一个复杂的自然环境中，时时刻刻受到外来“敌人”的侵袭，比如细菌或者病毒。但正常人的身体是一个复杂精密的系统，对于这些刺激有一定的抵抗能力，即“免疫力”。当身体觉得有异常的时候，就启动第一道防线去识别这种异常是体内的正常生理变化还是外来刺激。如果是外来刺激，体内就会有相应的细胞采取行动，“围剿”入侵者。如果入侵的敌人不如自身的防御系统强大，就掀不起什么风浪，人体就不会生病。否则，敌人太过强大而自身抵抗力不足，人体就生病了。

因为人体与自然界最直接的物质交流就是吃喝拉撒，很自然地，饮食对于免疫力就有至关重要的影响。所以，强调通过饮食增强免疫力有着理论上的完全合理性。形形色色的“增强免疫力”的食品，也就让人真假难辨。

值得注意的是，理论上的合理性完全不意味着打着它招牌的东西就是有效的。从免疫力的作用机理不难看出，它的强弱其实是身体运行状况的一个方面。作为复杂精密的整体，人体需要各种各样的营养成分来保障其各种生理机能的运行。但是，人体对营养成分的需求是如此复杂，即使是到了今天，人们的认识还依然很有限。根据目前有限的认识，已经可以列出几十上百种需要的营养成分了。蛋白质、碳水化合物、脂肪、维生素、矿物质……以上任何成分的缺乏都会让人体这台机器的运转失常。所以，保障人体免疫力，首要的是有均衡的营养——“雪中送炭”远远比“锦上添花”有意义！

或许是这些东西太平常了，现代人总喜欢追寻那些对于“增加免疫力”有奇效的东西，这就成了“保健品”“功能食品”钻空子的机会。不能说都是忽悠——它们中的很多也能找到部分“科学研究”的支持。那些研究，往往是提取动植物中的某种成分，拿去处理体外培养的细胞或者某些实验动物，如果观察到了这些细胞中某些与免疫力有关的生物信号的增强，或者实验动物对于某种外界刺激的反应比不吃这些成分的要好，就得出结论“该成分有助于增强免疫力”。然后，商人们就进一步鼓吹成含有该成分的某某产品“增强人体免疫力”。

显然，那些东西对于人体都会有一定的作用——与不吃不喝相比，多数食物都会对人体有有益的影响。但对于我们来说，需要知道的其实是：这种东西跟其他日常的食物相比，是不是“增强免疫力”的效果更好？

可惜的是，大多数宣称“增强免疫力”的东西都缺乏这样的比较。所以，花了大钱买来“增强免疫力”的东西，很可能只是“比水更有效”

而已，几百块钱买来一瓶“宝贝”，有效的成分最多相当于几块钱的蔬菜。

在现代医学或者食品营养学的研究中，人们也希望找到一些东西，对于体内免疫力的主力军有巨大支持作用。这样的思路本身也算合理，这些方面的研究也一直很热门。比如说现在很热门的硒、葡聚糖、蘑菇提取物等。如果在生物医学的文献数据库里查找，很容易找到相当数量显示这些东西“增强免疫力”的论文。许多保健品厂商，也就依据这些“科学研究”来推销他们的产品。应该指出，这些研究结果只是一些很初步的研究，距离用它来做“膳食指南”还很遥远。作为科研结果，它们的意义在于指明了进一步研究的方向。沿着这个方向走下去，可能是一马平川，证明这些东西确实有益于人体并且找到它们的使用方案，也可能是死胡同，发现那些初步的结果并不能在人体中得到印证。比如说硒，有研究表明它对于调节免疫甚至抑制癌细胞生长都有一定的作用，一些商家也就据此炒作“富硒产品”，但是大量的硒却又可能导致“硒中毒”。有关主管机构根据对人体有益但是无害所推荐的合理摄入量，却完全可以从合理的健康食谱中获得。葡聚糖是现在人气极高，食品科学和工业界很看好的一种可溶性纤维。某些葡聚糖也似乎对于增强免疫力更有效果——但是任何的膳食纤维都会对健康大有裨益。比如说，富含纤维的全谷、蔬菜、水果，对于心血管疾病和癌症都很有好处。与其花大钱去买“特别的”“增强免疫力”的纤维，多吃这些经济实惠的富含膳食纤维的食物是不是更划算？

对于增强免疫力来说，还有更经济实惠的做法——适度运动，比如每天二三十分钟的步行、骑车。当然，配合合理健康的食谱，效果更佳。在科学家们获得充分的证据证明某种食物能够切实有效地“增强免疫力”之前，合理健康的饮食、良好的生活作息、适度运动，甚至良好的心态，是经济实惠而且可能更加有效的方式。

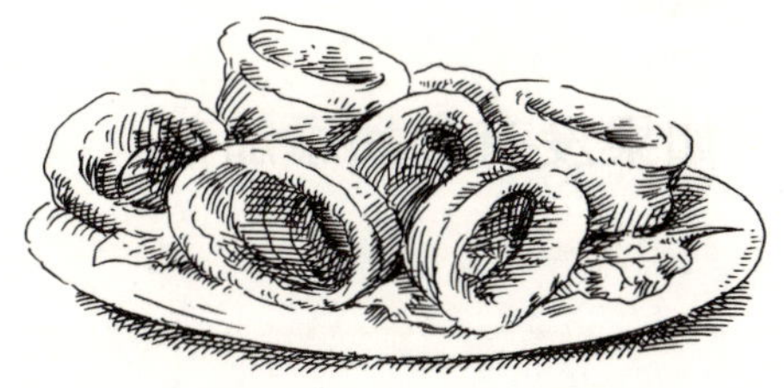

Part C 吃的安全

如果没有食品添加剂

肉制品吃不成了，那么买点饼干糕点之类的干粮总可以吧。很遗憾，这些东西也没法生产。

有人在网上搞了一个“是否禁用面粉增白剂”的调查，结果是9成以上的参与者要求禁用。这给了主管部门巨大的压力。有评论家说：如果搞一个“是否禁用所有的食品添加剂”的调查，估计要求禁用的人数也会占优势。在公众对食品添加剂充满恐慌的当下，来假想一下这个问题就会相当有趣：如果没有“添加”，食品将会怎样?

我们不妨走进超市去看看。

熟肉制品显然是没有了，比如火腿肠、香肠、熟肉罐头等。因为肉制品中容易滋生致病细菌，所以会加入防腐剂。为了口感良好，需要加入一些磷酸盐之类的东西保水。为了保证口味，需要加入一些香料。没有添加剂，现代版本的这些熟肉制品都无法生产。或许，也可以用“传统”的办法生产一些香肠，用火烤干或者风干。或者，把肉用油炸过之后，密封起来。

这些“不用添加剂”的做法，倒也能吃，不过它们往往需要加入很多盐，腌制之后也会产生一些致癌物。

发明这些办法的祖先当然没有为此“得过”癌症，不过原因之一是他们只会得“疑难杂症”，而不知道癌症；二是他们的寿命比较有限，往往没到得癌症的时候就已经去世了。现代科学的统计数据和实验已经证实：这些“传统”“无添加”的肉制品，会明显增加得癌症的风险；而所使用的添加剂，只是“莫须有”“潜在”的可能性。

肉制品吃不成了，那么买点饼干糕点之类的干粮总可以吧。很遗憾，这些东西也没法生产。且不说为了易于保存加入的防腐剂，为了好看使用的色素，为了口感良好加入的增稠剂等等，即使现做现吃的馒头或者面条，也还是需要面碱才能做出来。

虽然先人们可以从湖水、泉水甚至草木灰中得到“天然的面碱”，但是它们的化学结构跟“工业合成”的一模一样，也还是食品添加剂。

更糟糕的是，这些“天然物质”中，还可能附带着砷、铅等重金属成分。虽然这些有毒物质的含量不一定达到“有害剂量”，可是跟工业生产、有良好质量控制的“面粉改良剂”相比，毕竟“潜在风险”还是要大多了。

现成的吃的东西没有了，喝的就更没有。超市里的饮料，防腐剂、保鲜剂、乳化剂、香精中的一种或几种都是不可缺少的。如果都没有，那就只能是水了。

而“纯净水”，其实也并不“纯净”——它必须经过灭菌处理。任何的灭菌技术，总会有一些“助剂”残留下来。虽然“助剂”不是食品添加剂，但是它们的作用差不多，都是为了实现某种特定功能而使用的“化学物质”。添加剂没有了，助剂也不该存在。

没有了食品添加剂，几乎所有的加工食品都将无法存在。当然，加工食品带给人们的只是方便，没有了也不会饿着。就费点功夫，多花点钱，去大排档或者餐馆吃吧。

可是，不说餐馆了，连胡同口的早点摊都没法经营了。比如豆腐脑，必须要有“凝固剂”，不管是石膏、卤水还是更新的“葡萄糖酸内酯”，都是食品添加剂。像石膏和卤水这样的东西，还是“化学工业原料”。而葡萄糖酸内酯，更是“没有经过几代人的检验，谁能保证一定不会有问题？”不仅豆腐脑，豆花、豆腐以及以豆腐为原料的各种食品，也都将成为“非法食品”。

早点也就只能喝点豆浆或者粥了，加点油条或者馒头也不错。不过，馒头必须要用点碳酸氢钠或者碳酸钠，都是化工产品，显然也不能用了。

而油条更糟糕，传统的油条用明矾，本来就含有铝这样的“神经毒剂”——虽然说量小，但是反对一切食品添加剂的人们最常用的理由就是“有害的食品添加剂怎么能够允许使用”，明矾毫无疑问需要禁止。而那些后来开发出来的“无铝油条”，就需要更多其他的“发泡剂”。包子馒头油条都不能吃了，面食里大概还能留下死面疙瘩。

那买点原料回家自己做总可以吧？一般而言，自制食品确实不需要很多食品添加剂。不过，因为所有的食品添加剂都被“一棒子打死”了，还是会有许多麻烦。

除了豆腐、面食不能做了，不知道糖、醋、盐之类的东西是否还存在——从化学角度，它们跟其他的食品添加剂并没有本质区别，如果“法律面前人人平等”，它们也将成为非法产品。所以，当我们“消除了一切食品添加剂”，才是真正的“还有什么东西可以吃”？

可乐防腐剂："双重标准"的笑话

即使一天只吃这些含有对羟基苯甲酸甲酯的食物，也要吃到好几斤才能超过 600 毫克的"安全限"。

台湾地区公布了一批可乐原液中检出防腐剂"对羟基苯甲酸甲酯"的新闻，引起媒体和公众广泛关注。可口可乐回应，称该防腐剂在大陆地区是合法的食品添加剂，其使用符合中国大陆的法律。媒体评论称可口可乐施行"双重标准"，一时间引爆公众情绪，网上骂声一片。

我们先来看看对羟基苯甲酸甲酯是一种什么样的东西。

在化学上，对羟基苯甲酸甲酯是对羟基苯甲酸与甲醇发生酯化反应的产物。甲醇也可以用其他醇类代替，获得的产物有类似的防腐性能，因而被当做同一类"防腐剂"。它在一些植物中天然存在，工业上使用的都是化学合成产物，其分子结构跟天然的没有差别。作为防腐剂，它在清洁用品、护肤品、化妆品中广泛使用。

它的安全性得到了相当充分的研究。在肠道内很快分解，在体内不产生有害代谢产物，也不累积，会很快排出。在动物实验中，即使喂养剂量超过每天每公斤体重1000毫克，长期喂养之后也没有观察到不良反应。因此，它被批准作为防腐剂用于食品中。在除以100左右的安全系数之后，国际食品添加剂委员会（JECFA）制定的安全摄入上限是每天每公斤体重10毫克。这相当于一个60公斤的人，每天吃下600毫克，即使长期吃也不会有任何不良后果。

世界多数国家和地区都采用了这一安全标准。比如美国给予了它“GRAS”的认可。GRAS是“一般认为安全”的意思，也就是在通常的使用量下，没有安全性的担心。欧盟也采用了这一标准。而中国的安全标准是针对具体食物类别制定的。在包括碳酸饮料在内的多种食物中，使用标准是每公斤200或者250毫克。只有经过表面处理的新鲜蔬菜水果中，使用标准是每公斤12毫克。另外对于糕点的馅料，允许值是每公斤500毫克。即使一天只吃这些含有它的食物，也要吃到好几斤才能超过600毫克的“安全限”。

对羟基苯甲酸甲酯一直都被当做一种安全高效的防腐剂使用。对其安全性的担心起源于2004年发表的一项研究。该研究在一些乳腺肿瘤样品中检测到了对羟基苯甲酸甲酯的存在，引发了它与乳腺癌“可能有关”的猜测。另外，它有微弱的雌激素效应，而雌激素被认为与乳腺癌相关。但正如该研究的作者所指出的那样，该研究只能说明乳腺肿瘤中发现了这些物质，并不能说明它们之间有因果关系。甚至，实验并没有检测正常乳腺组织中是否同样有这些物质的存在。这项研究的价值，只是引起科学家们的关注来进一步研究。如今六七年已经过去了，没有进一步的结论发表。而后来的科学家在综述它的安全性时，不认为它和乳腺癌存在因果关系。

不清楚台湾地区为什么制定了一个“对羟基苯甲酸甲酯剂不得用于碳酸饮料”的规定。这是造成媒体评论认为“双重标准”的原因。如果说这是“双重标准”的话，显然台湾地区是一重，而大陆、美国、欧盟同属另一重。从世界范围来看，台湾地区的这条规定多少有些“特立独行”。

在食品领域，同一种物质，不同的国家和地区采取不同标准的情况极为常见。虽然物质是同一种，安全验证的科学数据也是世界共享的，但是，作为公共决策是“安全标准”，还是人制定的。标准的制定，说到底是“必要性”和“安全性”的权衡。而不同国家和地区的主管部门，衡量标准不同，就会制定出不同的“安全标准”。比如作为面粉增白剂的过氧化苯甲酰，不管是欧洲还是美国，对于它的作用与安全性数据，并没有分歧。但是美国认为“风险可以忽略，而它带来的好处相当明显”，所以允许使用；而欧洲认为，“它带来的好处有限，而万一有害呢”，所以禁用。

对于国际食品公司来说，往往在不同的市场需要采用不同的配方，来遵守当地的法律。这其实不存在“双重标准”的问题。

举个例子说，一个中国的食品公司，不能在中国卖经过增白的面粉或者使用了莱克多巴胺的猪肉，但可以卖到美国，而美国人不会觉得这是“双重标准”，因为美国法律是允许使用的。同样，在销往欧洲的食品中只要按照他们的要求进行标注，就可以使用胭脂红，而销往美国的就不可以。这是国际惯例，而非“双重标准”。

虚假宣传不等于有害

关于醋和酱油中的防腐剂苯甲酸钠，即使用量达到国家标准的最高限，一个成年人每天喝几十克，也只能达到“安全摄入上限”的10%左右。

食品安全总是格外引人注目，尤其是最常用的食品原料。“95%山西老陈醋是勾兑”的新闻令公众哗然，不过很快被证实是当事人表述不清所导致的误读。但“勾兑醋”还是被许多人认为是“有害健康”。

紧接着，酱油也“曝出”类似的新闻。非传统酿制的“配制酱油”，更被冠以“化学酱油”，再加上“含有致癌物”等最具有新闻号召力的词语，果不其然又引起骂声一片。

实际上，“勾兑醋”和“配制酱油”都不是中国“黑心厂家”的发明，二者都是国际上广泛存在的产品。它们不采用传统的酿制工艺，生产成本低。即使在风味上跟传统酿制产品有一定差别，也还是可以满足多数人的“调味需求”。所以，不仅在中国，在国外同样大量存在。

许多人看到“勾兑”“配制”，往往不加思索地想到“有害”。但这只是一种潜意识的“误解”。就“勾兑醋”来说，“醋精”中的醋酸跟

“酿制醋”中的没有任何区别。它们的安全性取决于其他成分，而合格的食品级醋精，安全性与酿制醋并没有不同。

许多人担心的防腐剂，也不是问题。首先，防腐剂不仅仅在勾兑醋中使用，醋酸含量低的酿制醋同样需要它，才能实现较长的保质期。其次，酱油和醋中最常用的防腐剂苯甲酸钠，安全性相当高。即使用量达到国家标准的最高限，一个成年人每天喝几十克，也只能达到“安全摄入上限”的10%左右。

新闻中还“曝出”了配制酱油的七种原料：砂糖、精盐、味精、酵母抽取物、水解植物蛋白质、肌苷酸及鸟苷酸。事实上，这些原料都在食物中广泛使用和存在。糖、盐、味精自不必说，酿制酱油中同样含有。酵母是酿酒、发面用的微生物，从中提取出“精华”具有浓郁的鲜味，被用在各种复合调味料中。肌苷酸和鸟苷酸是牛肉、鸡肉、蘑菇等食品鲜香的来源，跟味精协同作用能产生一加一大于二的增鲜效果。而植物蛋白水解物，本来就是酱油的核心成分。只是，酿制酱油用微生物发酵来水解；而酿制酱油所用的水解物，是通过化学方法来实现。

也就是说，植物蛋白水解物本身，并没有安全性的问题。可能的问题，是水解过程中会不会有有害副产物的出现。如果水解是通过盐酸加高温的工艺，盐酸可能与原料中的脂肪反应，生成3-氯丙二醇（简称3-MCPD），以及二氯丙醇。这两种物质在大剂量下有致癌的能力。不过，既然它们只是副产物，就可以减少生成，或者想办法去除。经过工艺改进，现在合格生产的植物蛋白水解物中它们的含量已经很低。

此外，任何物质的危害都跟剂量有关。世卫组织设定的3-氯丙二醇安全标准是每天每公斤体重不超过2微克。中国和美国的酱油中，允许的含量都是每公斤不超过1毫克。也就是说，即使酱油中的3-氯丙二醇达到最高限，一个60公斤的成年人也要喝上120克才能达到“安全上限”。考虑到酱油是人体摄入3-氯丙二醇的最主要来源，以及正常人每天使用的酱油量，合格生产的配制酱油并不会带来危害。

勾兑醋和配制酱油的问题，是商业营销中的诚信和消费者知情的问题。酿制产品的风味与配制产品不同，人们相信它们更好，这无可厚非。人们愿意付出更高的价格来购买，卖给他们的，就必须是他们想要的产品。这与安全无关，也与营养无关，就是知情和选择的问题。

勾兑醋和酿制酱油，只要是合格产品，也没有安全性的问题。如果能够实现足够的调味功能，又不需要那么高昂的价格，自然会有愿意接受的消费者来购买。

更实在点，这涉及的是虚假标注的诚信问题。为了卖高价而宣称酿制产品，应该受到惩处。不过，为了反对虚假标注，就炒作它们的危害，也同样是一种不负责任行为。

对症去药

一般而言，渗入的部分主要分布在表皮内，所以去皮是很有效的手段。比如土豆，去皮可以去掉 70% 以上的残留农药。

在讨论如何“去除”这些农药残留之前，需说明两点常识：

第一，“检出农药残留”不等于“危害健康”。任何农药都需要达到一定的量才会产生危害。这个“不产生危害的量”是由国家标准来进行规范的。作为“有毒物质”，研究其毒性一般在动物身上进行。

一般来说，考虑到人和动物的差异以及人与人之间的“体质不同”，用这个剂量的 1% 来作为人的“安全剂量”。再根据人们每天可以吃到食物的最大量，来制定食物中的“安全上限”。可以说，基于目前科学对于该农药的认识，只要不超过这一上限，就可以认为没有健康风险。如果有新的科学数据出现，显示在更低的剂量下“也可能有害”，那安全标准就会被修改。

第二，“有多少种农药”跟“有害剂量”是两回事。不同的农药针对不同的虫害或者病害，作用机理一般不同。即使有同类的农药作用会累加，也还是根据其“残留量有多大”，而不是根据“有多少种”来判断是否有害。也就是说，如果每种农药的残留量均低于国家标准，那么危害可以忽略；如果残留量超标，那么即使只有一种也还是不合格产品。

农药毕竟对于人体没有价值，而“安全数据”也都是通过实验数据来推测制定的。所以，还是希望“尽可能降低它们的存在”。通过开发毒性更低的农药、规范生产中的使用，是根本途径。

对于消费者来说，对于手中的果蔬，有哪些方法可以去除“可能存在”的农药残留呢？

科学界对此进行了许多研究。各种农药特性不同，而任何去除方法都是针对某一特性。换句话说，对一些农药有效的，可能对另一些无效。要想找到一种能去除所有农药的“万能”方法，基本上不能实现。

2010 年的《食品与化学毒性》杂志上，发表了比利时学者总结的去除果蔬农残的研究综述。

用油炸的方式，平均可以去除残留农药的 90%，焯水则接近 80%。不过考虑到多数蔬菜水果并不适合油炸，而油炸本身会带来高脂肪高热量，以及破坏其他营养成分，并不是一种好的选择。

焯水，即放到开水中烫一下就捞出来，高效而对营养成分的破坏比较小，对于很多蔬菜来说更加可行。

有意思的是，如果长时间煮，则去除农药的效果会明显下降。大概经过长时间的加热，蔬菜细胞被破坏了，到了水中的农药又可能进入到蔬菜中。

加热对于农药的影响可能比数字显示的更加复杂。比如说，有些农药在高温下会分解，而分解的产物有些无毒，有些却更毒。在不清楚的前提下，通过烹饪前去除，无疑是更好的方案。

清洗是研究得最多的方式。美国康涅狄格州政府的一个部门曾经进行过一项规模比较大的清洗去农残的研究。他们选取了 28 个批次的生菜、草莓等果蔬，用了自来水、洗涤灵以及 4 种专门的“果蔬清洗剂”清洗，分别检测清洗前后几种常见农药的含量变化。结果发现，每种方法都能显著降低农药残留，专门的果蔬清洗剂与清水没有区别。

他们还发现，这些农药是否容易被洗掉，跟它们的溶解性关系很小，主要是被清洗时的机械运动所去除的。所以，他们的建议是：在自来水下冲洗 30 秒以上，伴随着搓洗。

还有人喜欢用酸水、碱水或者盐水来浸泡果蔬。这些方式对于某些果蔬、某些农药是有效的，比如青椒用 2% 盐水浸泡 10 分钟后清洗，可以去除 80% 以上的农药残留。但是如果有的蔬菜表皮细胞被这些浸泡溶液破坏，那么洗到水中的农药又有可能进入蔬菜中，类似于焯水和久煮的情况。

清洗能够去除表面的农药，但是对于渗入皮内的就无能为力。一般而言，渗入的部分主要分布在表皮内，所以去皮是很有效的手段。比如土豆，去皮可以去掉 70% 以上的残留农药。

总的来说，去除果蔬农残的三板斧是：清洗、去皮、烹饪。如果依然担心，果蔬尽量多样化也会有帮助。不同的果蔬使用的农药不同，多样化的选择也就可以减少每种农药的摄入量。因为这些不同的农药不见得会产生累加危害，这样也就有助于减少“万一存在的风险”。

感染金黄色葡萄球菌的食物

最容易感染这种细菌的食物有：肉类、禽类、蛋类、水产类、奶制品等等。

“思念”水饺又让人们认识了一个新名词：金黄色葡萄球菌。北京市工商局宣布在某一批次的这种水饺中检测到了它的存在。在现行的国家标准中，速冻水饺中“不得检出”该细菌，所以这批水饺需要下架召回。厂家承认了水饺中检出金黄色葡萄球菌的事情，不过宣称“按照即将实行的新国标，就是合格产品”。

金黄色葡萄球菌到底是种什么样的细菌？为什么国家标准会“降低”？作为消费者，我们又该如何保护自己呢？

金黄色葡萄球菌是一种球状细菌，在显微镜下看，它们聚集成簇，像葡萄一样。不管有没有氧气的存在，它们都可以生长。在良好的营养环境中，它们会长成黄色的“菌落”。它们在自然界广泛存在，尤其是人和动物身上。在健康人中，鼻子、喉、手以及伤口处，是最适合它们生长的地方。它们对温度很敏感，在 55℃下，3 分钟就能死掉 90%，通常的烹饪足可以杀灭它们。

不过，在被杀死之前，它们会分泌胃肠道毒素，人吃了之后会引起恶心、呕吐、胃痉挛和腹泻等症状。这种中毒是急性的，一般在1—6小时之内发作，最快的只需半小时。大多数症状不会严重，在两三天内会恢复健康。

虽然脆弱，但是它们的毒素极为顽强。在牛奶中，100℃加热70分钟之后都还会有10%的活性留下。毒性也比较强，1微克毒素就可以引发症状。如果食物中的金黄色葡萄球菌达到每毫升10万个，就能够产生这个水平的毒素。

细菌本身很容易杀灭，而真正的罪魁祸首毒素却能够经受酷热考验。所以，如果金黄色葡萄球菌的检测结果高，可以说明食物受到了污染；但是，一种检测结果低并不能说明“没有问题”。比如，如果一种食物曾经被该细菌大量污染，然后又经过加热，那么检测结果将是“细菌数合格”，但其中同样可能存在足以致病的毒素。

最容易感染这种细菌的食物有：肉类、禽类、蛋类、水产类、奶制品等等。

对于消费者而言，对于“可能危害”的东西必须“零容忍”。但是这并不现实。就金黄色葡萄球菌来说，要实现“零容忍”将会使生产成本大大提高，这最终还是要由消费者来买单。

因为它们产生毒素需要比较大量的细菌数，追求“零容忍”没有必要。国际微生物规格委员会（ICMSF）制定的《食品微生物限量规定》中，有对各种食物中金黄色葡萄球菌的要求。其中没有速冻水饺，不过有“冷冻面食”和“冷冻禽肉”可以参考。

对于这两种食品，ICMSF的规定是：取5个样品分别检测，只要有一个的金黄色葡萄球菌超过每克10000个，就不合格。对于冷冻面食，如果只有一个样品的菌数高于每克100个但是不超过10000个，那么也算合格；如果有两个或者更多这样的样品，则不合格。而对于冷冻禽肉，则是允许一个样品高于每克 1000 个但是不超过 10000 个，而其他四个样品不超过 1000 即可。在其他食品中的规定不尽相同，不过也都是允许一定的存在。

现行国家标准中，规定速冻水饺中“不得检出”金黄色葡萄球菌。与国际标准相比，的确是过于严苛了。在新国标的征求建议稿中，标准改成了与 ICMSF 的冷冻禽肉一致，就比较合理了。

金黄色葡萄球菌的感染，不仅仅会发生在工业食品中，自己制备食品同样有感染风险。很可能只是因为感染症状并不严重，所以难以引起关注，感染的人一般也不会去查明原因。

美国疾控中心（CDC）提供了如下建议来避免金黄色葡萄球菌感染：

1. 制备食物之前用肥皂和水充分洗手，尤其是指甲内；

2. 鼻子或者眼睛感染时不要去制备食物；

3. 手或者手腕有伤口时不要制备食物，也不要给其他人端送食物；

4. 保持厨房与就餐区域的清洁卫生；

5. 如果食物要保存 2 小时以上，要么在 60℃以上保温，要么在 4℃以下冷藏。

6. 做好的食物装在宽而浅的容器中尽快冷藏。

这些也是避免其他致病细菌污染的有效措施。有许多冷藏食物的建议是“把食物放凉之后再放冰箱”，在室温下放凉，食物会有很长的时间处于适合细菌生长的温度。从食品安全的角度，这并不合理。

地沟油的检测方法为何“都不可靠”

地沟油本身没有一致的“标准”，“好油”也各不相同。要用一种方法来可靠地进行“判定”，理论上的可行性就很低。

许多人不能理解：现在科学这么发达，为什么就找不到可靠的方法来检测地沟油？

准确地说，公众所说的“检测地沟油”，实际上是判定一种油是地沟油还是正常油。“检测”，必须是针对一种确定的物质。按照目前的分析技术，只要能够列举出来的成分，基本上就可以“检测”出来。但是，能够“检测”一个指标，跟用它来进行“判定”，完全是两回事。

要把检测一个指标的方法作为判定地沟油的“检测方法”，必须要做到：不冤枉好油，也不放过地沟油。目前的方法都无法做到这一点。比如说，有一种方法是检测油中的电解质，因为烹饪过程中会加入盐等电解质，而没有使用过的油中不含有。一旦检测出电解质含量比较高，就是地沟油。但是，如果一批地沟油只是炸过薯条或者油条，那么它也完全可能不含有电解质。结果就会是：明明知道它就是地沟油，但就是

“检测”不出来。

此前报道过的地沟油检测方法也都是类似的情况。比如胆固醇，主要是植物油的地沟油也完全可以过关。而多环芳烃，如果没有经过较长时间的高温，含量也不会高。

要可靠地检测一种东西，就需要这种东西有相对明确一致的组成与性质。地沟油并非如此。作为一种“废料”，其组成千差万别。狭义的地沟油是从地沟里捞出来的油，后来扩展到潲水里回收的油，现在还有废弃的动物内脏炼出的油。

更广义一些，只要是使用过的油都算是地沟油，比如火锅行业的“老油”有时也被当做地沟油。此外，把地沟油掺杂到正常油中，更可以控制任何一个指标的数值，使之符合“检测标准”。

所以说，地沟油本身没有一致的“标准”，“好油”也各不相同。要用一种方法来可靠地进行“判定”，理论上的可行性就很低。

当然，我们关心的是一种油是否含有害物质。只要含有任何一种有害物质，不管它是不是地沟油，就是不合格产品。在理论上，我们可以对地沟油中“可能存在”的有害物质一一检测，任何一项不合格就判定为“地沟油”，或者至少是“不合格的油”。

但这种思路没有现实意义。按照地沟油的不同来源，可能含有的有害物质有几十或上百种。即使我们挑出“最有害”“最常见”的，也不是一个小数目。任何一种检测，不管有多简单，也需要设备和检测人员。

一项常规检测，几十或上百元的开销并不出奇。几十项检测，总的花销就是一笔巨款。再考虑到这样的一次检测可以代表多大的一批油，就不难理解：经过这样检测的油，谁还吃得起？

把“检测地沟油”作为解决地沟油的必需，本身就走错了方向。“地沟油”并非中国才有。在任何用油烹饪的地方，都必然产生废弃的食用油——也就是广义上的地沟油。世界其他地方也都没有“地沟油检测方法”，甚至也没有人去做这种研究，但他们也并没有“地沟油流回餐桌”的问题。

即使有了可靠的检测方法，也只是对正规的食用油销售渠道容易实施。而实际上，新闻报道中的地沟油往往是流向了路边摊、小餐馆或者食堂。这些小规模的使用者，基本上是“明知故用”，在监管他们的诸多困难之中，能否检测地沟油也并不是关键。

要杜绝地沟油流回餐桌，检测、查处、打击，都只是头痛医头的手段。地沟油本身是一种可以燃烧的有机物，流回餐桌其实是“资源放错了地方”。它可以转化成生物柴油，可以成为化工原料。地沟油没有进入这些合理的处理渠道，只是作为工业原料的价格无法与流回餐桌竞争。

从全社会的角度，地沟油流回餐桌带来的社会问题，加上查处打击地沟油所花销的成本，应该要超过这一价格的差异。参考国外的做法，通过公平有效的方式对地沟油的合理用途进行补贴，让加工地沟油的不法商贩无利可图，才是釜底抽薪地解决问题的办法。

母乳过敏怎么办

识别出宝宝的过敏原后，通过母亲“忌口”的方式来实现母乳喂养，是值得的。

母乳是婴儿最好的食物。但即使是完全母乳，也有一些宝宝持续出现某些症状，如腹泻、便血、呕吐、腹绞痛、湿疹、便秘等。这里的“腹绞痛”是英文词汇 colic 的直接翻译，宏观表现是没完没了地哭。

这些症状是食物过敏的表现——虽然母乳是母亲为婴儿“定制”的食品，但是它也可能带来过敏。有一项小规模的实验，15 个严重 colic 的婴儿，通过改喂水解蛋白奶粉来避免过敏原之后，白天啼哭时间减少了 60%—70%。这个实验不一定具有代表性，不过也可以说明，很多婴儿的“不乖”症状，可能是食物过敏所致。

对妈妈们来说，母乳过敏是沉重的心理负担。母乳过敏的宝宝，真就不能吃母乳了么？按照美国儿童医院中的翘楚费城儿童医院的建议：在多数情况下，可以继续母乳，但需要母亲调整饮食。

过敏是由特定的过敏原所引起。如果母亲的饮食中含有过敏原，那么就可能进入母乳中。而如果正好婴儿对这种过敏原敏感，就可能产生过敏。只要母亲避免了含有该过敏原的饮食，母乳中的过敏原也会逐渐消失，婴儿就不会过敏了。

牛奶蛋白是最常见的过敏食物，其过敏原是当中的一些蛋白，尤其是乳清蛋白中的 β－乳球蛋白，是引发牛奶过敏的中坚力量。

这种蛋白很顽强，对蛋白酶的攻击具有相当的抵抗力，所以经过消化之后还有相当一部分保留着过敏能力。1993 年发表的一项研究中，有 8 位志愿者按每公斤体重 10 毫升的量喝下全脂牛奶，检测喝之前和喝之后不同时间血浆中的 β－乳球蛋白抗原含量，结果多数志愿者中检测到了它的存在，其中一位志愿者血浆中的 β－乳球蛋白含量达到了正常含量的 8 倍多。

1994 年发表的一项研究直接检测了喝牛奶后母乳中的 β－乳球蛋白含量变化。研究者在医院中招了五十多位孩子有牛奶过敏症状的母亲。这些母亲在 24 小时的“无奶制品饮食”之后，喝下 400 毫升脱脂牛奶，然后对她们喝牛奶前后的一小时和两小时的母乳进行检测，结果发现，有一半志愿者母乳中的 β－乳球蛋白含量明显增加。但也有一部分母亲，其喝奶之前和之后的母乳中，均未检测到 β－乳球蛋白的存在。

这个实验说明：母亲喝牛奶之后，牛奶蛋白有可能进入母乳中，从而引发婴儿过敏。但是不同的人代谢情况相差巨大，有的人可以把过敏原完全消化掉，有的人却会留下许多。实验中还有一部分人在“无奶制品饮食”24 小时之后，母乳中的 β－乳球蛋白仍很高，而喝奶之后的母乳中，其含量进一步降低。作者推测，这可能是因为这部分人处理 β－乳球蛋白的速度很慢，喝奶之后的两个小时内，新摄入的 β－乳球蛋白还没来得及进入母乳，而之前存在的则在不断降低。

这可解释为什么母乳的孩子会出现牛奶过敏。

不过，母亲饮食中的牛奶不是唯一原因，因为那些母乳中检测不到β－乳球蛋白抗原的孩子，有的也出现过敏症状。

过敏是个很复杂的现象，很多人可能有各种过敏原。除了牛奶，鸡蛋和坚果是另外两类常见的过敏原。如果母亲吃了这些蛋白，过敏原也有可能进入到母乳中，从而引发婴儿的过敏。

2001 年发表过一项研究，23 位健康哺乳母亲吃下 50 克花生之后，有八位在一小时之后的母乳中检测到了花生蛋白过敏原的存在，还有两位和一位分别在两小时和六小时之后也检测到了。这跟牛奶蛋白和鸡蛋蛋白的情况类似：有大约一半的母亲在吃下蛋白之后，有过敏原会进入到母乳中。

确认了过敏原，那么母亲不吃含有该过敏原的食物之后，大约一到两周，母乳中的过敏原就会消失，婴儿的过敏状况应该会好转，但完全消失可能需要一个月甚至更长的时间。

费城儿童医院并不推荐通过“忌口”来避免母乳过敏，只是建议当过敏症状出现时，通过“限制饮食”来尝试解决问题。

但如果宝宝持续出现过敏症状，不妨去医院做一些过敏测试。

对过敏的宝宝进行母乳喂养，需要付出许多努力。深度水解的配方奶固然是简单易行的方案，不过考虑到母乳的好处，识别出宝宝的过敏原后，通过母亲“忌口”的方式来实现母乳喂养，是值得的。

妈妈需要注意，一旦忌了奶制品，就需要保证从其他食物中获得充足的蛋白质、钙等营养成分。

单面煎蛋，拿风险换美味

单面煎蛋不会实现有效灭菌。如果你正好碰上了被污染的鸡蛋，就只好自求多福了。

有传说“单面煎鸡蛋无法彻底杀死蛋内的残留细菌，容易引起恶心、呕吐和腹泻等中毒现象。除此之外，生蛋白还会阻碍身体吸收维生素 H，如严重的话，会导致皮疹、皮肤炎、脱发等状况。”许多爱好这种美食的人不禁很纠结：这是真的吗?

鸡蛋是一种比较容易受到细菌污染的食品。如果母鸡完全健康，刚刚下的鸡蛋中倒也不会有过多细菌。不过，这种理想情况毕竟不大可靠，母鸡体内可能会有一些致病细菌，而这些致病细菌会转移到鸡蛋当中。

鸡蛋壳本身具有很好的通透性。鸡蛋离开母鸡之后，细菌也很容易穿过蛋壳污染鸡蛋。2010 年 10 月，美国爆发了一起鸡蛋被沙门氏菌污染的事件，被召回的鸡蛋总数多达 5 亿只。

虽然不见得所有的鸡蛋都被致病细菌污染，但是这种可能性始终是存在的。鸡蛋中最常见的致病菌是沙门氏菌，污染鸡蛋之后无色无味，不进行专业检测无法分辨。而且，鸡蛋中是否带有致病细菌，跟养殖方式无关。有机鸡蛋、走地鸡蛋等“高档鸡蛋”，感染细菌的可能性与工业化生产的鸡蛋相比，完全不会更低。

消费者自我保护最有效的手段就是把鸡蛋充分煮熟。这些细菌对于温度的耐受性都不高，通过充分加热，基本上可以把它们剿灭。美国农业部的推荐是，鸡蛋制品加热到 160 华氏度（约等于 71℃）以上。在这个温度下，蛋黄也就凝固了。日常生活中，可以把“蛋黄完全凝固”当做鸡蛋“熟透”的标志。

单面煎蛋通常是把鸡蛋放在煎锅内，煎到一面稍微凝固，而蛋黄还处于“溏心”状态，甚至上表面的蛋白都还没有凝固。单面煎蛋的爱好者，跟“溏心鸡蛋”的爱好者一样，认为这样的鸡蛋味道好、营养成分损失少。

因为鸡蛋的凝固温度大概在 62℃。显然，单面煎蛋不会实现有效灭菌。如果你正好碰上了被污染的鸡蛋，就只好自求多福了。

细菌污染是食品安全事故最常见的原因。按照美国疾控中心（CDC）的估计，美国每年的沙门氏菌感染可能多达 140 万人次，导致大约 400 人死亡。当然，这还包括其他食物导致的沙门氏菌感染。人体被感染之后，通常在 8—72 小时之间出现症状，一般是腹泻、腹痛、发烧等。多数人即使不进行治疗，这些症状也可以在 4—7 天之后消失。不过，如果感染者是老人、小孩、孕妇、病人等免疫力比较弱的人群，就可能比较严重，甚至死亡。

生的鸡蛋蛋白中有一种成分会阻碍生物素（biotin）的吸收。生物素是一种 B 族维生素，又叫维生素 B_7 或者维生素 H。它在鸡蛋黄中比较丰富。不过，如果吃生鸡蛋，不仅鸡蛋中的生物素难以吸收，其他食物中的生物素也被抑制。如果连续几个月每天吃两个甚至更多的生鸡蛋，就可能导致生物素严重缺乏，出现明显症状。这些症状包括脱发、头发褪色，以及眼睛、鼻子、嘴等处出现红色鳞屑性皮疹等。

此外，鸡蛋蛋白中还有一些蛋白酶抑制剂，如果没有被加热失活，就可能抑制消化道内的蛋白酶活性，从而影响蛋白质的消化吸收。不过，考虑到人们的食物中会含有大量蛋白，而这种抑制程度有限，倒也不算是大问题。

所以，网上的这种传说基本是正确的。虽然不是所有鸡蛋中都会有致病细菌，但是单面煎蛋确实面临残留细菌的致病风险。而且，生鸡蛋会抑制食物中生物素的吸收。如果长期经常地食用生鸡蛋，可能会导致生物素缺乏而危害健康。单面煎蛋，并不是“一定”会导致这些结果，但是确实增加了健康风险。

限量标准之间

如果我们要求它们为零，就意味着某些农作物几乎无法生产。以黄曲霉为例，花生、玉米、大米、小麦等，几乎就不可能有合格产品

广大消费者近日熟悉了一个新名词“黄曲霉毒素”，知道它是一种“强致癌物”，在牛奶中的限量为0.5ppb（1ppb是每公斤中含有1微克）。

细心的读者还会发现，花生等食品中的限量为20ppb。而且，牛奶中的黄曲霉毒素是M_1，而花生等食物中的是毒性要高10倍的B_1。

B_1比M_1还要毒，为什么限量却还要高40倍呢？

让我们从“限量标准”谈起。

有一些物质是人为加到食物中的，会起到各种各样有价值的作用。这些物质或者其残留物量大的话可能带来危害。为了利用它们带来的好处，又避免其危害，就需要找出它们“不危害健康”的用量。通常是用不同的剂量来喂养动物（称为“实验组”），在一定时间（比如三个月）之后，来评估动物身体的各项指标，并与不喂这种物质的动物（称为“对照组”）相比。

在所有指标都与对照组没有差异的实验组中，最大的剂量被称为“无不良反应最大剂量”。把这个剂量除以一定的安全系数，就得到了针对人的“安全剂量”。安全系数是人为选择的，用来排除实验不确定性、物种差异，以及人们之间的个体差异的影响，最典型的取值是100。各国主管部门根据人们日常可能吃到的含有这种物质的食物最大量，来设定“安全标准”。它的意义是：不超过这个标准，有害健康的可能性可以忽略；超过了这个量，“或许有危害”。

黄曲霉毒素这样的物质则是另一种情况。它们对于食物没有任何价值而且有害，但它们是在农作物生长过程中自然产生的，实际上无法避免。如果我们要求它们为零，就意味着某些农作物几乎无法生产。以黄曲霉为例，花生、玉米、大米、小麦等，几乎就不可能有合格产品。

对这样的有毒物质，只能设定一个“控制线”。在这个控制线下，所含的毒素带来的健康风险足够小（但无法是零）；同时，目前的生产技术能够实现，而且付出的成本社会可以承受。

食物中的黄曲霉毒素浓度很低，最主要的危害是增加肝癌的风险。美国规定除奶制品之外所有食物中的黄曲霉总量不超过20ppb。

在奶制品之外的食物中，黄曲霉毒素有四种类型，其中B_1最多而且最毒。

我们都按B_1来计算，看一下在这个“限量标准”下，人们承担的风险有多大。假设一个成年人，每天吃半公斤花生、大米、玉米、大豆以及各种坚果，其中的黄曲霉毒素B_1含量达到20ppb。其总量就是10微克。以成年人体重60公斤计，其每公斤体重的摄入量约为170纳克。对于非乙肝病人，相当于每年得肝癌的风险增加了六万分之一；对于乙肝病人，相当于每年增加了两千分之一。

实际上，美国人的食谱中不会达到半公斤这些类型的食物，也不会都达到最高限量，而且这20ppb也并非全是致癌性最强的B_1。所以，实际的风险会比以上的估计值要小。

中国食物中的黄曲霉毒素限量是针对 B_1 来设定的，而且对不同的食物种类标准不同。花生和玉米以及它们的制品，中国标准略低于美国标准；大米及其制品，中美标准相当；其他种类（小麦、大豆、坚果及其制品），中国标准高于美国。

毒素对健康的影响决定于来自所有食物的毒素总量，而不取决于它在某种食物中的“浓度”。不同的食物达到同样低的浓度需要付出的成本并不一样。我们希望摄入总量“尽可能低”，又不至于过多增加食物成本，对不同的食物设定不同的“限量”是比较合理的做法。比如，要把玉米中的黄曲霉毒素控制到跟大米一样，需要的成本就要大大增加；而要小麦制品达到更低，增加的成本依然可以接受。

这样的限量，其实是一个“执法标准”，而并非“安全”与“有害”的分界线。当某种食物中的黄曲霉素达到这个“执法标准”，就会受到重视而被处理，从而不致于达到更高含量。

牛奶中的黄曲霉毒素 M_1 是 B_1 的代谢产物，把它控制到 0.5ppb 并不困难。牛奶的消费量比别的食物要更大，把它的限量设得更低对于减少总的摄入量也有明显价值。因而，世界各国基本上都采用了这一限量。

螺旋藻中的铅

如果没有铅之类的重金属污染，把它当做菜吃，没什么不好；但是当重金属不可忽视时，那么“多吃”的风险也就大了。

螺旋藻在最近波澜起伏。此前许多人把它当做“神奇补品”，突然之间被爆出铅超标，被媒体称为“补品变毒品”。然后是几家“大品牌”喊冤，接着主管部门发布检测结果，称几个品牌“合格”。——这一逆转，不是因为检测结果有差异，而是所引用的国家标准不同。按照一般保健食品的要求“小于 0.5 毫克 / 公斤”，它们是超标了；按照螺旋藻的“小于 2 毫克 / 公斤”的标准，它们就合格了。

这番起伏让公众更困惑：铅含量没变，为什么一会儿是这个标准，一会儿又是那个标准？这些铅，到底对健康有什么样的影响？

铅是一种人体不需要的金属元素，能够在体内累积。长期摄入很低剂量的铅，也可能导致神经、肾脏以及血液等系统的损伤。对于儿童的危害更加明显，容易导致发育迟缓，认知能力低下。所以，这样的物质，摄入量的目标是零。

但是铅在我们的环境中广泛存在。尤其是在现代社会，工业废气中常常有它们的踪影，而土壤和饮用水中也不难发现。许多植物能够聚集铅，从而使得食物中也难以避免。换句话说，我们吃饭、喝水、呼吸空气，都有可能摄入铅。

无法完全避免，就只能尽力减少。根据目前的科学数据，认为每周每公斤体重摄入量不超过 25 微克，对健康的影响还可以接受。这个“安全标准”，相当于一个成年人每天摄入 200 微克。

有专家指出，螺旋藻中的铅超标只是说明它们是“不合格产品”，不意味着它们就“有害”。仅仅从数字上说，这也有一定根据。按照每公斤螺旋藻含铅 2 毫克计算，通常人们每天吃 5 克左右，所含有的铅大概是 10 微克。对一个成年人来说，大致相当于“每天安全摄入量”的 5% 左右。

不过这种分析的思路并不是很合理。铅的危害不取决于哪种特定来源，而取决于摄入的总量。如果螺旋藻只是人们摄入铅的唯一途径，那么这 10 微克的确造不成什么危害。但现实是，空气、水和其他食物中的铅，几乎是无法避免的。为了减少“慢性铅中毒”的风险，我们能做的就是：在能够避免的地方，尽可能避免它的摄入。

为了实现这个目标，人类已经做了很多努力。比如，含铅汽油曾是空气、水和自然环境中铅的一大来源，现在人们已经逐渐弃用了这样的汽油；油漆涂料中经常含有铅，在许多国家这样的涂料已经被禁用多年；而塑料和涂层中的铅，也经常使得我们出口的玩具被欧美拒绝。据美国的统计数据，几十年来，美国人摄入的铅已经下降了 90% 左右。

有了这个“下降 90%”的成果来对比，就可以看出“安全摄入量的 5%”并不是一个可以忽略的量。因为，我们还可能从其他途径摄入多个 5% 甚至更多。比如说，美国规定糖果中的铅含量是每公斤不超过 100 微克，果汁中是 50 微克。如果达到这个量，那么 100 克糖果或者一杯果汁也就会达到那个“5%”。

也就是说，仅仅是螺旋藻中所含的铅，本身并不见得有多大危害。但是，它只是人体摄入铅的众多途径之一。尤其是那些铅含量很高的螺旋藻，对“总的铅摄入量”的贡献还是比较可观的。

如果螺旋藻真的有传说中的种种神奇，那么摄入这个量的铅，倒也不是不可以接受。如果它的“功效”只是镜花水月，那么就实在没有必要去承担这样的风险。

现实是，目前人们“相信”的螺旋藻功效，基本上都来源于商业营销，缺乏科学依据。

科学事实是：螺旋藻是一种还不错的野菜——它的蛋白质、某些维生素和矿物质含量比较高。如果用它来代替常规食物，的确能够提供相当丰富的营养。但是，作为“保健品”的螺旋藻，一般每天就吃几克，所能提供的营养成分也就很有限。比如商家喜欢说的“优质蛋白”，5 克螺旋藻也就能提供 3 克左右，跟人体一天需要的几十克蛋白质比起来，无异于杯水车薪。其他的“营养成分”，也大致如此。

如果没有铅之类的重金属污染，把它当做菜吃，没什么不好；但是当重金属不可忽视时，那么“多吃”的风险也就大了。

11

西瓜打针的童话

西瓜，像是一块切下的肉。对着猪肉打针，血液循环系统就不能发挥作用了。

人类从来不缺乏想象力，尤其对于食品。每当看到跟自己“心目中的食物”有所不同，就总是有人相信它们不是“自然生长”的。

“打针西瓜”是一个例子，传说是奸商往没成熟的西瓜里注射甜蜜素和胭脂红，而这两种物质有着“破坏肝脏、肾脏的功能，影响儿童智力发育等毒性”。

对食品安全杯弓蛇影的公众，再一次忧心忡忡，许多人一如既往地发出“西瓜也不能吃了”的喟叹。无辜的瓜农们，只能再一次欲哭无泪。

然而，“打针西瓜”，只是一种童话般的想象。

先要说明的是，通过注射甜蜜素和胭脂红，很难让生西瓜变得像正常西瓜一样红而甜。给人打针，药物能够迅速地达到人体各处，是因为人体有一个强大的血液循环系统。而西瓜，像是一块切下的肉。对着猪肉打针，血液循环系统就不能发挥作用了。打进去的东西，只能通过

“扩散”的方式在肉中慢慢渗透。

做过咸肉的人就知道，要把一块不薄的肉腌“透”，需要较长的时间。西瓜也是如此。当把甜蜜素和胭脂红注射进西瓜之后，会聚集在注射点，然后向周围扩散。

扩散是一种缓慢的传递过程，距离越远，扩散所需要的时间就越长。用糖水来浸泡水果，都需要很长的时间才能让糖进入“里面”，而西瓜要比通常浸泡的水果个头大得多了。即使注射到西瓜中心，要等它们扩散到整个西瓜，也需要极其长的时间。在这个时间内，可能西瓜早就变坏了。而且，这个时间，未必比把它们留在地里自己成熟更短。

即使是真的存在“打针西瓜”，它也不会有“破坏肝脏、肾脏的功能，影响儿童智力发育等毒性”。

甜蜜素是一种常用的甜味剂。跟糖精、阿斯巴甜、三氯蔗糖等甜味剂相比，它并不高效，甜味只有蔗糖的 30—50 倍。它的优势在于甜味比糖精更“纯正”，与糖精混合使用，可以彼此掩盖“异味”，从而更加接近蔗糖的甜味。

对甜蜜素的质疑起源于 1966 年。

有一项研究发现它在肠道细菌的作用下可能分解为有一定毒性的环己胺。而 1969 年，更有一项研究说糖精与甜蜜素的混合物会增加老鼠的膀胱癌风险。于是，美国 FDA 禁止了它的使用。不过，这项致癌实验得不到重复，而又有了大量的其他实验来证明甜蜜素可以安全食用。

世界卫生组织和联合国粮农组织的食品添加剂联合专家组（JECFA）审查评估了这些研究，在考虑甜蜜素的吸收率以及转化成环己胺的转化率基础上，再基于环己胺的安全剂量，得出的结论是：每天每公斤体重摄入 1100 毫克甜蜜素，不会产生不良影响。按照常规，把这个动物“安全剂量”的 1%，作为人的安全剂量。

对于公众来说，只要符合国家标准，即使是天天吃也不会危害健康。

即使是“超标”了，因为那个安全系数的存在，也只是说有一定的风险，而不是有多大的“毒性”，偶尔吃了一点也不用担心。

胭脂红的情况跟甜蜜素有点类似。它是一种合成的色素，稳定性比较好，能够用于各种食品中。它的安全性也有一些争议。JECFA 制定的安全标准是每天每公斤体重不超过 4 毫克。欧盟以前采取的是这一标准，不过后来把它降低到了 0.7 毫克，而美国则没有批准它的使用。中国的标准是针对每一种食品具体制定的。

总的来说，只要符合标准，可以认为没有什么危害。

对于农产品，人们很容易形成固定的形象。一旦与自己心中的形象不符合，就怀疑是“奸商捣鬼”，而进一步怀疑它“有害”。我们应该理解，动植物本身具有很大的多样性，很多看起来“异常”的产品，仅仅是品种不同而已。

还有许多“不正常”，只是生长条件控制不当导致的。这些“异常”，恰恰是“天然形成”的。我们应该关注这些“异常”，但是不应该一见到“异常”就用最大的恶意去展开丰富的想象。谣言损害的，不仅仅是无辜的农民，最终也是每一个消费者。

无处不在的环境雌激素

这些成分人们已经吃了千万年，仅仅是以前不知道而已。

“有害污染物”在我们的生活中广泛存在。塑化剂只是其中的一种，甚至是比较普通的一种。它的危害来源于“雌激素活性”。

雌激素是人体分泌的一种激素，不仅跟生殖发育有关，对其他器官也有调节作用。无论男女，雌激素水平异常都会导致身体异常，比如脂肪代谢、蛋白质合成、胆固醇组成的变化等等。对性激素敏感的癌症也与雌激素水平的异常变化有关，比如乳腺癌和前列腺癌。

人体会自己调节雌激素的分泌，让体内的雌激素水平处于合理水平。而环境中有一些物质也具有“雌激素”活性。20 世纪 70 年代，美国一家工厂向詹姆斯河泄漏了大量的开蓬。开蓬是杀虫剂灭蚁灵的有效成分，其化学结构跟雌激素相去甚远。但是后来人们发现有工人的精子数显著下降，而这是雌激素影响男性健康的表现。科学家们经过检测发现，开蓬确实具有微弱的雌激素活性。这些泄漏的开蓬使得詹姆斯河从 1975 年开始禁渔，直到 1989 年开蓬的含量才下降到可以接受的地步。

过了十几年，河中也仍然能检测到它的存在。

开蓬并不是唯一具有雌激素活性的环境污染物。这一类物质被称为“环境雌激素”。虽然它们在分子结构上可能与雌激素相差较大，却仍然可以影响人体雌激素的水平。科学家们发现，雌激素是小分子，进入细胞核之后，和那里的“雌激素受体”结合，然后附着到 DNA 上，影响基因的表达。

雌激素受体就像一把锁，雌激素是原配的钥匙，但却不是唯一的钥匙。还有很多物质能够与它结合，得到的产物也能影响基因的表达。有的物质虽然不能开锁，却可以影响雌激素的分泌，或者影响雌激素进入细胞核，或者影响雌激素受体的合成。从结果来看，它们都导致了体内雌激素的异常，最终影响人体正常的生理活动。这种影响大到一定程度，就会出现某一方面的症状。

目前发现的环境雌激素很多。塑化剂是其中的一类，它也包含着很多种具体的物质。比如在台湾起云剂丑闻中使用的是 DEHP，而这次酒鬼酒中超标的是 DBP。

比塑化剂更普遍的环境雌激素是某些杀虫剂、除草剂、灭菌剂，其中最为人们熟知的就是滴滴涕。还有一些工业污染物，比如多氯联苯、二噁英。一些药物比如避孕药自不必说含有雌激素，甚至有些洗涤用品的成分也有雌激素活性。甚至有一些重金属，比如铅、汞、镉等，也具有雌激素活性。

这些环境雌激素一般是现代工业带来的污染物，这也使得许多“原生态”追求者对现代工业充满了质疑。但实际上，许多天然的植物中也会有环境雌激素的存在，最为人们熟知的大概是豆类中的异黄酮。全谷以及蔬菜水果中的一些“植物化学成分”，也具有雌激素活性。这些成分人们已经吃了千万年，仅仅是以前不知道而已。

环境雌激素如此普遍。虽然塑化剂让许多人恐慌，而实际上它并不能算最严重的。如果要追求“再少的有害物质也不可接受”，那么只能把人类社会退回到工业革命之前——而即使如此，那些天然的环境雌激素也还是不可避免。

不管是塑料、杀虫剂、避孕药还是其他工业产品，毕竟是为人类生活带来了很大的好处。我们不可能因为“对健康可能带来风险”就拒绝它们，现实的做法是：积极地去发现、检测和评估各种污染物对健康的影响，搞清楚它们的作用机理与剂量关系，尽可能准确地找出对人体健康不产生影响的剂量，制定安全标准。然后，评估人们能够接触到的量。如果安全标准大于接触剂量，那么这种污染物的存在就可以接受。反之，就要想办法去减少它的存在，并且寻求其他更好的产品来取代它。

就塑化剂来说，基于目前的科学认识，世卫组织和联合国粮农组织的联合专家组认为：从合格塑料中溶到食品中的塑化剂是“可以接受”的。这次白酒中的塑化剂含量不算低，不能说它们“完全没有风险”，只是这风险比起酒本身的危害，完全可以忽略。实际上，塑料容器装的油脂和医疗用品中的塑化剂可能更值得关注。

“毒姜”之毒

尽管农民种了“不用药”的姜给自己吃，但他们依然是最大的受害者。因为，姜的食用量不大，而他们的水，却是每天要喝很多的。

“毒姜事件”让人们认识了一种农药——“神农丹”。这到底是一种什么样的东西？既然是“高毒”，为什么它被允许生产和销售呢？

神农丹的化学成分是一种叫作“涕灭威”的化学物质。跟其他喷洒到表面的农药不同，它施用于土壤中，能够杀死和控制土壤中的多种害虫。深受土壤中害虫危害的农作物，比如柑橘类水果、葡萄、谷物、花生、土豆、大豆、甜菜、烟草、洋葱、甘薯等等，让它有了用武之地。

在土壤中，它会被氧化，氧化掉一半的时间（半衰期），可以短到几天，也可以长达两个月。它很容易被植物吸收，所以为了安全起见，施用之后到收割之间应该有很长的停药期。麻烦的是，它很容易流失到水中，且在水中很稳定，降解成无害物质的半衰期短则几周，长则几年。

与别的农药相比，它毒性挺高。毒死一半的大鼠，只需要每公斤体重 0.5 毫克。换算到人，一个成年人也只需要几十毫克。一旦被人吃下，它会被快速吸收，然后到达身体各处。不过它的代谢也很迅速，在24小时内，就会有80%以上被排出，5天之内，基本上就全部排完，不会在体内累积。

根据国外的统计，除非喝它自杀，或者误服，通过食物摄取的涕灭威几乎不能达到这么高的剂量。当然，我们探讨危害，也不是以不致死为标准。根据动物实验，人体对它的反应中最先出现的是“胆碱酯酶活性抑制”。所以，它的安全剂量，也就是以不导致这种活性抑制的出现来制定。

有一群勇敢的志愿者做了小白鼠，从而让我们得到了宝贵的数据——对人体没有可见影响的最大剂量是每公斤体重25微克。除以大约10倍的安全系数，得到每天每公斤体重3微克，这个数字被世界各国接受为它的“安全剂量”。

基于这个安全剂量以及各类食品的日常消费量，国际食品法典委员会制定了涕灭威在多种食品中的残留标准，比如花生、大豆允许每公斤残留20微克，红薯、洋葱等允许每公斤100微克，香蕉、葡萄、柑橘等水果则是每公斤200微克。世界各国根据自己情况，制定的标准又有不同，比如美国、欧洲都跟这些标准差不多，中国就比这些要严格很多。在最新的中国农残标准里，各种蔬菜水果中都只允许每公斤30微克，只有甘薯、马铃薯、木薯、山药允许每公斤100微克。

根据这些残留量规定，国外允许使用涕灭威的食物作物就比较多。因为在正常使用的情况下，食物中的残留不容易超过他们的标准。比如美国，1980年的检测发现94%的土豆中含有涕灭威，含量在50—520微克每公斤之间。

中国的残留量标准很严，所以如果使用就很容易超标。实际上，中国只允许用于花生、木薯等少数作物中。就毒姜事件而言，媒体报道的涕灭威含量，一个报道中是每公斤0.035毫克，另一个是每公斤0.261

毫克。根据安全剂量，一个 60 公斤的成年人，含量高的那批也要吃下近 700 克姜才“超标”。不过，即使是含量低的那批，也超过了国标标准，算是“毒姜”了。

需要强调的是，这么说并不是说这些“毒姜”就可以接受。安全标准是用于执法的，超过了标准，就需要被执行，这样就把毒害扼杀在了萌芽中。实际上，在国外也的确出现过大规模涕灭威中毒事件，均是由含量超标的黄瓜、西瓜、甜瓜或者饮用水引起的。好在这些中毒都是轻微和暂时的，停止食用被污染的食物之后，就会很快恢复。

涕灭威的更大问题是对环境的污染。前面提到，它容易流失到水中，然后降解周期还很长。在使用涕灭威比较多的地区，地下水中的含量会很惊人。1984 年，美国环保署发布过一份报告，某些井水中的涕灭威含量高到每升 500 微克。而在 1987 年发表的一篇文献中，提到了美国纽约的土豆农场地下水中的涕灭威含量。美国环保署认识到了这个问题，正在推动减少这种农药的使用，打算在 2018 年之前全面停止其使用。欧盟也在几年前大幅降低了土豆、柑橘等食物中的残留允许量。

可以说，潍坊的毒姜事件，尽管农民种了“不用药”的姜给自己吃，但他们依然是最大的受害者。因为，姜的食用量不大，而他们的水，却是每天要喝很多的。

14

是非亚麻籽

亚麻籽对于普通人是安全的，但对于孕妇、跟激素有关的癌症患者、2型糖尿病人、凝血存在障碍的人、正在服药的人，最好就不要冒险了。

亚麻是一种古老的作物，人类食用亚麻籽的历史可能长达几千年。吃的年头久了，就难免为它想出种种功效。到了现代，人们发现它的确含有一些比较“特别”的成分。这些“特定成分”与传说的结合，催生了从减肥、美容到抗癌、保护心脏等各种“功效”。

这些看上去充满吸引力的“功效”，有靠谱的吗?

亚麻籽中最受关注的是亚麻油。亚麻籽是一种很好的油料作物，含油量在40%以上，油中的脂肪酸一半以上是阿尔法亚麻酸，即通常所说的ALA。ALA是一种欧米伽3多不饱和脂肪酸，和鱼油的有效成分EPA和DHA可以算是同门。鱼油对健康的影响有非常多的研究，在降低血脂、保护心脏方面，鱼油得到了不少科学证据的支持。于是，作为欧米伽3多不饱和脂肪酸家族里的一员，ALA也就受到了关注。

人们猜测它是不是具有鱼油的功效。最近的一些研究显示鱼油的功效似乎都不那么靠谱。而依靠跟他们沾亲带故行走江湖的ALA，则连不够靠谱的证据都比较欠缺。因为鱼油有水质污染的担忧，商家们又鼓吹来自植物的ALA在体内转化为EPA和DHA，更加“绿色安全”。可惜的是，这只具有理论上的希望。ALA转化成EPA的效率低得可怜，转化成DHA的能力更低到应该被忽略。

亚麻籽的另一大特色是膳食纤维，含量超过四分之一。现代人的饮食比较容易缺乏膳食纤维。可溶性的膳食纤维能够带走一些胆固醇，从而降低体内胆固醇的含量。这也得到了一些科学实验的证实，尤其是对胆固醇含量比较高的人，效果较明显。此外，膳食纤维能够填充肚子，却不能被消化吸收，因而有助于减少热量的摄入。从这个角度来看，说它有利于减肥也有一定道理。此外，不溶性膳食纤维吸水性好，有助于食物的排出，从而解决便秘的问题。

亚麻籽中还有一种叫作木脂素的物质。这种物质能与人体的雌激素受体结合，被称为“植物雌激素”。对于那些需要补充雌激素的人，这种“天然雌激素”似乎也就具有吸引力。也有人猜测它是不是对那些跟激素水平有关的癌症有一定抑制作用，比如乳腺癌、子宫癌、前列腺癌和卵巢癌等。此外，木脂素也具有相当强的抗氧化性，就更让它具备了成为保健品的“潜质”。

不过，市场营销已经热火朝天，科学证据却还是一团乱麻。一方面，它能与雌激素受体结合，展现雌激素活性；另一方面，它抢占了雌激素受体，会让真正的雌激素没有用武之地，而它自己的功力又不如“正主”那般深厚。所以木脂素到底如何影响人体的激素水平，对这些癌症有什么样的影响，也还颇像雾里看花。那些所谓的功效，也就主要只是美好的愿望。

如果没有安全方面的担心，这些传说中的功效是不是有靠谱的证据也就不那么重要——有了固然好，没有了也没什么损失。但是，亚麻籽虽然有悠久的食用历史，对于多数人也算相当安全，但对于一些特定的人群，需要小心对待。

有一些研究显示，怀孕后期服用亚麻油可能增加早产的风险。亚麻籽中的木脂素，可能干扰孕妇的雌激素水平，从而带来不利影响。虽然这两种猜测也都没有很好的临床证据支持，但从“安全优先”的谨慎原则出发，孕妇明智的选择还是不要吃亚麻油或者亚麻籽。

木脂素与雌激素受体结合，会降低雌激素的活性。对于补充雌激素的人，这相当于降低了药效。比如吃亚麻籽或者它的提取物，就可能降低药物避孕的效果。

一般来说，膳食纤维对于健康是有利的，但是它们也会加速肠道内物质的排出。这对于通便固然是好事，但对于药物就是干扰了。药物的吸收跟它在体内的停留时间有关，药物的剂量会依据常规的停留时间来设计。如果服药的同时吃下大量的膳食纤维，药物会跟着它们快速排出，吸收时间就短了，相当于降低了药效。

亚麻籽还可能增加凝血难度，这对于将要手术或者有凝血障碍的人，是不利的。它还可能增加降糖药物的药效，把血糖降得过低。不管这种可能性有多小，对于2型糖尿病人来说，也都完全没有必要去冒这个风险。

简而言之，亚麻籽对于普通人是安全的，其中的膳食纤维、ALA也是很好的营养成分。作为食品成分加到各种食品中，也可以作为健康食谱的一部分。但对于孕妇、跟激素有关的癌症患者、2型糖尿病人、凝血存在障碍的人、正在服药的人，最好就不要为了那些“无所谓有无所谓无的好处”，去冒“没准存在”的风险了。

15

什么样的土豆和西红柿比砒霜还毒

对于变绿或者发芽的土豆，已经有了明确的“有毒”信号，我们就要避免食用。

有传言说，“发芽土豆的嫩芽和变成绿色的土豆皮中龙葵碱含量很高，食用易中毒；未成熟的青西红柿含有毒性物质，食用这种还未成熟的青色西红柿，口腔有苦涩感，吃后可出现恶心、呕吐等中毒症状，生吃危险性更大。”

真的有这么恐怖吗?

土豆、西红柿和茄子等植物中有一些“糖苷生物碱”(Glycoalkaloid)，其中最常见的一种叫作“龙葵碱”(Solanine)，也有翻译成“茄碱”，它们具有抗虫抗菌的功能。植物合成这些生物碱算是它们对抗病虫害的一种自我保护机制吧。

龙葵碱是一种毒性相当强的“天然物质”，口服的中毒症状一般为呕吐、腹泻和神经毒性，严重的甚至会导致死亡。英国就曾经发生过78个学生因为食用龙葵碱含量过高的土豆而中毒的事件。口服时大鼠的半数致死量为每千克体重 590 毫克。相对于砒霜，大鼠口服实验的半数致死量是每公斤体重 15 毫克。由此可见，虽然龙葵碱具有一定的毒性，但还远没有到砒霜那么可怕的程度。

龙葵碱让人体产生中毒症状的剂量比动物毒理实验得出的数据还要低得多。有病例分析认为，人体对糖苷生物碱的中毒剂量可以低到每公斤体重 2—5 毫克，而每公斤体重 3—6 毫克的剂量就可能致命。

就土豆这种植物来说，龙葵碱广泛分布在它们的茎和叶中。地球上有几千种土豆，其中的龙葵碱含量有高有低。而现在人们种植的这些品种是经过筛选和培育的，正常情况下龙葵碱的含量已经很低了，一般为每千克几毫克。并且，土豆中的龙葵碱主要分布在皮层，食用的时候去皮的话，还能够去掉 30%—80%。所以，正常的土豆并不会让人中毒。

收获的土豆如果保存不善，会发芽变绿。在这个过程中，龙葵碱的含量会大大增加。产生绿色的不是龙葵碱，但是“变绿”是龙葵碱产生的一个标志。同时，土豆会变苦，而苦味更是直接说明龙葵碱含量已经很高了。对于变绿或者发芽的土豆，已经有了明确的“有毒”信号，我们就要避免食用。

西红柿和茄子中也有一定量的糖苷生物碱。在青西红柿中，其含量会相对高一些。不过，正常人大概不会去吃青的西红柿，也就不用担心。而在茄子里，它们的含量也不高，也不至于让人中毒。

需要注意的是，这个糖苷生物碱很难通过烹饪破坏。以龙葵碱为例，冷冻、干燥、微波加热、蒸煮等对它的破坏都很有限，甚至没有影响。要 170℃以上的深度油炸处理才能显著降低其含量。

也就是说，传言中有一部分内容是正确的。发芽或者变绿的土豆以及没有成熟的西红柿中确实含有糖苷生物碱。各种糖苷生物碱能造成人体中毒，普通的烹饪难以将它们破坏。不过这些食物“有毒”和“安全”的状态很容易识别，只要注意一下就可以避免。

未腌透的咸菜和烂白菜有毒吗

未腌透的咸菜、酸菜和烂白菜确实可能含有较高的亚硝酸盐，可能导致食物中毒。不过一般而言，不会像传说那样吃了就要人命。

在“比砒霜还毒的食物，食用可能引起死亡”的食物列表中，有未腌透的咸菜和烂白菜。据称：“腌菜时如果放盐量不足，腌制时间不满8天，可能造成亚硝酸盐中毒。腐烂的大白菜，会使人缺氧而引起头痛、头晕、恶心、腹胀等，严重时会抽筋、昏迷，甚至有生命危险。”

其实，所有的植物中都含有硝酸盐和亚硝酸盐。现在的科学研究结果一般认为硝酸盐本身是无毒的。而亚硝酸盐如果大量进入人体的话，可能导致“高铁血红蛋白症”，血液失去携带氧的能力，从而出现缺氧症状，严重的可能危及生命。亚硝酸盐引发的更广泛的忧虑还在于它在人体内可能转化成亚硝胺，而后者是一种致癌物。

所有饮食，水、肉、蔬菜、水果……都不可避免地含有硝酸盐和亚硝酸盐。根据欧美等国的统计，在正常饮食中，蔬菜是硝酸盐最主要的来源，而亚硝酸盐往往跟硝酸盐的转化相关。正常情况下，蔬菜中的这些硝酸盐和亚硝酸盐的含量距离危害人体的剂量还有相当的差距。在某些细菌作用下，硝酸盐会被还原成亚硝酸盐。

制作各种腌制蔬菜的过程都是细菌生长的过程。这个过程中，乳酸菌、醋酸菌等“好细菌”把糖分转化成乳酸或者醋酸，从而把菜变成人们需要的咸菜或者酸菜。而“坏细菌”，会产生亚硝酸盐。

在自然发酵的条件下，一开始，好菌坏菌的量都不大。加盐、密闭、低温等“腌制条件”，能帮助好菌，抑制坏菌。在发酵过程中，好菌产生酸，降低 pH 值，而坏菌产生亚硝酸盐。随着发酵进行，环境的 pH 值越来越低，坏菌的生存条件越来越恶劣。最后好菌大获全胜，坏菌全军覆没。随后，坏菌覆灭前产生的亚硝酸盐也逐渐会被分解清除。以东北酸菜为例，坏菌产生的亚硝酸盐浓度在腌制七八天的时候达到最高，然后逐渐下降，到二十天之后就降到非常低的水平，基本对人体无害了。如果食用未腌透酸菜或者咸菜，就可能造成食物中毒。

烂白菜的情形跟咸菜和酸菜类似。只是白菜的腐烂过程中没有加盐、密闭等抑制坏菌、扶持好菌的手段，因而坏菌猖獗，亚硝酸盐浓度可能更高。

不过，亚硝酸盐并没有流言中说的那么“毒”。它是一种常用防腐剂，中国国家标准中，不同肉制品中的允许含量不完全相同，一般是每千克几十毫克。美国的标准则是每千克 200 毫克，但要求同时加入 550 毫克维生素 C 来防止生成亚硝胺。在酸菜腌制过程中，亚硝酸盐是一个由低到高然后再降低的过程。在最高点，可能达到每千克 100 毫克以上，到最后完全腌透了，能降到每千克几毫克的水平。所以，尽管烂白菜可能会导致食物中毒，但其危险性远没有流言中说的那么厉害，更不可能“比砒霜还毒”。

未腌透的咸菜、酸菜和烂白菜确实可能含有较高的亚硝酸盐，可能导致食物中毒。不过一般而言，不会像传说那样吃了就要人命——当然，日常饮食中还是应该避免食用腐烂的蔬菜。

新鲜蚕豆是“致命食物”吗

凝集素一般也不会造成致命后果。通常的症状是严重的恶心、呕吐、拉稀以及腹痛等。

新鲜蚕豆也是被传说“能致命的食物”，具体的说法是：“有的人食后会引起过敏性溶血综合病症，出现全身乏力、贫血等症状。”

这种说法有一定的根据。蚕豆确实可能导致过敏性的溶血症状，也被称为“蚕豆病（Favism）”。目前研究认为，蚕豆里含有的蚕豆嘧啶（一种核苷酸）会干扰葡萄糖六磷酸脱氢酶（G-6-PD）的正常运作，而后者是维持血红蛋白正常工作的关键因子，从而引起红细胞破裂，引发“蚕豆溶血”病。不过，绝大多数人体内都有充足的 G-6-PD，蚕豆也只会乖乖地当好食物了。所以，只有对那些因为遗传问题而缺乏 G-6-PD 的人来说，蚕豆才是“危险的食物”。

对这些缺乏 G-6-PD 的人来说，生吃新鲜蚕豆引发症状的风险最高。孩子的风险比成人要高。在储存过程中，蚕豆嘧啶会被逐渐氧化降解，所以干蚕豆引发蚕豆病的几率确实要低一些，但也不是完全没有。

有时候，甚至吸入蚕豆花粉都可能引发症状。不过，对于大多数人来说，这样的风险并不存在。

对于豆类的误解，可能还是因为其中含有一些所谓的“反营养物质”，比如蛋白酶抑制剂和皂苷（Saponin），以及植物毒素，比如植物凝集素（Lectin）。

蛋白酶抑制剂没有实质上的毒性，不过它们会抑制蛋白酶活性，从而降低蛋白质的消化吸收效率。所以，它们在传统上被当做反面典型。不过，一些新的研究发现，某些蛋白酶抑制剂对健康具有积极作用。比如，Bowman-Birk inhibitor（BBI），在口服的情况下能够发挥抗癌作用。而皂苷，则主要因为起泡性能太好，给豆制品加工带来一定麻烦。但对于人体来说，它并不会带来明显毒性。

豆类中真正有毒的是植物凝集素。这种毒素存在于多种豆类之中，含量各不相同。红芸豆中含量最高，可达 20000—70000 单位，理论上说，只要四五颗就能引发中毒症状。白芸豆比较低，大概是红芸豆的三分之一。而传说“比砒霜还毒”的蚕豆，则只有红芸豆的 5%-10%。不过，植物凝集素对温度比较敏感，在完全煮熟之后，其活性大大降低，含量只有 200—400 单位。需要注意的是，如果加热不充分，毒性反而更高。加热到 80℃会使其活性增加几倍，比生吃还糟糕。有些人习惯用慢煮锅来炖豆子，实际上慢煮锅的温度不高，即使经过长时间炖煮，豆子内部也可能达不到灭活凝集素所需的温度。

不过，凝集素一般也不会造成致命后果。通常的症状是严重的恶心、呕吐、拉稀以及腹痛等。一般情况下，这些症状能够在短时间内缓解恢复。

总而言之，对于 G-6-PD 缺乏的人，使用蚕豆确实会带有危险，因为虽然加热、干燥等处理可以降低发生“溶血症”的风险，但还是不能完全消除。而对于正常人，蚕豆中含有的植物凝集素，其含量远远不及红芸豆高，比白芸豆也要低。并且，植物凝集素可以通过充分加热来消除毒性。只要处理得当，是完全可以安全食用的。

18

美酒不要加咖啡

统计发现，运动饮料与酒精饮料混合喝的人中，每周处于醉酒状态的时间差不多是单纯喝酒的人的两倍。

对于20世纪70年代出生的人来说，邓丽君大概是一个永恒的传说。她的许多歌曲都曾经弥漫了大街小巷。比如那首《美酒加咖啡》：

美酒加咖啡
我只要喝一杯
想起了过去
又喝了第二杯
明知道爱情像流水
管他去爱谁
我要美酒加咖啡
一杯再一杯
我并没有醉……

不管是邓丽君还是这首歌的作者，大概都不会想到这首歌居然描述了一个科学事实：当把酒和咖啡一起喝的时候，不知不觉就喝了“一杯又一杯”，却还是感觉“我并没有醉”。几十年后的最近，美国疾控中心（CDC）和食品与药品管理局（FDA），对“美酒加咖啡”的喝法亮出了红牌。

在美国，饮酒一直是一个重要的社会问题。据疾控中心的统计，每年因为饮酒导致的死亡接近八万起。而在青年人中，把运动饮料与酒精饮料混合是一种时髦。运动饮料中含有咖啡因、糖以及其他成分。2009年佛罗里达大学发表的一项调查发现，运动饮料与酒精饮料混合喝的人，醉酒的发生率是单纯喝酒的三倍，而酒后驾车的发生率是单纯喝酒的四倍。2006 年，在北卡罗莱纳州 10 所大学进行的一次网络调查随机抽取了四千多个样本。统计发现，运动饮料与酒精饮料混合喝的人中，每周处于醉酒状态的时间差不多是单纯喝酒的人的两倍。而其他酒精导致的不良后果也大大增加，比如性骚扰与被性骚扰、乘坐喝过酒的人开的车、酒精中毒以及受伤等等。

为什么咖啡因会让人更容易喝醉呢？ FDA 和 CDC 提供的解释是：在人们喝酒的时候，会根据一些主观感觉来判断自己已经喝下的酒量。但是咖啡因会屏蔽掉这种感知能力，所以喝酒者会不知不觉喝下更多，“一杯又一杯”了。但是，咖啡因不会帮助体内酒精的代谢，所以它只是欺骗你喝下更多，而不帮助解决喝下之后产生的问题。2006 年《酒精中毒：临床与实验研究》上发表的一项研究支持了这一理论：在喝下同样的酒之后，同时喝运动饮料的人在头痛、虚弱、口干以及运动能力失调这些“醉酒征兆”方面都要明显低于单纯喝酒的人。但是，同时喝运动饮料却没有增加身体的反应灵敏性。

除了这种时髦的“混喝”，还有许多厂家生产加了咖啡因的酒精饮料。这种简称为 CAB 的饮料通常含有 5%—12% 的酒精，以及相当含量的咖啡因。一般而言，厂家不会标出咖啡因的含量。这种饮料投入市场获得了巨大成功，尤其是在年轻人中间备受追捧。从 2002 年到 2008 年，市场占有率前两位的品牌销售量增加了 67 倍，达到了八千多万升。目前市场上，大约有 30 个厂家生产此类产品。

基于 CDC 的公告中提到的原因，FDA 认为有必要基于科学证据对 CAB 饮料的安全性进行严肃审查。2010 年 11 月 13 号，FDA 向生产这类饮料的公司发出公开信，说将会对这类产品的安全性和合法性进行考察。

从我们的习惯思维来说，酒精是"传统"食品，而咖啡因是一种"植物精华"，再加上深受群众欢迎（FDA 说多达 26% 的大学生会喝酒精加咖啡因的饮料），CDC 的报告大概会受到公众的质疑。不过，根据美国关于食品药品的基本法律，如果一种故意加到食品中的物质没有获得 FDA 特别许可，或者不被认为是 GRAS，就会被当做是"非法添加物"。"GRAS"是"一般公认安全"的缩写，现在 FDA 对一种物质的"GRAS"认定采取"备案制度"。就是说，需要厂家自己组织专家，提供充分证据证明在所使用的条件下是安全的。FDA 审查之后，对于这些证据没有异议，才会认可厂家的结论。但是，把咖啡因作为一种成分故意加到饮料中，FDA 只批准了在不含酒精的饮料中可以不超过万分之二，而没有批准过加到酒精饮料中。另外，没有任何 CAB 的生产厂家提出过 GRAS 的申请，所以，CAB 饮料就处于一种"非法"和"不安全"的境地。

四天之后，四家生产 CAB 的公司成为了"出头鸟"。FDA 向他们发出了警告信，正式指出他们加到酒精饮料中的咖啡因是"不安全的食品添加剂"，要求他们在十五天之内报告处理措施，否则就将通过法庭让他们停止销售。

不容忽视的“镉大米”与镉中毒

根本的解决途径还是工业污染的治理，迫切的需要则是广泛严格地检测食物以及饮水中的镉含量，并且及时处理与公布。

人们总是在食品安全中学习化学知识，“10% 大米镉超标”的新闻让人们空前关注起镉来——对于多数人来说，本来应该只在中学化学里与它见过一两面。10% 这个数字是否准确暂且不论，镉中毒的确应该引起我们的重视。

镉是一种重金属元素，在冶金、塑料、电子等行业非常重要。它通常通过废水排入环境中，再通过灌溉进入食物，水稻是典型的“受害作物”。

根据不同的摄取方式来衡量，镉对健康有不同的影响。通过大米等食物摄取的，属于“长期小剂量”。这种情况带来的危害主要是肾脏和骨骼。目前，WHO 对镉的安全标准就是基于对肾脏的毒性建立的，上限是每周每公斤体重 7 微克。这相当于一个 60 公斤的人，每天不超过 60 微克。

这个安全标准包括所有的镉来源。除了米饭，还有其他食物和饮水。对于大米，我国的安全标准是每公斤 0.2 毫克。相比于日本的 0.4 毫克，还要更严格一些。应该注意的是，这只是一个“控制标准”，并不意味着高于这个值的大米才有害，而低于它的大米就“安全”。比如说，如果一个体重 60 公斤的人，每天吃 500 克镉含量为每公斤 0.15 毫克的大米——这样的大米是合格的，也超过了 WHO 的“安全线”。如果只吃 200 克含量为每公斤 0.25 毫克的——虽然它超标了，但是总摄入量也还没有超过“安全线”。此外，我们还要吃其他食物，还要喝水，其中也还可能含有镉。对于“镉大米”产区的人们来说，其他来源的镉就更不能忽视。

这一次报道的“镉大米”中，镉的含量最高可达每公斤 1.005 毫克。这个数值与日本“高镉”地区产的大米差不多。在日本神通川和梯川流域，大米的镉含量最高达到过每公斤 1.06 毫克。

这种慢性镉中毒的症状被命名为“痛痛病”，日本在几十年前就注意到了它的存在。目前，中国还没有详细的病例统计。在日本的上述地区，统计的成人接近两万（占了当地人口的绝大部分），出现了近二百个病例和一百多个“疑似”病例，以老年女性为主。根据目前的研究，痛痛病的症状主要来源于镉对肾脏和骨骼的破坏。镉会在肾脏中累积，最后导致肾衰竭；对骨骼的影响则是骨软化和骨质疏松。长期接触更大剂量（WHO 安全线的 3 倍以上）的镉还可能会导致消化道的障碍。在动物实验中，这种剂量的镉还显示了对生殖和发育系统的影响。不过，对于人类是否有同样影响，还没有可靠数据。

镉中毒更大的麻烦在于它的长期性。即使停止食用高镉大米，肾衰症状依然会持续。

中国人很难不吃米饭。对于非“高镉”地区的人们来说，问题可能不是那么严重。根本的解决途径还是工业污染的治理，迫切的需要则是广泛严格地检测食物以及饮水中的镉含量，并且及时处理与公布。对于消费者来说，保护自己的可行途径是增加食谱的多样化，减少对大米（尤其是单一来源的大米）的依赖。此外，根据日本的统计，钙和维生素D缺乏的人群，对镉过量也更加敏感。所以，保证自己的食谱中有充足的钙和维生素D，可能有助于增加对镉的抵抗力。

更需要关注的是，除了镉，大米之中还可能存在铅、砷、汞等其他的污染。考虑到大米在中国食谱中的分量，全面系统地评估与监控各种污染，就显得更加重要。

刚烤的面包能不能吃

长期吃太烫的食物可能增加口腔癌的风险。但是这个“太烫”不是只针对面包，而是任何食物、饮料都成立。

“不要吃刚烤的面包”是一个在网上广泛流传的说法。能够找到的最早的帖子是一堆类似的“忠告”，没有提供理由，在网上能找到两种解释。

解释一是：“面包在刚出炉时，因为仍处高温状态，这时面包的酵母并还没有完全消失，若在此食用面包，会将有害的致癌物食入。面包在刚出炉后，当面包的中心温度降至 40 度以下冷却后，酵母作用才会停止，此时面包中的二氧化碳已充分排出，这时便可以安心食用了。”

这种说法完全是想当然。首先，酵母是微生物，在做面包中的作用在于发面阶段。烤面包的温度一般在 200℃左右，到不了这个温度酵母就早已死光。第二，没有任何证据显示酵母有“致癌性”。退一步说，如果刚烤好的面包真有致癌性，那么放冷了之后也依然会存在。尚未听说哪种致癌物是在高温下存在、放凉了就消失的。第三，面包中即使有二氧化碳，也不会有害健康。啤酒、可乐、汽水、起泡葡萄酒等饮料中含有更多的二氧化碳。

解释二是："一是因为刚烤的面包太烫不易咀嚼，而且把高温食物带进胃里会使胃壁血管扩张，消化腺分泌活动增强，延长了消化吸收过程，从而影响身体健康。二是刚出炉的面包闻起来香，那是奶油的香味，面包本身的风味是在完全冷却后才能品尝出来的。马上吃对身体有害无益，易引起胃病。"

"刚烤的面包太烫"倒是个合理理由，长期吃太烫的食物可能增加口腔癌的风险。但是这个"太烫"不是只针对面包，而是任何食物、饮料都成立。"太烫"的食物用不着考虑能不能吃的问题，正常人都会放得凉一些再吃。至于高温食物"引起血管扩张，消化腺分泌增强"，且不说是真是假，跟后面的"延长了消化吸收过程"也自相矛盾——消化腺活动增强的话，应该是加速了消化过程。而"延长消化过程"与"影响身体健康"更是缺乏逻辑。现在大量"减肥食品"，原理就是"延长消化过程"——精米白面消化吸收速度快，大大增加血糖浓度，同时人饿得也就快，于是吃得更多；而粗粮中含有膳食纤维，不被消化，整体来看是"延长消化过程"，于是饿得慢，吃得也就少。"奶油的香味"和"面包本身的风味"跟"对身体有害无益"也八竿子打不着。如果因为奶油的香味就引起胃病，所有的奶制品情何以堪?

刚烤的面包放置一段时间会影响口感。在烘烤过程中，确实是水分从内部向外部扩散，在表面蒸发掉。因为蒸发速度比扩散速度要快，所以面包皮会逐渐变脆。烘烤结束后，表面的蒸发速度降低，而内部的水分仍然在不断扩散。所以，放置一段时间有助于水分在面包内均匀分布。不过，是刚烤出的"脆皮"好吃还是水分均衡之后好吃，还得看个人喜好。而且，好吃与否，跟"能不能吃"也是完全不同的问题。

“皮革奶”的问题不仅仅是重金属

“山寨牛奶”的生产者充分发挥了“在这里跌到，在那里爬起来”的顽强生命力，与主管部门的斗智斗勇从不停息。

作为一个研究食品的“学院派”人士，我也经常被中国食品行业的“创造力”和“勇气”弄得目瞪口呆。大概是几千年的“考试”传统让我们具有了超常的“应试”能力——只要是明确列出了“考试大纲”，就有人能够找出“应试秘笈”。

牛奶是一个经典的例子。在世界各国的牛奶常规检测中，都是测出氮含量，然后乘以一个转换系数得到蛋白质含量。于是，最初的牛奶商们就往里面加尿素——“定氮法”不论出身，对于什么氮都一视同仁，于是尿素也就能瞒天过海骗取“蛋白含量”。因为尿素会产生刺激性气味，检测也不困难，很快也就“不灵”了。然后三聚氰胺横空出世，独领风骚若干年，几乎摧毁人们对中国奶制品的信心。

“山寨牛奶”的生产者充分发挥了“在这里跌到，在那里爬起来”的顽强生命力，与主管部门的斗智斗勇从不停息。三聚氰胺中的氮不是来自于蛋白质，可以通过其他技术检测“非蛋白氮”进行定量。“皮革蛋白粉”的出现，就是破解三聚氰胺检测的“技术升级”。

皮革、毛发主要由胶原蛋白组成。胶原蛋白在天然状态下不溶于水。要把它们加到牛奶中，必须经过处理，就是通常说的水解。传统的水解在强酸或者强碱条件下长时间加热，把聚集在一起的胶原蛋白分子煮成小段。更新的水解则使用蛋白酶，可以在温和的条件下高效地把大分子蛋白质切成小片段。这些小片段的蛋白质分子成为“多肽”，就能够溶解到水中。

胶原蛋白本身是无毒无害的。食品和化妆品行业中广泛使用的明胶就是一种水解程度比较轻的胶原蛋白。明胶在常温下也不溶于水；在高温下溶解了，温度下降时又变成“果冻”。水解程度更高的胶原蛋白一般叫作“水解胶原蛋白”或者“胶原蛋白水解物”。水解程度越高，生产成本也就越高。往牛奶里加这样的产物也就无利可图。

在皮革行业中，会有一些下脚料。它们是没有用的废料，但是依然是胶原蛋白。用这样的废料来生产“水解胶原蛋白”，成本也就低多了。

但是在皮革加工中，需要使用许多有毒的化学试剂进行处理。这些有毒试剂，自然也就会残留在下脚料中，比较突出的是铬。铬是一种重金属元素，其毒性的研究不是非常充分。世卫组织制定的饮用水安全标准中，铬的安全上限是每升水中不超过 0.05 毫克。实际上，从皮革加工的下脚料得到的胶原蛋白中，问题不仅仅是铬，而是它的不确定性。不清楚它的危害有多大，本身就是非常危险的事情。

许多人在讨论“皮革奶”的时候，都把注意力集中在“皮革加工带来的毒害”上。实际上，即使使用完全符合食用标准的明胶（在分子层面上是一样的），所得到的“明胶奶”同样是不允许的。

我们说牛奶是一种很好的食品，含有丰富的优质蛋白和钙，以及几种维生素。所谓的“优质蛋白”，是指牛奶蛋白中的氨基酸组成与人体需求很接近，可以高效满足人体需求。而胶原蛋白的氨基酸组成与人体需求相差很大，其中有许多种类不是人体“必需”的种类。此外，它却又缺乏人体必需的色氨酸。换句话说，虽然同是蛋白质，几十克牛奶蛋白就可以满足人体一天的需求，而如果单吃胶原蛋白的话，无论吃多少都不行。

往牛奶里加“水解胶原蛋白”的目的，只是欺骗获得一个高的“蛋白质含量”。跟三聚氰胺或者尿素相比，它的确是“蛋白含量”。但是由于这种蛋白在营养上是一种“劣质蛋白”，所以也还是“掺假”。除了蛋白造假，它也不具有牛奶中的钙等其他营养成分。换句话说，即使加的“水解胶原蛋白”满足食品安全的规范，得到的“山寨牛奶”也还是伪劣产品。

其实，“皮革牛奶”的检测并不困难。胶原蛋白中有大量的羟基脯氨酸，而牛奶蛋白中并不含有；牛奶蛋白中有一定量的色氨酸，而胶原蛋白中并不含有。通过检测蛋白总量以及这些氨基酸的含量，都可以知道其中有多少牛奶蛋白、多少胶原蛋白。也有商业化的“羟基脯氨酸检测试剂盒”，只需要十几分钟就可以知道样品中含有多少胶原蛋白。只不过，这些检测做起来也并不便宜。广泛的监测，所增加的成本，归根结底，如果不由牛奶消费者承担，就要由全体纳税人承担。

我们也可以注意到，“皮革奶”刚刚冒头，就被主管部门迎头痛击。相对于三聚氰胺泛滥成灾才出重手，这也可以算是一个进步。

拿什么来拯救你，我的餐桌

当消费者愿意花更多的钱去开展“自供运动”的时候，其实已经做好了“用钱投票”的准备。而生产者，看到合法生产的商机了吗？

如果问“最关注的事情是什么”，大多数人会把食品安全排在前几位。在这个资讯发达的年代，任何跟食品安全有关的说法——不管是事实还是谣言，都能够在短时间内广为传播。“解决食品安全问题”的呼声持续不断，有关部门也出台了一项又一项“措施”。然而，食品安全事件还是持续不断地出现。

消费者、主管部门和食品生产者，本应该是互相依存、互相制约、互相信任、互相促进的三角。然而，公众的信任和信心或许已经创下了历史新低，而且不知道是将进一步恶化还是触底反弹。

总而言之，在目前这种互相指责、互不信任的状况下，问题的解决将越加艰难。

有的问题允许漫长的等待，然而吃饭的问题不能。

据人民网报道，“出于对食品安全现状的忧虑，部分省级机关单位、大型国企、民营企业、上市公司、金融机构或个人自发组织在城郊租上大小不等的土地，形成自供或特供食品基地。”

这种方式，大概可以称为“自供运动”。除了国家机关涉嫌滥用财政经费之外，商业机构和个人参与这种运动也无可厚非。任何特殊需求必然要付出特殊费用。对于商业机构和个人来说，“自供蔬菜”和奢侈品一样，是富有者的消费方式。从另一个角度说，这还有助于在保持耕种的前提下提高农村土地的商业价值。此外，许多“自供蔬菜”并非由租赁者自己耕种，而是雇农民来种的。这对于提高农民的收入，也有一定的帮助。

对于参与这种运动的一小部分人来说，这种方式能够在一定程度上解决问题。但是，从全社会的高度，这种方式对食品安全问题的解决，作用实在有限。

首先，这种方式的高成本注定了只有一小部分人消费得起。生产规模越大，成本越低，在食品生产上尤其如此。虽然这种“专供”结构避免了中间的流通环节，但是一个小规模的菜地，要种植品种多样的蔬菜，只能采取手工操作，人力成本可想而知。

其次，许多没有种过地的人，会很天真而固执地认为只要不用化肥和农药，问题就被解决了。“有机种植”远远不是那么简单。一旦蔬菜长虫，不用农药的结果也往往就是没有收成。多数的土地不施肥很难长出蔬菜来。而使用“农家肥”的话，且不说如何获得那么多农家肥，施肥的人力成本也更高。此外，未经处理的“农家肥”并不意味着安全。相对于化肥或者经过工业处理的有机肥，农家肥携带的病菌同样会带来不可忽视的健康隐患。

再者，对于城市中的一般人，不大可能频繁地去城外打理菜地。即使是自己种的菜，也只能采摘之后进行存储。蔬菜的储藏处理，又会带来其他的安全隐患。如果只是租赁土地，雇农民种植，那么就跟定点采购类似。从报道来看，目前的“自供结构”主要还是依靠君子协议。一旦发生纠纷，比如种出的蔬菜在数量和质量上达不成一致，那么“放心菜”也就会吃得很闹心了。

城市化、现代化注定社会必然高度分工。对食品安全担忧，就“自供蔬菜”，那么对学校教育不满呢？对医疗服务不满呢？这其实就是过去的“企业办社会”模式。历史经验已经告诉我们国家机关和企业自己管理养老、住房这样的问题效率很低。而食品问题甚至更加复杂繁琐，换个角度来想：即使企业愿意花足够的钱去为员工建立“专供基地”，把那些钱分给员工的话会不会有更实惠的结果？

不考虑“自供运动”将会遇到的种种难题，光是成本就注定了它不可能成为解决食品安全问题的可行之路。而且，食品安全不仅仅是蔬菜的问题。实际上，那些“自己种地”生产不了，或者“自供”成本更加高昂的食品，才是食品安全问题的重灾区，比如加工食品、餐馆食品及肉类等。

目前这种小打小闹的“自供运动”面临着许多潜在的问题，时间长了必然会暴露出来。它如果发展成“企业办社会”的模式，显然没有生命力。如果沿着现代化规模化，则可能发展成国外的 IP 模式或者 FOP 标签系统。IP 是“Identity Preserved”的简称，有人翻译成“身份保持”。而 FOP 是“Front-of-Pack”的简称，往往是以一个标志的形式出现在包装盒上。

IP 模式的核心在于对食品生产过程进行“全程追踪”。从种子开始，经过种植、田间管理、收割、加工，直到消费者，整个过程都需要进行记录。如果在整个过程中满足特定的要求，比如什么样的种子，使用什么样的肥料等等，就可以获得 IP 认证。而 FOP 标签，在目前的美国是在产品包装上提供一些营养评价方面的信息。面对中国消费者关注的安全问题，这个 FOP 模式也完全可以扩展成安全方面的评价。

从结果上看，IP 模式和 FOP 标签与“有机认证”“绿色认证”有相似之处。不过，它们在运作上差异很大。“有机认证”和“绿色认证”是政府主导的，而 IP 模式和 FOP 标签则不一定。它们更多地是“信用保证”，可以由行业联盟、专业协会甚至一个商业机构来进行。它们没有“官方权威”做担保，能否被消费者接受就完全取决于它们的信誉。在传统心理上，我们更希望“官方保证”。但是，相对于“官方认证”所潜在的滥用和腐败，一个需要自己建立信誉的认证体系并不见得更不可靠。

因为 IP 模式和 FOP 标签可以涵盖任何产品，以及产品的任何阶段，所以它不会受到“自供运动”难以避免的产品种类的制约。而规模的增大，也使得其成本相对于“自供运动”产品要低。不过，与普通产品相比，这些产品的生产和认证依然需要相当的成本来维持。换句话说，消费者依然要为“放心”而付出更高的价格。

IP 模式和 FOP 标签的优势在于对政府监管的依赖减弱了。它对食品安全的保障，是通过消费者“用钱投票”来实现。从根本上说，就是生产者和认证者通过生产“放心食品”来赚更多的钱，而消费者通过付出更多的钱来购买“安心”。

不管是“自供运动”，还是发展到高级层次的“IP 模式”或者 FOP 标签，都需要通过消费者增加开销来获得“放心食品”。从社会成本来说，这是不必要的浪费。尤其是“自供模式”，本身就不是多数人能够承担的——即使多数人能够承担，也没有那么多的土地资源来实现。

作为社会问题出现的食品安全，很难依靠个人的“明哲保身”来保障。社会问题，最终还是要靠社会来解决。每个人都切身相关，政府部门也一再“下决心”。为什么经过那么多人的努力，形势却没有好转，公众的不安甚至更加强烈呢？

食品安全事件的制造者都是食品生产者，所以他们承担公众的痛骂也是咎由自取。但是痛骂毕竟解决不了任何问题。任何行业，存在的根本目标都是为了赚钱。好企业与坏企业的区别是谁赚钱的方式合理合法。我们可以推崇和赞赏那些“高尚”的商人，但是把食品安全寄托于企业的“高尚”，就像是把公正廉明寄托在包青天身上一样，完全不靠谱。

根本上说，生产者要赚的钱，是在消费者手中。赚钱的方式，就是提供消费者需要的产品。理论上说，消费者才是决定生产者如何生产的人。比如说，当消费者一味追求“便宜”，那么生产者就会提供“便宜”的产品。但是保障食品安全需要相当的成本，价格便宜了就必然要在某个方面捣鬼。肉松是一个典型的例子。据报道，当年某个地区的肉松几乎全部都采用了劣质原料。即使偶尔有试图不随大流的生产者，也会很快被市场淘汰。“劣币驱逐良币”，在中国的食品市场是如此突出。三聚氰胺席卷全行业，则是另一个典型的例子。

但是，单靠消费者自己，解决不了“劣币驱逐良币”的问题。在多数情况下，消费者无力分辨产品是否合格，也很难知道低价的产品是企业技术革新和“让利”的结果，还是造假的结果。即使消费者愿意为“放心食品”付出额外费用，也还是需要有人来告诉他们哪个产品是物有所值的。

所以，问题又回到原点：食品安全问题的解决，最终还是要靠主管部门来推动。

中国挨骂最多的政府部门，可能就是食品管理的“有关部门”了。每次有关食品安全的事件一出现，“有关部门”一定会被口水淹没。

可能“有关部门”也很委屈——下的决心很多，干的工作也不少，为什么就没有起到什么效果？

公众和媒体最喜欢说的话是“法制不健全”，经常是每出一个事件，就呼吁“立法监管”。实际上，中国跟食品安全有关的法规并没有大的问题，在很多具体规定上，甚至比美国、加拿大等还要保守和严格。过去的绝大多数食品安全事件，都可以在当时的法规框架内解决。只是，法规只能提供纸面上的保护——当“有法不依，违法不究”的时候，“有法可依”的结果就是“吓死胆小的，撑死胆大的”。

就具体的监管体系来说，中国目前的这种多个部门“分段管理”的体制问题重重。是否禁用一种食品添加剂，要由6个部委参与决策，“科学决策”就很容易被“部门利益”的扯皮边缘化。在实际运作中，也就必然产生灰色地带——看起来有多个部门“可以”管理，同时也就意味着每个部门都可以等着别的部门去管理。经常有这样的报道：为了某个事件，记者向A部门询问，被打发到B部门；向B部门询问，被打发到C部门……甚至绕了一圈，可能又被打发回A部门。

即使“有关部门”想管，中国的市场现实同样使得监管困难不断。美国的大型养鸡场提供了99%的鸡蛋，所以只要控制了它们，市场上就不会出现大规模的安全事故。对于那些小型的养鸡场，政府反倒管得不那么严。而中国的食品生产和流通是由大量小规模的从业者主导的。要对它们一一实施严格监督，执法成本可想而知。

更麻烦的还在于，这些部门都是某级政府的下属——也就意味着，它们要“配合”当地政府的“大局”——城市形象、财政收入、就业等等。任何负面新闻出现，都可能被“大局”所“和谐”。所以，小生产者可能受到监管处罚，但是倒下了一个，可能会站起来一群。而一个生产者如果做成了“大企业”，主管部门也就未必能够对它进行监管。即使它们有违法行为，只要没有出现人神共愤的结果，当地政府就不希望“影响企业运作”，甚至会进行“特别关照”。“谁找某某企业的麻烦，我就找谁的麻烦”——许多政府首脑把这样的口号当做对辖区内大企业的支持。“有关部门”在想要查处这样的企业之前，不得不三思是不是会被上司当做“找麻烦”。像三聚氰胺的使用，据说早已是公开的秘密，——至少在出口宠物食品致死动物之后，主管部门不应该不知道它的非法使用。但是，在当地政府“挥泪斩马谡”之前，当地的“有关部门”是工作疏忽没有发现问题，还是迫于“大局”不敢管？

消费者、生产者和主管部门，构成了食品安全问题中的三角。问题的解决不是依靠哪个方面或者哪个部门单独努力就能够解决的。只有三方形成良好的活动互信，才能够建立规范的市场。消费者付出合理的价格获得放心的食品，生产者通过生产合格的产品赢得利润；而管理者，则通过严格一致的执法来实现“劣币淘汰”“良币流通”。

当消费者愿意花更多的钱去开展“自供运动”的时候，其实已经做好了“用钱投票”的准备。而生产者，看到合法生产的商机了吗？管理者，又做好“只为食品安全负责，不为地方经济保驾护航”的准备了吗？

“食品添加”的“科学安全”与“商品安全”

每次曝出食品里加了什么“非传统成分”，媒体和公众总是会问：这个东西对人体有什么危害？而媒体也就经常列出它的“巨大危害”。

卫生部、农业部等有关部门公布了151种食品和饲料中非法添加物以及易滥用食品添加剂名单，其中有47种可能在食品中“违法添加的非食用物质”和22种“易滥用食品添加剂”。这一连串的名字让大家容易犯晕，通常人们把所有这些加到食物里的东西都称作“食品添加剂”。所以，每有什么食品安全事件发生，都会带来许多人“食品添加剂太坏了”的声讨。

食品成分的安全包括三个层次的问题。“违法添加的非食用物质”是第一个层次：科学上的安全性。“易滥用食品添加剂”是第三个层次：使用上的安全性。此外还有第二个层次：具体商品的安全性。

每次曝出食品里加了什么“非传统成分”，媒体和公众总是会问：这个东西对人体有什么危害？而媒体也就经常列出它的“巨大危害”。这对于一些明显有毒有害的物质，固然没有问题——比如说，克伦特罗、吊白块、工业酒精等等。但是这种思维也造成了一种错觉：如果一种东西“没有危害”，是不是就可以加了？当年三聚氰胺被添加，也就是这种思维的恶果——在当时，人们确实是认为它“没有什么危害”。

判断一种物质有害很容易，只要它能对动物造成某种伤害就可以“定案”了。但是要判断“安全”，则很困难。实际上，我们无法证明一种东西是“绝对安全”的。通常所谓的安全，是指经过了各种检测，我们有“足够强”的信心认为它不会有害。而很多物质，就像当年的三聚氰胺，如果没有用到食品中的需求，就不会有人去做这样的“各种检测”。所以，这些物质“没有证据显示对人体有害”，其实是“没有做充分的安全检测”。而一种称为“食品添加剂”的物质，必然是经过了这里所说的“各种检测”，没有发现危害才认定“安全”的。这种检测，不是由哪一个研究机构或者哪一个国家单独来做，而是全世界的科学家们都会做，发表的研究结果都会被放在一起审查。任何一项研究显示“有害”，就会引起更多更完善的实验来确认或者否认这种“危害”。如果不能否定它，那么就会认为它有害。只有有了充分的理由说明显示“有害”的研究不可靠，才会否定它。历史上最著名的例子就是糖精。最初认为它没有问题，20 世纪 70 年代有研究发现它“可能致癌”，于是有的国家把它“开除”，有的“留用察看”。科学界用了二三十年，才确定当初的那些研究不可靠，这才最终否定了当初的“判决”，给糖精平了反。

因此，一种添加到食品中的物质“到底有没有害”或者“有什么样的危害”，不应该是媒体和公众关注的焦点。这样的问题，应该交给科学家们去操心。而他们操心的结果，都已经写在国家标准之中。媒体和公众只需要关心“添加的这个东西是否符合国家标准”就够了——这更具有可操作性，也更可靠。如果符合，不妨认为是“安全”的；只要不符合，就可以判它“有罪”了。

这样的安全，只是“科学上的安全”，因为国家标准里的只是一种“理论上的物质”。而一种具体的商品是否合格，是另一回事。比如说，在正常使用的前提下，盐和酒都是安全的。但是具体的一包盐或者一瓶酒是否安全，还取决于它们是如何生产出来的。盐和酒精都可以作为工业原料。工业级产品中可以存在一些有毒有害的杂质，生产成本也就要低得多。如果不法商贩使用这些工业级的产品来当做“食品添加剂”，其危害将不可估量。比如用工业酒精“勾兑”的酒，可能含有甲醇，少量甲醇就能导致失明甚至死亡。即使是专门为食品生产的“添加剂”，也还是有生产不合格的可能性存在。比如酱油，如果用了霉烂的大豆，或者生产过程中混入了大量“杂菌”，那么生产出来的酱油也就是不合格的。这样，“科学上安全”的酱油，就产生了“商品上不安全”的产品。可以说，这种商品上的不安全追究不易，危害也更大。

“易滥用食品添加剂”，首先得是在科学上和商品上都是安全的食品添加剂，只是在使用中违反了规范。比如最近的“染色馒头”，所用的柠檬黄其实是合法的食品色素，可以用在许多食品中。如果产品合格，可以认为它是安全的。但是它不应该用在馒头上，所以超出了其使用范围，就是一种“滥用”。其他常见的例子还有过量食用防腐剂。本来，防腐剂的使用应该是在灭菌、包装、保存等“冷兵器”之外的一种“化学武器”，是要尽量少用的。不法厂家为了降低成本，减少了在其他防腐手段上的努力，通过大肆使用防腐剂来代替。这样就造成了超过规定用量的“滥用”。这类似于少量喝点酒可以调节气氛，对身体也没有危害，但是喝到烂醉就是“酗酒”，危害健康了。

在食品添加剂的安全问题上，科学只能解决科学层面上的问题。具体到公众所购买的食品是否安全，“科学安全”的问题往往吸引了过多的关注。这其实并不应该——一种物质在科学上是否安全，查看国家标准就足够了。更为关键、更值得关注的应该是：商品是否安全？使用是否规范？这两个层面的问题，只能通过积极严格的监管来解决。而这，才是我们面临的困境。

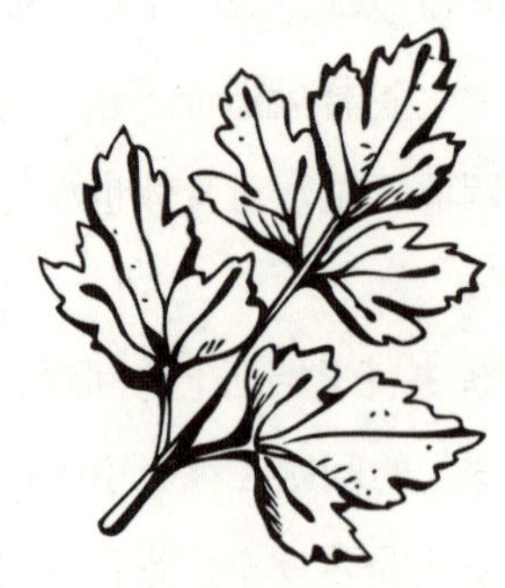

那些有害物质的“安全标准”是怎么来的

所谓的“安全标准”是人为制定的。制定的依据是目前所获得的实验数据。

生活中，我们经常听到“某某食物中的某有害物质超标了多少多少”的说法。细心的人可能会发现：同一种有害物质，在同一种食物中，不同国家的“安全标准”不尽相同。这就产生了一种“荒诞”的结果：有害物质在某个含量的一种食物，在一个国家是“安全”的，在另一个国家却是“有害”的。

“安全标准”的意义，是低于它就“安全”，超过它就“有害”吗？要回答这个问题，我们先来介绍“安全线”是如何划定的。

问题一：人体能够承受多少？

任何有毒有害物质，都需要在一定的量下才会对人体产生危害。要建立食物中的“安全标准”，首先要知道人体能够承受多少的量。理想情况下，是要找到这样一个量：当人体摄入的这种物质低于这个量时，就不会受到损害；而高于这个量，就有一定的风险。这样的一个量，被定义为“无可测不利影响水平（no observed adverse effect level，简称NOAEL）”。

在实际操作中，NOAEL 的确定并不容易。首先，“损害”如何界定？人体有各种生理指标，每一项指标都有正常的波动范围，如何来判断发生了“损害”呢？其次，出于人类的伦理，我们不能明知一种物质对人体有害，还拿人来做实验，让实验者吃到受害的地步。

多数情况下，是用动物来做实验。首先，喂给动物一定量的目标物质，跟踪它在体内的代谢和排除情况。如果该物质很快被排出，那么问题就要简单一些。在一定的时间内（比如几个月）喂动物不同的量，检测各项生理指标，以没有动物出现任何生理指标异常的那个量为动物的“最大安全摄入量”。如果这种物质在体内有积累，就比较麻烦，需要考虑在体内积累到什么量会产生危害，然后再计算每天每公斤体重能够承受的最大量。考虑到动物和人的不同，需要把这个量转化成每公斤体重的量，再除以一个安全系数（通常是几十到一百，有时甚至更高），来作为人的“安全摄入量”。比如说，用某种物质喂老鼠，几个月之后，每天喂的量少于 10 毫克的那组老鼠都没有问题，而喂 20 毫克的那组老鼠中有一两只出现了不良反应，那么 10 毫克就是这次试验得到的“安全上限”。假如这些老鼠的平均体重是 100 克，那么每公斤体重能够承受的量就是 100 毫克。然后用这个数据来估算针对人的“安全上限”：如果采用 100 的安全系数，那么“安全标准”就定为每公斤体重 1 毫克；如果采用 50 作为安全系数，“安全标准”就定为每公斤体重 2 毫克。

有的物质对人体的危害有比较多的研究数据。比如镉，在通过饮食进入人体的情况下最先出现的伤害在肾脏。镉会在肾脏累积，肾皮质（renal cortex）中的镉含量跟肾脏受损状况直接相关。当肾皮质中的镉含量在每公斤 200 毫克时，大约有 10% 的人会出现“可观测到的不利影响”。世界卫生组织把这个含量的四分之一，即每公斤 50 毫克，作为“安全上限”。然后考虑到饮食中镉的平均吸收率，以及能够排出的一部分镉，计算出每周每公斤体重吸收的镉在 7 微克以下时，对人体没有可检测到的损害。这个量叫作“暂定每周耐受量（provisional tolerable weekly intake，简称 PTWI）”。平均来说，这个量跟每天每公斤体重不超过 1 微克是一样的。对于一个 60 公斤的人，相当于平均每天不超过 60 微克。世卫组织采用这个“每周”的时间基准，是为了更好地表达“平均”的意思——比如说，如果今天吃了 90 微克，而明天控制到 30 微克，那么就跟两天各吃了 60 微克是一样的。

还有一些有毒物质对人体的危害缺乏直接实验数据，对于动物的危害也是在大剂量下得到的。而通过饮食都是“小剂量长期摄入”，这种情况下会有什么样的危害，就没有实验数据。科学家们会采用“大剂量”下得到的实验数据，来“估算”在小剂量长期摄入的情况下对人体的影响，从而制定“安全标准”。这种“安全标准”就更加粗略，最终得到的数字跟采用的模型和算法密切相关。比如烧烤会产生一种叫作苯并芘的物质，在动物和体外细胞实验中体现了致癌作用。这种物质在天然水中也广泛存在，而在饮用水中的浓度范围内它会产生什么样的致癌风险，则缺乏数据。根据已知的数据进行模型估算，如果一辈子饮用苯并芘浓度为每公斤 0.2 微克的水，增加的癌症风险在万分之一的量级。所以，美国主管机构设定饮用水中的苯并芘“目标含量”是零，而“实际控制量”则是每公斤 0.2 微克。

问题二：特定食物中允许存在多少？

知道了人体对于某种物质的“安全耐受量”，就可以指定它在某种食物中的“安全标准”了。

有的有害物质几乎只来源于某种特定的食物，那么就用“每日最大耐受量”除以正常人会在一天之中吃的最大量来作为“安全标准”。比如有一种叫作“莱克多巴胺”的瘦肉精，进行过人体试验，在每天每公斤体重 67 微克的剂量下没有出现不良反应。美国采用 50 的安全系数，把每天每公斤体重 1.25 微克作为普通人群的 NOAEL 值。假设一个 50 公斤的人每天要吃两斤半猪肉，得到猪肉中的允许残留量为每公斤 50 微克。

有的有害物质则存在于多种食物中。比如镉，大米是一大来源，按照每公斤体重每天 1 微克的“安全限”，一个 60 公斤的人每天可以摄入 60 微克。假设大米中的镉含量是每公斤 200 微克（即中国国家标准的 0.2 毫克），那么每天不超过 300 克大米，就还在“安全限”之下。此外，水和其他食物也是可能的来源。世卫组织认为来自于饮水的镉不应该超过“安全标准”的 10%，假设一个 60 公斤的人每天摄入两升水，因此把饮用水中镉的安全标准定为每升 3 微克。

问题三：如何理解“安全标准”？

显而易见，所谓的“安全标准”是人为制定的。制定的依据是目前所获得的实验数据。当有新的实验数据发现在更低的剂量下也会产生危害，那么这些“安全标准”就会作相应修改。比如镉，也有一些初步实验显示在目前设定的安全量下，也有可能导致肾小管功能失调。如果在进一步的实验中，这一结果被确认，那么镉的“安全限”就会相应调低。

此外，安全标准的设置中都会使用一个“安全系数”。具体采用多大的系数，也是人为选择的。不确定性越大，所选择的安全系数也就越大。比如镉，制定标准是基于生理指标，4 的安全系数就可以了。而莱克多巴胺，制定基准是 6 名志愿者的宏观表现，推广到全体人群的不确定性就比较大。在制定莱克多巴胺安全标准的时候，美国采用的安全系数是 50，而得到每公斤猪肉 50 微克的标准。世卫组织和加拿大的安全系数就要高一些，最后得到的标准是每公斤 40 微克。而联合国粮农组织就更为保守，采用的标准是每公斤 10 微克。中国则采用“零容忍”，完全不允许存在。

安全标准的制定还与人群中对该种食物的普遍食用量有关。比如说无机砷，世卫组织制定的安全上限是每天每公斤体重 2 微克，相当于 60 公斤的人每天 120 微克。在欧美，人们吃的米饭不多，很难超过这个量，也就没有对大米中的无机砷作出规定。而在中国，大米是主粮，就规定了每公斤 150 微克的“安全上限”。或许基于类似的原因，日本大米中镉的“安全限”就比中国的要高，是每公斤 400 微克。

不难看出，这些“安全限”只是一个“控制标准”，并不是“安全”与“有害”的分界线。比如说，如果一个体重 60 公斤的人，每天吃 500 克每公斤含 0.15 毫克镉的大米，是“超标”的；而如果只吃 200 克每公斤含 0.25 毫克镉的大米，则处在“安全范围”。这就像考试，总需要一个“及格线”——考了 60 分的人通过，考了 59 分的人重修，但这并不意味着得 60 分的人和得 59 分的人就有根本的差别。

为何不禁卖“可能有害”的食品

除了食品成分本身的“安全”与“有害”不是黑白分明，人类对事物的认识也是有限的。科学研究与法律监管，都无法为人们提供“绝对安全”的食物。

2010 年 7 月，欧洲食品安全委员会决定，任何含有六种合成色素之一的食品，都必须加上一条警告信息，说可能对儿童的注意力以及活动情况产生不良影响。与此相应的是，美国一个消费者权益机构也在 2008 年向 FDA 提出：禁止合成色素在食品中的使用，在最终禁用之前加上“可能有害”的警告信息。

美国 FDA 拒绝了该组织的提议，说无权仅仅根据消费者的“民意”来禁用某种成分，或者加警告标签。不仅如此，在欧盟的警告标签要求出台之后，美国方面还向世卫组织提出了“关切”，反对缺乏科学证据支持的管理规定。

实际上，这些消费者对于合成色素的担心都基于同一项研究。那项研究考察了含有几种合成色素与苯甲酸钠的饮料对儿童的影响，结果是可能有微弱的不良作用。不过，学术界认为这项研究本身有诸多缺陷，并不能证明“合成色素危害儿童”。

公众希望“绝对安全”的食品，对于任何“可能有害”的东西都“假定”有害而反对。但是任何的食品成分，都不是“有害”“安全”那样简单的黑白分明。“绝对安全”是无法证明的——任何食品都只是处在安全与有害的两个极端之间的某个位置。

科学的作用，在于找出那个位置；管理部门的作用，在于如实地把那个位置传达给公众。传达的方式，有以下四种：

如果一种物质在通常的使用剂量下有明确的危害，那么它就在“有害”的一端。在法律上，它就会被“禁用”。

有的物质在一些研究中显示“可能”有害，但是研究又不是那么完善。如果它没有足够的好处，也就会被当做“有害”处理了。如果这种物质会带来相当大的好处，会有一些消费者喜欢，那么就会允许使用，但是强制要求注明它“可能有害健康”。这样，对安全要求高的人可以避免，而看重它带来的好处的人也可以得到满足。这就像香烟可以销售，需要注明“吸烟有害健康”。在食品管理中，欧洲的这个合成色素警告就是一个。20 世纪后期，美国对于糖精也曾经采取过这种方式。

实际上，绝大多数的食品添加剂或者食品成分，都是在一定剂量下安全，高剂量下出现危害。还有一些食物成分，对一部分人有害，比如花生、牛奶、鸡蛋等各种过敏原。对于这些情况，法律所做的就是，保证公众知道他们所买的食物中含有这些成分。至于是否愿意接受这些成分，就交给消费者自己选择。在中国，人们往往觉得“如果有疑问，就不该允许用”。这固然能够保护一部分人，但是对于那些愿意接受较高“风险阈值”的人并不公平。比如反式脂肪，没有已知的好处，吃得过多还有危害的，按理说应该是完全禁用的了。但是，它让某些食品具有更好的稳定性和口感，依然有人愿意去接受。在美国，这样的成分跟盐、胆固醇一样，采取强制表明含量的规定。公众可以用钱投票，生产者也会有动力去开发降低甚至不用这些成分的食物。

在上述三种情况之外，对于那些人们“确信”安全的食品成分，也就不要求进行标注和说明，比如泡菜里加了点糖，面包里放了点碱之类。

除了食品成分本身的“安全”与“有害”不是黑白分明，人类对事物的认识也是有限的。法律与管理，都只能基于已知信息。科学研究与法律监管，都无法为人们提供“绝对安全”的食物。科学的价值，在于找出食物在“安全—有害”坐标上的位置；法律的作用，则是保证消费者得到正确可靠的信息。

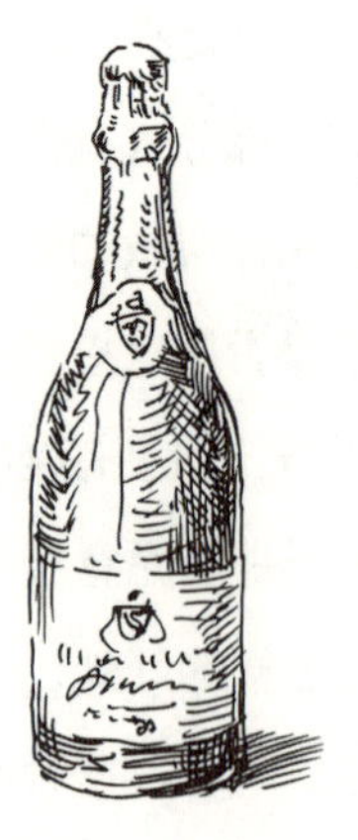

食品“保质期”与安全

对于保质期比较长（比如几个星期甚至几个月）的食品来说，过期日期前一天与后一天不会有多大差别。

有报道说英国一家叫作“威利斯”的博物馆里保存着一个 113 年前制作的蛋糕，除了颜色有点发黄之外，看起来完好无损。该报道还宣称“古董”食物并非都不能食用。英国《镜报》报道，1974 年，科学家研究从一艘 1865 年沉船上打捞的罐头食品后得出结论，这些食品依然能吃。1938 年，有人把一罐保存了 100 年的小牛肉喂给猫吃，并未产生不良反应。

另一方面，有商家销售临近过期食品的新闻引发了广泛关注。也有媒体揭露“保质期竟然由厂家自己定”，许多人难以接受。

保质期到底是什么意思？它与食品安全的关系，又是怎样的呢？

每一种食物都有多种属性，比如外观、颜色、口感、味道、安全性等等。当我们说一种食品“合格”的时候，指的是它在各方面都符合我们的要求。或者说，厂家对产品有各方面的描述，不如说含有多少蛋白质，没有怪味，吃了不会生病，等等。这种描述，实质上是产品生产者对消费者的承诺。

现代社会，食品很难坚持“现做现吃”。尤其是加工食品，从生产到消费，要经过运输、分销等环节。所以，保存食品是不可避免的。任何食品在保存中，前面所说的很多方面都会按照一定的速度发生变化。在不同的食品中，变化最快的那种属性并不相同。比如奶、蛋、肉等生鲜食品，往往是细菌生长最先发生，然后才会有气味等方面的变化。饼干，一般是受潮变软，口感最先发生变化。而方便面，则可能是油先氧化，产生异味。细菌生长和油的氧化产生有害物质，而食物受潮变软则只是不好吃了。在食品工业上，这些都算是“食品变质”了。

消费者关注的食品属性首先是安全。食物的变坏最常见的原因是致病微生物的生长。它们的生长需要“种子”和合适的环境。自然环境中各种微生物无处不在，所以自然放置的食品中并不缺乏“种子”。它们生长的环境，必须要有适当的水分。只要食物足够干燥，就无法生长。晒干的粮食不会变坏，就是这个道理。一度盛传的美国一位女士把汉堡放了一年而没有变坏，最大的可能也是那个地区很干燥，在细菌和霉菌长起来之前汉堡已经晾干了，也就不会再变坏。蛋糕中的含水量本来不算高，博物馆中的那个蛋糕可能是比较快地失去了表层的水，因而环境中的细菌和霉菌无法在上面生长。而蛋糕经过了高温烘烤，内部的细菌几乎都已经被杀光，即使满足细菌生长的水分可以保持更长的时间，也可能没有“种子”而安然无事。

油脂氧化是影响安全的另一个比较重要的方面。油分为不饱和脂肪和饱和脂肪两类。一般而言，动物油脂中饱和脂肪的含量高，而植物油中不饱和脂肪的含量高。不饱和脂肪在空气中会被氧化，从而产生异味，其中有些成分还有害健康。博物馆中的那个蛋糕大概是用动物油脂做的，因而氧化变质不明显。不过，任何动物油脂中也还是含有一些不饱和脂肪，最终也还是会发生氧化。可以推测，博物馆中的那个蛋糕虽然看起来“完好无损”，但如果真正尝一下的话，味道大概不会太好。

生鲜食物，尤其是植物，在离开“母体”之后依然保持着“生命活动”。这些“生命活动”是通过一类被称为“酶”的蛋白质来催化发生的。这些生化反应会导致硬的水果变软，甜的水果发出酒味，等等。

除了这几种情况，食物“变质”还有失水、受潮、失去风味等等。这些因素只是让食物变得“不好吃”，一般不会导致安全问题。

一般情况下说的“保质期”，是指在那个期限内，食品的任何一方面都没有发生明显的变化。换言之，“保质期”是厂家的一个承诺——在此期限内，食品的风味、口感、安全性各方面都会保证。如果出了问题，厂家需要负责。而过了保质期，并不意味着就坏了，只是厂家不再担保。有时候，食品过期可能只是外观不那么诱人，或者口感没有那么好……这样的食品，也还是能吃的。不过问题在于，它也完全可能是致病细菌数量很多了，吃了生病的可能性增高了。而且，你无法判断它发生了什么变化。

许多非加工食品（比如生鲜农产品）或者冷冻食品，没有“保质期”的要求。关于这一点，可以在本书的《“生肉放两天”会“口味最好”吗》找到详细的讲解。

每一种食品都有一系列“控制指标”，比如含水量、硬度、外观、细菌数等等。此外，还有口味要求。从技术上说，保质期的确定是把一批食物按照需要的条件保存。每隔一段时间，拿出一部分样品，检测其所有的“产品指标”。只要有任何一项指标超出了设定范围，这种食品就算“变质”了。对于各项检测都符合要求的食品，一般还会进行口味评估。如果能够“尝出”明显的差别，也算是“过期”。通过这样的方式来确定按照某种方法生产出来的食品在多长的时间内不会“变质”。这个期限，就是保质期。

不过在实际操作中，经常采取另一种方式。就是根据这种食品的产销周期，计算需要的保质期。然后把食品保存到那一个时间（实际上研发中会比那个时间更长，以增加“保险系数”），再进行分析检测。如果产品依然合格，就是用这个时间做“保质期”。至于它真正的保质期是什么，厂家就不关心了，因为它不需要更长的保证。如果不合格，那么就改进生产工艺来延长“保质期”，直到合格。

同一种食品，技术好的厂家可以实现更长的保质期，很常见也很正常。我国对于许多食品有国家统一的保质期，其实并不合理——在国家许可的保质期内，生产控制不好的食品同样可能变坏。这样，一个符合国家“保质期标准”的食品，完全可能是变质的。而对于那些下功夫改进生产工艺以延长保质期的厂家，国家标准反倒起到了打击积极性的作用。至于厂家是否会乱标保质期，需要的是对其保质期内的食品是否合格进行监测。不合格的要重罚，导致消费者受害的，需要赔偿。在严格的监管之下，也就没有厂家敢乱标了。

显而易见，食品的变质是一个连续渐变的过程。保质期内的“不发生明显变化”并不是说“没有变化”，只是变化的幅度能够被接受而已。食品成分或者其中的细菌，不会看着保质期按照我们的指示变化——它不会像许多人想的那样：在保质期之前，老老实实待着；过了保质期，一下子就变成了毒药了。而这个变化过程，又受着生产工艺和保存条件的影响。比如说，采用巴氏消毒的牛奶，冷藏两周一般细菌还不会超标；而超高温灭菌的，常温下放几个月乃至几年都不会长细菌。即使是同一种食品，比如巴氏消毒奶，不同厂家的工艺控制条件也会使得变化的过程快慢不同。

需要注意的是，“保质期内不变质”需要遵循厂家的保存要求才能实现。否则，在保质期内食品也可能变质，而厂家也没有责任了。比如说，鲜奶保质期两周，是指没有开封而且冷藏的前提下。如果已经开盖，或者放在室温下，那么就可能很快变质，而厂家对此也没有责任。再比如饼干，在保质期内不开袋的话可以保持酥脆。但是如果开了袋，环境又比较潮湿，就会很快受潮变软，很难吃了。这种情况下，也不能追究厂家的责任。

保质期也好，过期日期也好，都只是一个控制标准。对于保质期比较长（比如几个星期甚至几个月）的食品来说，过期日期前一天与后一天不会有多大差别。这就像我国男性 22 岁可以结婚，但是 22 岁生日的前一天和后一天，一个人至少在生理上不会有什么差别。

所以，“过期食品能不能吃”的问题，答案就是：吃了不一定会出问题，但是出问题的可能性升高了。比如说，在保质期内，10000 个之中难得有 1 个存在安全问题，真让你碰上了可以向厂家索赔。而过了保质期，100 个之中可能也有 99 个是没有问题的，只是如果你碰上了另外的那 1 个，就只好愿赌服输。即使在保质期内，还是尽快吃完的好。

食品监管，走向何方

主管部门的立法与执法目标，不应只是“决定什么能吃”，而是保证把食品的“科学信息”如实地传达给公众。

要解决食品问题，问题不在于要不要信任监管体系，而是我们只能依靠这个监管体系。当务之急当然是要建立监管机构的威信，重塑形象。“威”能够靠法律授权得到，“信”却只能依靠踏实有效的工作慢慢建立。下面探讨中国监管体系应该努力的几个方向：

一、盯紧大企业

企业除了为社会提供它所生产的产品，还承担着解决就业、上缴税收等附加功能。一个企业一旦做大，在所在地方上的“话语权”就急剧扩大。大企业的经营者，除了成为当地政府的“座上宾”，往往也获得人大代表、政协委员等政治资源。

企业大到一定地步，对行业标准的制定也就会有比较大的影响力，这本身也可以理解。不过目前，中国的大企业政治影响力太大，甚至能够左右监管部门，到了极不合理的地步。这样造成的结果，是被严厉打击的对象往往是中小生产者。而大企业，即便是存在问题，也会被地方政府以“维护大局”的名义“摆平”。

但是，一个行业，一个市场，是由最大的那几个企业来稳定的。消费者不仅关心“哪些食品有问题”，更关心“哪些食品没问题”。只要把最大的那几个企业紧紧抓住，不让他们捣鬼，那么消费者就能够得到“放心食品”。即使有非法生产的食品出现，也只能通过非法渠道。对于广大的从正规渠道购买食品的消费者，这样的问题食品影响也就很有限。

在这点上，美国的做法值得参考。比如鸡蛋，政府对于大规模的养鸡场有严格的规范，大型养鸡场必须执行这些规范（政府会检查），而小型养鸡场则自行选择是否执行（政府并不检查）。这些大养鸡场数目不多，却提供了几乎 99% 以上的鸡蛋。只要这些鸡场被管好了，市场上的鸡蛋就会有保障。至于那些小农场，不管执行得怎么样，都不会掀起太大的风浪。对于消费者，不愿意购买来自于被严格监管的大养鸡场的鸡蛋，愿意去相信小鸡场的信誉，遇到了问题也是自已“愿赌服输”，实在是怪不到监管部门的头上。当然，这并不是说有了监管，大企业生产的东西就一定没有问题，美国同样出现了几亿只鸡蛋被召回的事件。这正说明了两个问题：事后应急只能“毖后”，不能防患于未然，所以美国要搞出《食品现代化法》；大企业会被“特别关照”，尽管监管可能给他们造成惨重的损失。

辉瑞被罚 23 亿美元的案例更是监管大企业的典型。在许多中国人看来，辉瑞犯的真不是什么“大事”：有些被批准上市的药物，还有一些疗效没有经过审批；法律规定医生可以酌情使用那些疗效，但是药厂不许宣传和推销；不过推销这种“标签外使用”是“行业潜规则”，大多数药厂都会这么干。美国司法部抓住了辉瑞非法推销四种药物的证据，痛下杀手。作为美国重要的“民族产业”之一，辉瑞在全球雇佣着八万多员工，加上上游下游的产业，对美国经济的影响显而易见。因为巨大，在整顿行业的时候也就应该首当其冲。杀猴警告鸡，远比杀鸡警告猴来得有效。23 亿美元大致相当于辉瑞一年利润的 30%，这无疑会影响辉瑞的运作。但是，为了净化行业，砍掉最大的那只猴子的一只手，会有效地让别的猴子和鸡们老实许多。

二、发挥市场惩罚功能

食品企业具有高度的可替代性。没有什么是非吃不可的，没有哪个品牌是非他莫属的。一个产品，常常是“兴也勃焉，衰也忽焉”。

我们经常看到不同的主管部门踢皮球，宣称某个问题自己无权处罚。对于食品行业来说，最大的处罚不一定非要通过行政或者法律进行，只要如实公布问题产品的信息，消费者“用脚投票”就会产生足够的震慑了。“双汇瘦肉精”事件是一个典型的例子。它并没有导致有人中毒，到底应该对双汇进行什么样的行政与法律处罚，需要法律界来探讨。不过，“向消费者通报”这一举措已经足以震慑整个行业。尤其是几个行业巨头，会很明白生产不合格产品，对于整个企业完全得不偿失。

我们经常说美国的食品监管很严格到位。实际上，美国几乎每周都有数起食品召回信息发布，闹到处罚或者赔偿的真不多。多数事件，都是某个环节发现了问题，向 FDA 报告；FDA 确认问题，发布公告或者警告要求企业纠正，企业“自愿召回”。

食品监管的目标，不是要让有错的企业万劫不复，而是要促使他们遵守规范，生产销售合格产品。充分利用市场的惩罚功能，可以大大降低主管部门的工作负荷。可以说，只要卫生部门制定合理规范，质检部门接受举报并检查产品是否符合规范，不符合就向社会如实公布，这不需要多部门配合，也不用多部门扯皮，对于正规企业，就足以让他们认真对待。

三、从“决定什么能吃”到“如实传达科学信息”

消费者希望有人告诉他们“该吃这个”“不该吃那个”，希望监管部门能够保证食品“绝对安全”。但是，这种期望是不现实的。

首先，食品安全有两个方面：作为物质的安全性和作为商品的安全性。前者是指，作为一种化学意义上的物质，它在食用之后是否会带来危害。比如说，大米作为一种物质，是可以安全食用的。这里的“大米”是指一种抽象的物质，安全是指符合食品上“大米”要求的这种物质吃了之后不会危害健康。作为法规，针对的是这种物质意义上的安全性。而作为商品的安全性，是指一种具体的商品是不是符合食品上对于这种物质的要求。比如说，农贸市场的一袋大米，可能重金属超标，也可能长了霉，作为商品，就是不安全的。作为食品安全标准，出发点只能是作为物质的安全性，以及规定什么样的商品满足“安全”的要求。保证市场上的具体商品“安全”，需要生产厂家来完成，而质检部门来监督。

其次，所谓“安全”只是风险小，而不是“绝对安全”。一方面，具体的商品都含有其他成分，也就是说，不是化学意义上的那种物质。这些杂质有多少可以检测，但是多少杂质可以产生危害，或者说产生什么样的危害，往往并非十分清楚。科学数据往往是针对动物或者少量人群的，对于个人，只能通过一定的算法来估计。这种估计具有一定的主观性，不同的主管机构采用的模型和“安全系数”不同，估算出来的值也就不一样。不管如何，它都只能是“把风险降低到可以忽略的程度”，而不是“保证绝对安全”。

基于以上两点，“绝对的食品安全”是无法实现的。主管部门能够做到的就是“尽力降低风险”。风险的降低，又是以生产成本的增加为代价的。也就是说，食品的安全风险与生产成本，是需要权衡的两端。

不同的人在权衡这个两端的时候，所采用的标准不一样。比如，每天大量吃红肉（指猪肉、牛肉和羊肉）会增加癌症风险，平均每天吃

140 克的人比每天吃 30 克以下的人结肠癌风险高 30% 左右。对于有的人来说，这个风险已经很大，愿意为了健康放弃吃这些肉。而抽烟能够把肺癌的风险增加十几倍，也还是有那么多人愿意承担。

主管部门的立法与执法目标，不应只是“决定什么能吃”，而是保证把食品的“科学信息”如实地传达给公众。比如面粉增白剂与合成色素，不管“禁”还是“不禁”，卫生部的决定都会受到批评。对这种学术界认为“可以用”，而公众中“不该用”的呼声也很高的东西，主管部门不应该简单地基于哪方面的声音大而做出一个“能吃”“不能吃”的决定，而应该尊重问题的复杂性。实际上，不管是美国还是欧盟，都有一些“有争议”的食用成分是“允许用”，但是强制生产者如实标明是否使用的信息。虽然这样对于执法的要求更高，但它是合理监管无法回避的问题。

四、法规制定准则的公开透明

每一次食品安全事故出现，“法制不健全”“呼吁立法”都会被拿出来说。食品标准应该如何制定，是高度专业化的事情。普通公众、媒体、“意见领袖”、从业者以及作为个体的研究人员，都没有能力来制定出科学合理的准则。在国际上，权威的机构像世卫组织（WHO）与联合国粮农组织（FAO）的食品添加剂联合专家委员会（JECFA）、美国食品药品管理局（FDA）、欧洲食品安全局（EFSA），都不会通过“民意调查”或者“民主表决”来制定食品安全标准。

通常，这些机构要制定或者修改一条标准，都会委托一个专家组提供一份详尽的文献综述。专家组就公开发表的研究报告，对其数据可靠程度、证据强弱、生物学意义等进行学术评估，并作出推荐意见。这样的一份报告会公开发布，接受学术界以及公众质疑，然后是立法部门根据推荐意见来制定标准。因此，这些标准制定出来，即使有争议，也不会引起大的反对。而反对的人，也是通过提交新的证据来要求改变。

在这方面，中国的主管部门还有很大的改进空间。蒙牛的 BMP 事件是一个典型案例。在质检部门公布蒙牛添加的 BMP 未经卫生部审批之后，蒙牛提交了关于 BMP 安全性的申请。在极其短暂的时间内（有媒体报道为一个周末），一份涉及若干部委的“安全审查结果”就公布了。何人进行的审查，审查了哪些资料，“安全”结论是基于什么证据作出的，公众无从知晓。这只能看作是中国特有的“特事特办”。

目前的食品添加剂恐慌，与法规制定中缺乏公开透明不无关系。对于公众来说，就是主管部门制定了一个什么法律，“允许”或是“不允许”用而已。即使是专业人士，往往也只能查阅到最终的“规定”。对于公众而言，这些规定就像是领导们拍脑袋想出来的。

在食品添加剂、新食品加工技术的发展中，会有许多方方面面的研究。这些研究结果之间还有互相不一致的地方。公共决策的制定，只能是依据当前状态下对于该物质、该技术的认识，按照风险评估的原则来作出一个“判断”。这一“判断”有多合理，取决于对于当前科学证据的把握有多完善。这不是由一两项研究来决定的，而必须整合与之相关的所有研究结论。因为缺乏这样的专业报告，某些人就可以“挑选”符合其立场的研究结果，夸大甚至扭曲其意义，忽视其他研究，过度引申从而很轻易地煽动公众情绪。面粉增白剂、加碘盐就是典型的例子。如果主管部门在制定法规之前，能够发布关于它们的作用与风险的详细报告，对于正反方面的研究结果进行解析，说明规范制定的原则，那么就不至于引发如此激烈的争论。实际上，最后主管部门的决定，很大程度上不是基于“科学决策”，而是向舆论妥协的结果。

五、刑事与民事分割

安全事故的发生呈现一个金字塔形状。就是说，小事故频繁发生，会出现一些中等事故，一定数量的中等事故中会蕴藏着大事故。在不同的行业，小事故、中等事故与大事故的比例不同，但是在行业内有一个固执恒定的比例。

在目前的食品监管中，不管是主管部门、媒体还是公众，往往都只关注“大事”，或者“严重的危害”。而对于“可能产生危害的行为”，则兴味索然。每当一个事件出现，公众关注的往往只是“造成了什么危害”“或者能够造成什么危害”。如果说，目前没有证据显示它能造成明显危害，公众往往就失去了兴趣。这种社会心理造成的结果就是，在媒体想要“反对”的时候，就不负责任地夸大其词，在想要“支持”的时候，就渲染“没有明确危害”。而主管部门，也就心安理得地对那些“没有死人”的违法生产，大事化小，小事化了。

针对食品的法律原则与针对人的不同。对于人，需要采取“无罪推定”，没有证据证明有罪就当做无罪对待，法律没有禁止的事情就可以做。而对于食品，则是采取“有罪推定”，没有充分的证据证明安全性足够高，就会被当做“有害”来对待，法律没有规定可以使用的东西就不能使用。使用了法律许可的成分，没有按照要求标识，或者对于食品的效用进行虚假宣传，依然是非法的。

在目前的监管体系中，对这种“没有造成恶果的违法行为”监管严重缺失。前面提过的蒙牛 BMP 的例子，不管 BMP 后来是否通过了安全审查，在未批准前添加，都是严重的违法行为。其性质，跟添加三聚氰胺并没有不同，都是“在食品中添加未经批准的物质”。这样的行为，应该承担同样的刑事责任。三聚氰胺造成了恶果，所以需要承担相应的民事赔偿。而 BMP 没有造成恶果，没有民事赔偿的要求，但是“非法添加”的刑事责任，依然是应该承担的。

关于虚假宣传的例子，在“保健品”“保健食品”中极为常见。比如马悦凌的固元膏，申请了食品生产许可证，并没有审批任何“保健功能”。但是在营销中，一直是当做保健品来销售，这是一层违法。即使是保健品，也不允许宣传有疗效，而固元膏的宣传中有大量的关于治病的用语，这是又一层违法。但是，这么明显的违法行为，主管部门一直听之任之。而媒体，也因为“没有人被马悦凌治出问题”缺乏关注热情。

可以说，“没有造成后果”就不算事故，就不进行惩处的现实，是各种事故发生的沃土。在这样的监管体系下，必然会有牛蹄筋、生茄子或者固元膏治各种疑难杂症的大师，用芒硝治死人的事件也就早晚会出现。无法想象在一个哪怕是神仙，无照行医也会被追究的体系里，会出现这样的案例。同样，在“不吃死人、不致癌、不吃出肾结石，就不会被处罚”的体系里，就必然有无良厂家往食品里加塑化剂这种不会立竿见影产生危害的成分。而遇到三聚氰胺这种“以为危害不大”实际上只是“不知道有多大危害”的杀手，也就只是时间问题。同样也无法想象，在食品里加了花生，如果没有标明都必须召回产品的体系下，还有厂家会冒天下之大不韪去添加工业原料。

当我们的目标是优秀的时候，执行得不好也还可能得到良好或者及格的成绩。如果我们的目标就只是及格，如何保证一定能够实现？不出现恶性事故，就相当于“及格”的目标。在美国，几乎每周都有食品召回事件，比如细菌超标、标注不实，都是食品召回的常见原因。而在中国，食品召回还仿佛是传奇故事。

在目前，我们的监管体系里并不缺少法规。分清“违法的行为”和“造成恶果的事件”，是监管机构们应该急需加强的方面。一种生产、营销行为，只要是违反了法律，就应该进行处理：召回产品、停业整顿、行政处罚等等，并且向社会公布。这种处理，是刑事上的，跟是否造成了后果无关。而造成了后果的，就还需要承担民事赔偿责任，哪怕是把它赔到破产。

巴氏奶与常温奶，差别有多大

虽然有诸多不足，在当前的食品工业中，加热依然是灭菌最经济最有效的方法。

媒体把生奶新标准的制定当做巴氏奶与常温奶的斗争。常温奶和巴氏奶的倡导者也的确一直互相指责甚至攻击。“常温奶派”宣称更符合中国国情，而“巴氏奶派”则强调常温奶的超高温灭菌破坏了牛奶的营养。毋庸讳言，巴氏奶和常温奶，在风味、安全性和营养上存在差异。关键是，这种差异有多大？对于消费者，这些差异又意味着什么？

巴氏灭菌的目标是把细菌数降低到十万分之一，用专业术语来说是5个“log reduction”。在某一温度下，加热时间是该温度下细菌D值的5倍。经过巴氏消毒，牛奶中的细菌并没有被全部杀灭。在灭菌之后依然需要冷藏。即使在冷藏条件下，残存的细菌也还是会缓慢生长。所谓巴氏奶的保质期，其实是这些细菌长到某个量之前的时间。国外的巴氏奶灭菌以及后续的处理保存要求严格，这一个“变质期”可以长达3周，一般把保质期定位两周。而国内目前的巴氏奶，因为种种原因，保质期一般只有几天。灭菌之后需要冷藏，保质期也只有几天，对于产销链的要求的确要高许多。在中国目前的社会条件下，基本上只能依靠当地产当地销。而异地企业，基本上也就无法涉足。

在巴氏灭菌条件下，尤其是高温快速的巴氏灭菌条件下，对于牛奶的风味和维生素的影响比较小。牛奶中还有一些酶，在加热中这些酶通常会失去活性。有人认为酶失去活性导致了牛奶的营养价值降低。实际上，到目前，并没有可靠的依据表明牛奶中的这些酶对人体有“生物活性”。它们是否失活，并不改变牛奶的营养价值。另一方面，这些酶中的一些种类会分解牛奶中的脂肪或者蛋白质，导致牛奶的“变质”。通过加热使之失活，对于保持牛奶的品质是有利的。

常温奶是在超高温（通常高于 135℃）下保持一两秒钟，简称为 UHT，其灭菌目标是 12 个“log reduction”。也就是说，其加热时间至少是该温度下 D 值的 12 倍。经过 UHT，基本上不可能还有细菌存活。在密封条件下，经过这样处理的牛奶不用冷藏，也可以保持几个月甚至更长。如果生奶中具有大量的致病细菌，它们分泌的某些毒素不能被巴氏奶破坏。因为毒素往往是蛋白质，经过 UHT 处理，其破坏程度会大一些。从细菌和毒素的角度来说，常温奶的安全性确实要高一点。因为不需要冷藏而且保质期长，异地产销就成为了可能，使得厂家更容易实现市场扩张。

显然，UHT 是更“严苛”的加热条件，它对维生素的破坏也会更多。如果是要比较营养“谁高谁低”，自然是巴氏奶稍胜一筹。不过，牛奶只是饮食中维生素来源之一，人们喝牛奶主要是为了获取其中的蛋白质和钙，而蛋白质和钙不会因为 UHT 损失，也可以说常温奶相对于巴氏奶的营养损失并不大。

总菌数高的生奶不适合做巴氏奶，原因并不是许多人认为的“无法达到巴氏奶的灭菌要求”或者“增加巴氏灭菌成本”。实际上，总菌数从每毫升 50 万增加到 200 万，只增加了 0.6 个“log reduction”需求。相对于巴氏灭菌要求的 5 个“log reduction”，如果采用标准的 HTST 温度，只需要把灭菌时间从 15 秒增加到 17 秒左右就够了。如果通过提高温度，则提高不到 1℃就可以保持 15 秒的标准时间。不管哪种方式，对于灭菌成本的增加都微不足道。

二者的最大差异其实在于外观和风味。巴氏灭菌奶基本上保持了灭菌前的乳白和奶味，而 UHT 则会使奶色变暗，相对而言不再“秀色可餐”。超高温产生一定的“焦煳味”，则会掩盖奶本来的风味。当总菌数达到每毫升 200 万，意味着生奶从挤奶到灭菌前的过程中卫生条件控制很差，吸收的异味和细菌产生的异味，已经大大改变了牛奶的风味。而这些异味，巴氏灭菌并不能去除。这样得到的巴氏奶，消费者光是从味道上就能觉察出“不对”来。如果那 200 万细菌中有分泌毒素的致病细菌，巴氏消毒也只能杀死细菌而可能无法去除毒素。这种情况下，问题也就更加严重了。而经过超高温处理之后，产生的“焦煳味”足以掩盖奶本身的异味，消费者也就无从觉察出“异常”来。

虽然有诸多不足，在当前的食品工业中，加热依然是灭菌最经济最有效的方法。不过，一些新兴的技术逐渐得到应用，可以在不同的方面克服加热的不足。在奶制品行业，微滤技术是应用比较多的一种。

作为微滤，就是使用一层滤孔在微米量级的滤膜来对原料进行过滤。一般的微滤膜孔径在 0.6 到 2 微米之间（1 微米等于千分之一毫米）。选择适当的滤膜，可以把细菌留下，而让乳糖、维生素、矿物质以及蛋白质通过。因为它只是按照个头大小进行筛选，也就不会破坏维生素、酶以及牛奶的风味。

不过，牛奶中的脂肪颗粒跟细菌大小相当，留下细菌的同时这些脂肪颗粒也无法通过。所以，微滤技术往往用来处理脱脂奶。因为脱去了脂肪，剩下的蛋白质以及其他成分可以通过。如果要生产全脂奶或者低脂奶，就需要把脱下的脂肪另外进行加热灭菌，再加到经过微滤的脱脂奶中。这当然也需要一些操作成本。

即使不考虑成本，微滤技术也还是有一定缺陷。它只是留下细菌，而对牛奶中的酶无能为力。前面提到过，许多酶会分解脂肪或者蛋白质，也导致牛奶的“变质”。所以，单独使用微滤来处理牛奶，也不容易使之实现需要的“保质期”。此外，任何一种规格的微滤膜，所说的“截留分子量”或者“孔径尺寸”，都是一个典型值，而不意味着膜中所有的孔径都是那个尺寸。也就是说，实际尺寸是围绕着那个典型值的各种大小不同的尺寸。牛奶中的酪蛋白，多数是聚集成“酪蛋白颗粒”的形式存在，其尺寸在零点几个微米的样子。也就是说，如果选的滤膜孔径过大，则有可能放过一些细菌；过小，则有可能留下一部分酪蛋白。如何制造和选择合适的微滤膜，也是工程师们努力的方向。

相对于加热灭菌，微滤也有它独到的优势。加热可以很有效地杀灭细菌，但是对于细菌或者植物的孢子就无能为力。孢子可以看作一种处于休眠状态的细菌或者植物“种子”。在巴氏灭菌这样不算严酷的考验下，它们能够忍耐过去，耐心等待春天的到来。而微滤则可以把它们一并去除。有实验显示，经过微滤处理的脱脂奶，再进行巴氏灭菌，可以把“变质期”从三周延长到 40 天左右。在目前，奶制品行业更多的是把它作为一个辅助步骤，与加热工艺配合使用。

萨其马里的硼砂

如果在面食、肉丸中使用硼砂，要起到改善口感以及防腐的作用，就需要相当大的量。

央视曝光了一些萨其马中使用硼砂的“黑幕”，再次引发了公众对于“食品添加剂”的关注。其实，在东南亚和中国一些地区，把硼砂添加到食物中有着相当久远的历史。有位美国人曾经在网上发问，说他的太太来自台湾地区，做米粉的时候会加入一些奇怪的原料，比如硼砂。他想知道硼砂究竟是什么东西，会不会有害健康。

其实，在包括中国在内的多数国家和地区，硼砂都不允许被用于食品中。也就是说，尽管它的使用不是“现代食品工业带来的”，但是按照现行的法律，它是地地道道的“非法添加物”。

硼砂是一种很有用的化工原料，在陶瓷、玻璃制造中能起到很重要的作用。不过，跟许多人想当然的认为不同，它并不是“化学合成”，而是真正的“天然产物”。就来源而言，它跟海盐、蓬灰、卤水这样的“草莽英雄”差不多。

硼砂的化学组成是四硼酸钠。它具有杀菌的作用，在洗涤用品、化妆品中也获得了相当广泛的应用。在医疗上，也经常用来消毒。既然可以灭菌，那么用在食品中，也就可以防腐。不过，它之所以被用到食品中，主要是因为在水中呈现弱碱性。就跟拉面使用的蓬灰，或者做馒头用的面碱一样，弱碱性使得面团更加筋道，从而产生更好的口感。其实，在食品添加剂引起人们的关注之前，世界上许多地区都把它加到食物中。比如中国、印尼，就有把它加到拉面或者肉丸中的做法。而在伊朗，硼砂甚至是鱼子酱的传统原料。

就像许多其他的食品成分一样，“用的历史悠久”“用的人多”完全不意味着它就没有安全问题。只是因为它的危害不那么立竿见影，人们没有注意到而已。最早怀疑它有问题的大概是美国 FDA 之父哈维·威利。在 20 世纪初，他组织了一些勇敢的志愿者，像神农尝百草一样，通过吃的方式来检验当时使用广泛的一些食品添加物会不会危害健康。在他检验的那些物质中，就有硼砂。如果在今天，这种检查方式不大可能通过伦理委员会的审批。不过那个时代，正是这些受到伦理质疑的实验，催生了美国食品和药品管理的革命性变革。而硼砂，就是被检验出会危害健康的一种。

美国很早就禁止将硼砂添加到食品中。因此，伊朗的鱼子酱，因为含有“违禁添加物”，就无法登陆美国。而美国的鱼子酱，只能使用大量的盐来防腐，在味道和口感上，也就无法像伊朗的“地道鱼子酱”那样美味。因为鱼子酱不是常规的食物，通常人们也不会吃很多，而其中的硼砂用量也不大，所以美国也有人主张对它网开一面。

所有的“毒性”都是由剂量决定的，那么硼砂的有毒剂量有多大呢？从动物实验来看，大鼠的半数致死量是每公斤体重 2.66 克，而食盐也不过是每公斤体重 3 克。也就是说，用硼砂毒死老鼠，需要的量还是很大的。不过，食物毕竟不是吃不死人就算安全，人们更关心的是在什么剂量下，对健康不产生危害。这方面的数据不是很多，欧洲食品安全局（EFSA）在2004年发表了一份专家意见，评估结果是如果每天每公斤体重摄入的硼在0.16毫克以下，就不会对健康有任何不利影响。这大概相当于一个成年人每天吃下10毫克的硼。对于硼砂，大致是0.1克。

当然，这个量是考虑了“安全系数”的。意思是说，不超过这个量，基本上对于所有人都安全。而超过了，可能会有一些体质敏感的人受到伤害。达到更大的量，可能会呕吐、腹痛、腹泻等。而长期大量摄入的话，则可能影响生殖发育。

需要注意的是，硼酸盐是在自然界广泛存在的。这个0.1克的量还要包括从食物、饮水等所有途径摄入的量。EFSA的评估结果是，欧洲居民的每天摄入量远远低于10毫克。所以，他们甚至允许硼砂作为食品添加剂来使用。在欧洲，如果看到编号为E285的食品添加剂，那就是硼砂了。

如果在面食、肉丸中使用硼砂，要起到改善口感以及防腐的作用，就需要相当大的量。即使不考虑其他食物中难以避免的“天然含量”，光是添加的这个量，就很容易超过“安全剂量”。比如说，新闻曝光的“非法萨其马”，硼砂含量最高的达到了每公斤中含4.6克。这样的萨其马，一个成年人只要吃20克，就达到了“安全上限”。而一个体重30公斤的孩子，则只需要10克。所以，世界卫生组织和国际粮农组织的食品添加剂联合专家委员会（JECFA）做出的正式决定是硼砂“不适于作为食品添加剂使用”。在中国，虽然它有“悠久的使用历史”，也未必有人“吃出病来”，还是被禁止使用了。对于食品安全来说，这是一个很合理的规定。

31

激素、鸡肉与卵巢囊肿

我得很严肃、很负责任地说，美国的鸡也是每只两个翅膀，跟中国还有世界其他地方的没有区别。

有网友提了这么一个问题：有人说美国的鸡有好多的翅膀，所以肯德基不能多吃。道听途说，不知是真是假？还有前几天发现一病例，小女孩子 15 岁，得了卵巢囊肿。医院里这种病例还有点多，医生说不能多吃鸡肉，现在的鸡都是用激素喂大的。

这几个问题牵涉的方面比较多，简单分析一下。

首先我得很严肃、很负责任地说，美国的鸡也是每只两个翅膀，跟中国还有世界其他地方的没有区别。

肯德基之类的快餐是一些高热量营养成分单调的食品，长期只吃它会造成营养不良。这是事实。还有一个事实是不管是什么所谓的“有营养”的东西，只要长期只吃它也会造成营养不良。那些快餐食品也没有宣称自己是“健康食品”，人家的卖点是“方便快捷”。肯德基之类的快餐在美国就像国内拉着三轮卖的盒饭，吃的人都是图个便宜方便。只图方便不怕贵的人都吃自助餐去了。虽然中餐也受批评，但是中餐自助餐的“档次”比起肯德基、麦当劳之类的快餐还是要高的。

至于鸡肉和卵巢囊肿，严谨地说，没有任何证据说明这二者无关。当然，更没有证据说明这二者相关。因为这个，或者这几个病人吃过或许较多的鸡肉就归咎于鸡肉，是完全不合理的推断。抬杠的话，这几个病人吃的米饭还更多呢，为什么不说是米饭惹的祸？当然深信不疑的人会说“米饭吃了几千年都没事，当然不会是米饭的错了”——同样的逻辑，那么多吃鸡肉的人，有几个得卵巢囊肿？不吃鸡肉的人，又有几个得卵巢囊肿？只有比较这个比例才有意义。

严肃地说，如果谁能证实吃鸡肉，或者说吃了快餐店的鸡肉，会得卵巢囊肿——甚至，退一步说，得卵巢囊肿的可能性会显著提高，一定是引起轰动的重大发现。即便成不了院士，到绝大多数大学当个教授应该是没有问题。

基本上，把卵巢囊肿归咎于吃鸡肉，跟把陈晓旭之死归咎于她家的大理石一样，属于用“莫须有”的理由来解释一件未知的事情。就像我家乡的光棍，会归咎于小时候吃了猪蹄一样，从“传统文化”的角度来说，吃猪蹄娶不到媳妇的说法甚至有着更为悠久的历史。

养鸡场用激素的还真是不多。一般所说的鸡饲料添加剂并不是生长激素。且不说生长激素到底有没有问题，普通公众分不清“生长激素”和“添加剂”也无可厚非，但是医生或者“专家”们连基本概念都没有搞清楚就跳出来说这说那，实在有点用吃红薯治癌症的林博士的神韵。

吃什么鸡肉？

当生活水平提高了，人们就会想吃更多美味的食物，比如鸡肉。如何生产更多的鸡肉就成了人类面临的巨大问题。对于养鸡来说，大规模集成化的养殖面临着防病的问题。想想一个养鸡场几十万、几百万只鸡互相传染是如何壮观的景象？所以，使用抗生素就成了一种需要。养鸡行业里使用最广泛的饲料添加剂叫作 roxarsone，是一种有机砷化物，同时具有抗生素和促进生长的作用。看到“砷”这个字，人们就会想起潘金莲毒死武大郎的砒霜。其实自然界本来就存在着砷，我们周围的水、空气、土壤中都有浓度不同的砷。一般而言，有机砷化物毒性并不强。所以，FDA 允许在鸡饲料中添加 roxarsone。多数的 roxarsone 会原封不动地排出体外，少部分会在鸡体内被吸收。FDA 允许鸡肉中含有 0.5ppm 的砷，而在鸡肝中则允许 2ppm。（说句题外话，肝是动物体内毒素富集的部分，极其不理解许多人喂婴幼儿吃鸡肝粉。）有机砷有可能转化成无机砷，毒性增强，所以对于鸡肉中的砷一直批评很多。更重要的是，排出鸡体外的 roxarsone 会进入自然界，比如水源、土壤中，成为一种污染源。砷在人体内的富集会增加多种癌症的风险，但是多大浓度下会有真正的危险比较有争议，FDA 认为鸡肉中含有 0.5ppm 的砷没有危险，不过也有很多人批评这个标准太高。

因为这种可能的危害和对环境的污染，禁用 roxarsone 的呼声一直不断。美国最大的鸡肉生产商曾经打出了“未用抗生素喂养”的宣传，遭到竞争对手起诉，该厂商辩称他们没有使用 roxarsone，但是因为他们使用了其他抗生素，最后被裁定不许使用这一标注。

看起来，现代化养殖的鸡，不用抗生素是很难了，行业发展的方向只能是寻找更好的抗生素而已。对于看到“激素”“抗生素”字样就反感的人来说，只有不吃这些工业化养殖的鸡了。所谓的“走地鸡”是否就是答案了呢？工业化生产的鸡中含有什么，风险有多大是清楚的或者说人们试图搞清楚，你可以选择。而所谓的“走地鸡”将无法严格控制，不知道它们吃了什么，也不知道它们身上是否有病源。一只一只地检测是不可能的，人们只能用“不知道有没有就当做没有”的信念来“相信”这些动物的安全。

严格控制生产过程的“有机产品”或许是一条出路。不过在可以预见的将来，其生产成本能够降到与当前的工业化生产竞争的程度，实在很难乐观。

其实，鸡肉中的砷也没有那么可怕。在海产品中，砷的浓度远远大于鸡肉中允许的 0.5ppm，但是因为海产品是“天然”的，也是以有机砷的形式存在，所以人们并不认为它会给人体带来危害。有人做过检测，不同的海产品在不同的烹饪过程中，会不同程度地转换成无机砷。换句话说，我们认为很安全的“天然产品”，可能还含有更多的有毒成分。

从某种意义上说，鸡饲料中使用添加剂，也是一种无奈，为了让更多人能够支付鸡肉价格的无奈。“绝对安全”的食物是没有的，人类能做的，只能是不停地去发现各种选择可能的危害，然后作出目前所知危害可能性最小的选择。

“全天然”的防腐剂

在现代工业文明之前，我们觉得食物都是“天然的”“安全的”，不是因为其中没有“有害成分”，而是因为我们不知道。

如果在超市里，你看见一个熟肉制品的标签上写着：防腐剂（亚硝酸钠），而另一个产品其他成分完全一样，只是写着“不使用防腐剂”，而代之以“芹菜粉、活性菌培养物”，如果后者的价格要贵10%，你会买哪一种?

对于许多人来说，多付10%的价格去购买这样“全天然”的食品，是理所当然的事情。在这个现代工业饱受指责、人们纷纷追逐“天然食品”的时代，任何“天然”的大旗都可以带来滚滚财源。

那么，什么是“天然食品”？它是否就一定安全呢?

2008年，美国食品技术协会（现在它的影响力已经扩大到了美国之外）在新奥尔良开年度大会的时候，政府主管部门、食品科学家和工业界的代表曾经商讨如何给“天然食品”一个明确的定义。但是，最后没有讨论出任何结果。所以，“天然食品”依然只是一个生活中的泛泛概念，缺乏法律意义上的准确含义。传统上，美国食品与药品管理局（FDA）解释为“没有加入合成成分的食品”，而美国农业部（USDA）则解释为“没有加入合成成分并且只经过轻度加工的食品”——不管是哪个解释，都缺乏法律术语的明确性。比如说，什么叫“轻度加工”？煮到 70 度算不算？煮到 100 度呢？用粉碎机打成酱算不算？那么用菜刀剁成末呢？

好在，多数人也不会针对是不是“天然产物”而上法庭，所以它有没有明确的定义也就不是那么关键——每个人心中都会有一个“天然”与“人工”的界限。只要不睁眼说瞎话倒也就没有什么问题——比如一面宣称“不含防腐剂”，另一面的配料表里却又列着“山梨酸钾”；或者，偷偷加了防腐剂，却信誓旦旦说“纯天然”——这些就应该受到追究。而前面说的用芹菜粉加活性菌培养物代替亚硝酸钠，然后宣称“全天然”，在现行的法律体系下就是合理合法的。

问题是，如果把这两种肉拿去做亚硝酸钠含量的检测，结果很可能是——二者的亚硝酸钠含量并没有明显差别！

如果这样，你是否还觉得那 10% 的钱花得值呢？

这并不是厂家作假或者欺骗——他们可能确实只加了芹菜粉和活性菌培养物，最后产品中的亚硝酸钠——是“天然产生”的！

在肉类加工中，储存是一个大问题，因为肉实在是很容易腐坏。从古到今，从中国到外国，都会采用一些腌制的手段来保存。现代食品工业里，很常见的就是在肉中加入防腐剂，最常用的就是亚硝酸钠。一方面，它可以抑制细菌的生长，从而延长肉的保存时间；另一方面，它与肉中的肌红蛋白结合，在熟肉中会呈现诱人的红色。但是亚硝酸钠本身是一种有害成分，在人体内可能转化成亚硝胺——后者是一种致癌物，所以通常亚硝酸钠也被当做一种可能的致癌物。好在，科学家们做了大量的实验，找出了对人体健康的危害可以忽略的含量。国家标准中的最大使用量，是远远低于有害剂量的含量。这也是它被允许使用的前提。

不过，人们总是倾向于追求“零风险”——对于这些防腐剂总是避之不及，而追求“全天然”也就顺理成章了。但是，“天然产物”并不是“安全”的保障。比如说，这个例子中的芹菜粉，天然含有大量的硝酸盐。硝酸盐是许多绿色植物中天然存在的。在“活性细菌”的作用下，这些硝酸盐会有一部分转化成亚硝酸盐，而实现外加防腐剂的作用。从法律上说，它的原料确实是“全天然”的，也没有进行“非法”的加工。

这里最核心的问题在于：“天然产物”不含有害成分，只是我们的一种天真的想法——动物植物，并不是按照我们的需求去进化生长的！在现代工业文明之前，我们觉得食物都是“天然的”“安全的”，不是因为其中没有“有害成分”，而是因为我们不知道。

我国各地都有做腌肉、咸菜食物的习惯。通常，人们会用海盐来腌制相应的原料，从而实现对食物的长久保存。这些“传统”工艺生产的东西，会被多数人当做“全天然”食品。在这些食物中，相当高的盐浓度本身在一定程度上可以抑制细菌生长，从而防止食物变坏。另一方面，海盐中本来就有一定量的硝酸盐或者亚硝酸盐，这些盐中本来存在的，或者硝酸盐转化而来的亚硝酸盐，也就起到了防腐剂的作用。

酸菜也是传统的“全天然”食品，其中更有可能含有大量的亚硝酸盐。中国国家标准规定肉制品中的亚硝酸钠含量每公斤不超过 30 毫克。而在酸菜腌制过程中，亚硝酸盐是一个由低到高然后再降低的过程。在最高点，可能达到每公斤 100 毫克以上。如果吃腌到这种程度的“天然食品”，也就非常容易中毒。到最后完全腌透了，还会有每公斤几毫克的含量，只是这样的含量已经没有危害了。

我们都希望吃的东西“绝对安全”，而认为“天然食物”就能给我们这样的保证。可惜的是，这只是一种错觉，一种我们的祖先吃了很多很多年，所以就“没有问题”的错觉。许多东西的危害是轻微的、慢性的，在古代，既没有临床研究，又没有统计对比，人们不可能发现。伟大的神农氏尝百草，也只能尝出让人急性中毒的东西。祖先吃了几千年的“天然食物”，只是吃不死人，或者没有吃出大病，并不是我们所想当然的那样“绝对安全”。现代科学告诉我们现代工业食品有什么样的危害，我们可以评估这样的危害和它所带来的好处如何权衡。而“传统的”“天然的”食物，不做同样的检测，其实是“不知道有没有害”，而不是“没有害”。

不管是“天然”的还是“人工”的食物，关键都在于它里面含有什么东西，而不是它从何而来。合成的外加的防腐剂对人体可能的危害，“天然”含有的也同样具有。“零风险”是不存在的，我们只能尽可能降低潜在的风险。对于社会来说，关键是进行什么样的管理，并且把准确的科学信息告诉大家。比如前面所说的用芹菜的熟肉制品，美国主管部门的要求就是：你可以说“未加亚硝酸钠”，但是必须同时说明“含有天然生成的亚硝酸钠”——在准确的信息传达给公众之后，如果人们还是愿意多花钱去购买这个“天然食品”，那是消费者自己的选择。对于使用亚硝酸钠的厂家，也是公平的竞争。

食品细菌防御战

当谈到食品安全的时候，许多人着眼于化肥、农药、转基因、防腐剂之类，且不说这些东西是否真的有害，即使是有，也远比细菌要好监控。

我们都知道细菌无处不在，即使是我们认为洗得很“干净”的手上也充满了细菌。虽然多数细菌是无害的，但是——正如飞机失事是很小概率的事件，但只要碰上一次我们就歇着了——再多无害甚至有益的细菌，也改变不了有害的细菌让我们寝食难安，甚至再也不用吃饭了。人们吃出问题的例子，只有一小部分跟细菌无关——比如河豚或者各种食物过敏，其他的绝大多数都是细菌惹的祸。

我们所吃的各种食物，不管是蔬菜、水果，还是肉、蛋、奶，都充满了细菌。绝大多数人喜欢的走地鸡、野味、农家肥种的菜、野生的鱼虾等等，携带的细菌比大规模养殖的更难控制。通常的洗涤，可以去掉一部分，但是对大多数细菌来说，任你风吹浪打，“我自岿然不动”。“星星之火，可以燎原”，在适当的条件下，用“春风吹又生”来形容，都显得过于保守。细菌的繁殖速度，不是“一生二二 ，二生三”那么慢条斯理，而是一变二 ，二变四二 ，四变八那样的几何速度。在适当的生长条件下，有的细菌半个小时就会增加一倍。换句话说，一个细菌在这样的条件下，24 小时之后，就可以给全国人民每人分上二十几万个。

当谈到食品安全的时候，许多人着眼于化肥、农药、转基因、防腐剂之类，且不说这些东西是否真的有害，即使是有，也远比细菌要好监控。食物保存中的安全，远远比这些因素要难以控制，而且更容易产生危害。没怎么听说过因为化肥、农药、防腐剂，或者转基因导致的问题，倒是有许许多多变质食品导致中毒乃至死人的例子。

食物中细菌的存在是一个动态的过程。用了农药的蔬菜，农药分解或者洗去了就不会再有。但是其中的细菌，今天可能还少，放两天却可能变得很多。细菌在食物上的存在取决于两个因素：一是菌种的来源，二是保存的条件。细菌的来源更多地取决于环境，卫生洁净的环境中较少，大规模科学种植养殖的食物原料中也较少。FDA 推荐人们食用农场养殖的鱼类，也是出于这种考虑。经过高温处理的熟食中的细菌比原料中少，大概每个人都能想到。就保存条件来说，低温不利于细菌生长，所以大家才会把食物放在冰箱中。但是哪怕是零下 20℃的冷冻室，也不能杀死细菌，只是让它们消停一下。一旦给点温暖，它们照样又灿烂起来。一些顽强的细菌，在 4℃的冷藏室内照样生长。所以，冰箱也只能暂时保存食物，最安全的方案还是尽量加快流通，减少存货。高浓度的盐是抑制细菌生长的有效手段，千百年来，没有冰箱的祖先就是用这种方式保存某些食物的，比如腊肉、咸菜。

到目前为止，加热仍然是杀死细菌的最有效手段。一般来说，在 121℃下加热 15 分钟以上，即使没有把细菌全部杀死，剩下的也就成不了气候了。但是许多食物要是加热到这种程度，就没法吃了。通常的食品加工，只是把细菌的量减少到一定浓度，不会对人产生危害就行了。

比如说牛奶，所谓巴氏灭菌的“鲜奶”是把牛奶加热到 72℃左右 15 秒。经过这样的处理，细菌量会被减少到初始量的十万分之一，虽然还有不少，但是在冰箱里放两三周细菌量不会长到对人有害的地步。如果是超高温灭菌，则把牛奶加热到 135℃以上，1 秒钟就可以杀死几乎所有的细菌，即使是放在常温下也能保证几个月没有问题。当然，这都是指密封保存的情况。如果对嘴喝一口，这些处理几乎就算白干了，其中的细菌生长速度会大大增加。其他的食物也是如此。比如说鸡蛋，有些人喜欢吃那种蛋黄没有凝固的所谓“流黄蛋”。鸡蛋中的致病细菌在蛋黄没有凝固的温度下不会被杀死，所以，如果鸡蛋中含有较多的细菌，比如说满是鸡粪的鸡圈里的鸡蛋，“流黄蛋”就比较危险了。

无数的食品科学家和工程师花了不计其数的功夫，想要找到比加热更好的杀死细菌的方式。然而到目前，能够经济实惠广泛使用的还是加热。中餐的原料有很多不注意卫生的地方，但是中餐的安全性问题却不严重，关键就在于中餐一般都是经过高温烹饪，现做现吃的。西方的蔬菜，多数是生吃的，所以从种植、运输、保存到分销的各个环节，都要进行严格监控。否则，沙拉吃下去，就开始拉肚子了。就安全性而言，速冻蔬菜甚至是更好的选择。我们难以监控原料中的细菌，但是可以把食物做熟来保护自己。

对于个人来说，注意食品安全，良好的卫生习惯非常重要。厨房冰箱都是藏污纳垢的地方，经常性的清洁（比如酒精、醋等都有不错的效果），并且保持通风干燥，有助于减少细菌的存在。那些存在的细菌，本来可能成为我们食物中的菌种。家里的食物，尽量减少存货，做饭做菜，也尽量吃多少做多少。因为减价而囤积大量原料，或者做一次饭吃上一两周，都会为细菌提供广阔的天空。尤其是很多特价的蔬菜、肉、蛋、奶、水果，特价的原因就是积压了很长时间，再买回家保存，简直就是考验自己对于细菌的抵抗力。

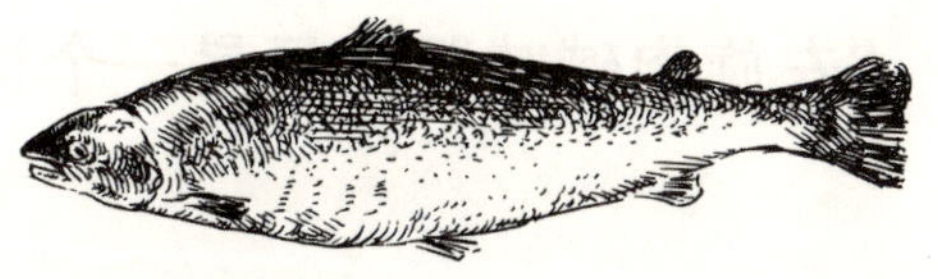

Part D 吃的真相

“左旋肉碱减肥”只是一个构想

那些试了这种“没效果”再孜孜不倦地转试下一种的减肥爱好者们，将这几十种都试过一遍，差不多也就到了无须减肥的年纪。

减肥是现代社会一个永恒的话题。据统计，市场上宣称能够减肥的“保健品”有几十种。那些试了这种“没效果”再孜孜不倦地转试下一种的减肥爱好者们，将这几十种都试过一遍，差不多也就到了无须减肥的年纪。

减肥品中冉冉升起一枚“新星”叫作“左旋肉碱”。最近，有位读者问:“左旋肉碱太火了，都说可以减肥，这东西到底怎么样啊？”

作为一种氨基酸的衍生物，肉碱其实在细胞内广泛存在。它有不同的结构，“左旋”是生物体中存在的结构，也是有生物活性的结构。

我们知道，在细胞中，产生能量的场所是线粒体。而左旋肉碱的作用，就是将长链的脂肪酸运送到线粒体中，在那里“燃烧”以产生能量；另一个作用，则是把细胞内产生的有毒物质运走。所以，许多能量需求高的动物组织中，比如肌肉、心脏等，左旋肉碱的含量就比较高。

保健品营销的一个常见噱头是“这个东西有重要的生理功能，缺乏了会如何如何，所以需要补充”。左旋肉碱也一样。

但需要说明的是：左旋肉碱在体内的作用的确很重要，缺乏了也确实“后果很严重”。不过，对于健康人来说，身体会自己产生足够的量。

食物中的左旋肉碱主要来源于红肉，比如牛肉、猪肉、羊肉，吃肉的人，从食物中摄入的量会多一些，吃素的人摄入量则相对较低。

而且，人体对左旋肉碱在体内的浓度有自动调节的能力。摄入量少，人体就会比较好地积累；摄入量高，人体就会通过尿液排出一部分。

这样，通过自身的制造功能加上调节积累，体内左旋肉碱的含量会被控制在一个合理的水平。美国科学院的食品与营养委员会广泛审查了有关各种肉碱的研究，在 1989 年做出结论，“肉碱不是一种必需的营养成分”，也就不需要“推荐摄入量”。这里的“肉碱”主要就是指各种形式的左旋肉碱。

前面说过，“健康人群”不会缺乏左旋肉碱，而缺乏症状主要缘于两种情况：主要的一种是出于遗传，左旋肉碱的运送系统出了问题，从而导致了心肌症、骨骼肌无力以及低血糖等；另一种情况是慢性肾衰或者其他特殊情况（比如某些抗生素）而导致了左旋肉碱的吸收减少或者损失增加。在这两种情况下，左旋肉碱会被当做药物使用。所以，也有学者把它当做一种“有条件的营养成分”。

由于左旋肉碱能把脂肪酸运到线粒体里“燃烧”，因此，“补充左旋肉碱来帮助燃烧脂肪”就成了它用于减肥的“理论基础”。

这样的推论本身也不离谱，但是人体毕竟是一个很复杂的整体，是否有效还需要实验来验证。可惜的是，到目前为止，没有可靠的实验证据来证实它的有效性。所以，当它被当做减肥用品销售的时候，推销的是一个减肥的“构想”，而不是有根有据的“事实”。

实际上，补充左旋肉碱是不是有其他好处有过许多研究。因为它与产生能量有关，所以就被构想为可以提高运动能力。只是，这方面的研究进行了二十多年，也没有得到“有效”的证据。人体内的左旋肉碱总含量大约有 20 克，而这方面的研究服用量多达每天 6 克，服用一个月，也还是没有显示出健康人能够因此提高运动能力。而且，进一步的分析发现，肌肉组织内的肉碱含量也没有因为大量补充而增加。

其他研究得比较多的用途还有抗衰老、心血管健康、治疗糖尿病、抗癌、肾病、治疗艾滋病、男性不育等等。这些“用途”也都是在理论构想上有一定合理之处，但是缺乏临床试验证据。在公开发表的论文中，基本上是动物实验或者小规模的初步实验。有的显示了“可能有效”，有的结果是“看起来无效”。如果用一句话来总结，就是：目前的研究结果没有否定这些构想，但是也没有足够的证据来证实它们。

好在，人体对它的耐受性比较高。在每天服用几克的情况下，观察到的副作用也只是恶心、呕吐等等。所以，即使作为药物，它也是不用处方就可以随便买的。

“养生大师”为什么爱绿豆

绿豆在“总体营养”指标上的 4.2 分，跟大米、面粉相比算很好了，不过跟许多蔬菜的 5 分相比，就相当一般。

绿豆是绿色的，现在却莫名其妙地“红”了。在“养生大师”张悟本的“养生理念”当中，“绿豆煮水”是最要紧的金科玉律。它真如“大师”所说有神奇效用吗？

大师没有提供什么有意义的证据来支持他的“疗法”，也就无法对其理论进行评判。这里，我们来介绍一下现代食品科学对于绿豆的了解。

干绿豆的纤维素含量高达 16%，这对于纤维素摄入量普遍不足的现代人尤其有意义。它的脂肪含量很低，还有较多的蛋白质。在食品学上，有人用营养分数来综合评估一种食品的“营养价值”，满分 5 分，绿豆的得分是 4.2 分。

不过，绿豆远不是一种“非常好”的食品。它含有大量碳水化合物，所提供的热量中来自碳水化合物的占了 70% 以上。对于营养均衡的要求来说，比例高了一些。它的蛋白质含量虽然比较高，但是氨基酸组成跟人体需求不够一致，所以单独满足人体需求的能力就差了一些。它在“总体营养”指标上的4.2分，跟大米、面粉相比算很好了，不过跟许多蔬菜的5分相比，就相当一般。

当然，人们对绿豆的追逐并非因为“营养”，而是“大师”所说的“养肝解毒”。类似的“传统疗法”通常很难通过现代技术的检验。在少量关于绿豆提取物、蛋白水解物的研究中，结果也并不太理想，要么是效果不明显，要么是其作用并非绿豆所独有，绿豆也并不比其他食物更好。

在有一些评价体系中，绿豆甚至是“不良食品”。考虑到人体的健康状况常常与炎症反应有关，所以食物成分对炎症的影响就成了现代食品营养研究中的重要领域。任何一种食物都是由很多种成分构成的，有的成分会引发炎症，有的成分会帮助抗炎。当有助发炎的成分占了上风，就可能不太利于健康；当帮助抗炎的成分占了上风，就有利健康。有人据此设计了一个“炎症因子”（IF）系统，对食物中每一种成分引发炎症与抗炎能力进行加权计算，得出一个数值来描述这种食物对于人体炎症反应的影响。当IF是负值，表示这种食物有助发炎，数字越小越不利于健康；反之，正值结果就是有利健康的。我们日常吃的食物，IF值有正有负，合理的食谱应该使每天所吃的各种食物产生的总IF值大于50。按照这个指标，100克绿豆的IF值是−78，恰恰属于“不好”的范围。同样重量的葵花籽是38，各种白菜类蔬菜一般有几十的正值，胡萝卜则高达131。

类似的食物评价体系还有不少，每个体系评估的侧重点也各不相同。IF只是试图描述食物与炎症的关系，从而为设计食谱提供一个参考。它本身并不能表示一种食物是“好”还是“不好”，也没有得到广泛的认同和使用，只不过是“一家之言”。不过，通过IF的概念以及绿豆得分与其他食物的比较，足以说明绿豆只是一种平常的食物罢了。

“吃辣椒导致肺癌”纯属谣传

作为一种调料，没有什么可靠的证据显示辣椒对人体有可见的危害。

著名的“养生大师”张悟本在某电视台的节目上宣称，自己看到国外有专家小组“终于发现抽烟不是得肺癌的原因，而是吃辣椒导致的”。“大师”对这个“新发现”颇为不屑，因为“咱们的中医老祖宗几千年前就说了，吃辣椒伤肺，不能过辣……”

如果“大师”所说的这个结论是真实可靠的，那么它对人类的影响将会超过历史上大多数的发明——按照“大师”的理论，只要不吃辣椒，就不会得肺癌；即使得了肺癌也没关系，只要喝绿豆汤吃生拌萝卜茄子就能够治愈。这不仅是世界上肺癌病人的福音，而且更是吸烟爱好者、烟草商的福音。

不过，这么“重大”的发现，不管是在大众网络还是在学术文献数据库里，都没有找到。最近倒确有一篇论文讨论辣椒与肺癌的关系，但结论却与“大师”的说法相反：辣椒素可以抑制一种肺癌（小细胞肺癌）细胞的增生。正常细胞在分裂一定次数之后会失去分裂能力，从而实现人体组织的更新换代，就是所谓“细胞凋亡”。癌细胞的可怕之处就在于它不会“凋亡”，能没完没了地增生。癌症研究的一大领域就是寻找能够抑制癌细胞增生或者引发凋亡的物质。

总体而言，此前的研究一般都是针对体外培养的细胞。但是要研究出该物质对于人体有什么样的作用，这还远远不够。进一步的研究通常要在活体动物上进行。最近的这篇论文就研究了辣椒素对于癌细胞在体外培养、鸡胚胎和老鼠体内肿瘤生长的影响，结论相当一致地表明辣椒素对于小细胞肺癌的治疗可能有价值。

之所以说“可能”，是因为动物实验的结果不一定能体现在人体上，它对于人体的其他影响以及用法用量方面的问题也还需要解决。所以，用辣椒素来治疗癌症还只是一种“可能性”，将来可能被确证，也可能被否决。

现代科学跟“养生大师”的基本原则不一样的地方还在于，现代科学不能只挑自己想要的结果，而对自己不想要的结果视而不见。实际上，有人还做过“辣椒与胃癌”关系的调查。最早的一项调查是在墨西哥城进行的。那是一项“病例—对照”研究。研究者找了些胃癌病人，又找了一些生活状况与之类似但是没有得胃癌的人，分析对比他们的生活习惯，发现胃癌病人比非病人吃辣椒更多。这样的调查后来在其他地方还做过一些，结论也是吃辣椒和胃癌之间“可能有关”。还有动物实验表明大量喂食辣椒的老鼠更容易得肝癌。不过，就像其他的流行病学调查一样，这些调查结果只能说“吃辣椒和得胃癌之间可能有关系”，在缺乏其他证据的情况下并不能说明吃辣椒会导致胃癌。实际上，也有人认为那项调查在设计上有一定缺陷。而老鼠喂食辣椒的实验，喂食的辣椒量大大超过了人们正常的食用量，而且老鼠们得的是肝癌而不是胃癌，也就让这两个结论不能互相佐证。

从质量上来说，证明辣椒素抗癌的研究是有对照、有机理的科学实验，因而证据的可靠性要高一些。而“辣椒致癌”主要是调查结果，作为科学证据的力度就要弱一些。

无论如何，不管是“养生大师”还是我们的“老祖宗”，他们关于辣椒与肺癌的说法都是靠不住的。作为一种调料，没有什么可靠的证据显示辣椒对人体有可见的危害。当然，什么东西“过多”都不好，但是多少辣椒算是“多”，也还没有科学数据来估算。

辣椒不是生活的必需品，辣椒的味道也不是每个人都喜欢。如果只是相信“大师”的指点而少吃点辣椒倒也没有什么危害。不过，如果因为“大师”说抽烟不是肺癌的原因就放弃戒烟，就是拿自己的健康开玩笑了。如果真的不幸得了肺癌，还相信“大师”的秘方——戒了辣椒、喝绿豆汤、吃生茄子，那么就真的只能指望奇迹的出现了。把治病的希望寄托在这样的奇迹上，比起把致富的希望寄托在买彩票中大奖上来，大概还要更加不靠谱。

莫把洋葱炒成了绿豆

指望用洋葱来泡酒就产生种种神奇的疗效，不过是为它和葡萄酒提供一个炒作的理由而已。

“洋葱葡萄酒”又火热起来。网上流传的“洋葱葡萄酒”的神效，在许多人看来，洋葱和葡萄酒各自都是具有“保健功能”的食物，二者相结合，产生“神奇的作用”是顺理成章的事情。

其实，“洋葱葡萄酒”这个概念并非中国人的独创。在国外，也有叫作“onion wine”的东西，正好是“洋葱”和“葡萄酒”两个词的组合。不过，国外的“洋葱葡萄酒”其实跟葡萄没有什么关系。“Wine”并非专指葡萄酒，而是任何植物汁液发酵得到的饮料的统称。所谓的“onion wine”，其实是洋葱和其他一些植物（比如土豆）榨汁发酵得到的饮料，更确切地说应该叫作“洋葱酒”。这样得到的酒与洋葱的关系，跟葡萄酒和葡萄的关系差不多。因为其中有一个发酵的步骤，所以理论上有可能产生洋葱中没有的物质。不过，即使是真正的葡萄酒，也没有在发现什么“有特别作用”的物质，尤其是因为葡萄汁变成葡萄酒而产生的“神奇物质”。而洋葱酒，更是几乎没有什么科学研究结果，它是否有神奇的物质就完全只能靠“信则灵”了。

中国所说的“洋葱葡萄酒”倒真是跟葡萄酒有关。按照网上的介绍，它就是拿葡萄酒泡洋葱的产物。在这个过程中，葡萄酒只是起到了一个溶剂的作用，把洋葱中的某些成分浸取到葡萄酒中。其最后的结果，不会比就着洋葱喝葡萄酒有更多的意义。

葡萄酒的“保健功能”是一个美丽久远的传说。科学上对此问题的研究也非常多。简单说来，没有科学证据足以否认这个传说——适量饮用葡萄酒“可能”对健康有一定好处，但是支持这一说法的证据也比较微弱。在学术机构和健康管理机构看来，虽然少量饮用葡萄酒不一定会危害健康，但是通过它来获得“保健作用”也并不那么靠谱。

而洋葱，因为其中的含硫化合物，能产生强烈的刺激性气味。自古以来，就被当做一种“药食两用”的植物。传说中的“功效”很多，比如治感冒、抗病毒、抗癌、降血压、降血脂、抗炎、抗氧化、增加骨密度等等。不过，这些功能基本上没有科学证据的支持。这些说法，除了来源于民间传说之外，还有一些是根据其中的某些成分所做的推测。不能说这些推测完全没有根据，但是那些“有效成分”，比如抗氧化剂、多糖等等，并非洋葱所独有，洋葱中的也不见得更多。还有一些流行病学调查，比较吃洋葱多的人和吃洋葱少的人的某些生理指标，来显示洋葱对于健康有“一定作用”。一方面，这个“一定作用”本身并不比很多其他的蔬菜强；另一方面，流行病学调查的结果往往受到许多未知因素的干扰，其证明力度并不强。

当然，作为一种蔬菜，洋葱没有什么不好的地方。跟其他蔬菜一样，它也能为人体提供许多有益的营养成分。但是，指望用它来泡酒就产生种种神奇的疗效，不过是为它和葡萄酒提供一个炒作的理由而已。

咸鱼要吃不

我们很容易把古人“不知道得了癌症”混同于他们“没有得过癌症”，于是很纯真地相信祖先们吃的东西就是安全的。

鼻咽癌是一种发生率很低的癌症。在欧美国家的发生率在十万分之一左右。但是，它却分外偏爱华南地区的人们。数据显示，华南地区男性中它的发生率在十万分之十到二十之间，女性中也有十万分之五到十。在广东的某些地区甚至高达十万分之五十。

1970 年，有学者提出这一现象可能是三种因素互相作用的结果：基因不同、过早感染 EBV 病毒和食用咸鱼。EBV 是一种比较广泛的病毒，并非华南独有，也就没有引起太多注意。至于基因，有一些流行病学调查发现：华南地区的人移民到了美国、加拿大等地之后，还保持着鼻咽癌的高发生率；但是他们的后代，发生率就开始下降了。研究者认为这是由于这些移民后代逐渐放弃了祖辈的生活方式所致。所以，基因因素也就不那么引人关注。

研究的目光集中在了咸鱼身上。不过膳食对于癌症的影响，研究起来并不容易——起码，不能拿人做对照实验。多数的研究都是“病例—对照”调查。做得比较完善的是 1986 年发表的针对香港青年的调查。那项研究找到了 250 名鼻咽癌患者作为“病例”，让他们各自提供一名年龄相近、性别相同的亲戚或者朋友，这样得到了 250 名没有鼻咽癌的“对照”。通过问答的方式，让他们提供工作和生活方面的信息，并且通过他们的母亲了解他们儿童时代的饮食构成。最后，这项研究获得了 127 组“病例—对照”数据。通过分析这些数据，发现导致鼻咽癌的最显著因素是儿童时代食用咸鱼。当然，这并不是说吃了咸鱼就一定会得鼻咽癌，而是：如果儿童时代吃咸鱼，得鼻咽癌的可能性会大大增加。在对所收集的数据进行统计分析之后，这项研究的作者认为“香港青年中的鼻咽癌患者有 90% 以上是吃咸鱼，尤其是儿童时代吃咸鱼导致的”。其他的几项“病例—对照”研究也支持了咸鱼增高鼻咽癌风险的结论。所以，国际癌症研究机构（IARC）把中国式咸鱼列为第一类致癌物，意思是它对人体的致癌能力有充分的证据支持。在小鼠实验中，类似的结果也可以被观察到。

为什么咸鱼，尤其是中式咸鱼，具有致癌能力呢？据推测，咸鱼是鱼经过高浓度的盐腌制的产物，中式咸鱼有脱水的步骤，在这个过程中会生成一些亚硝基化合物。这些亚硝基化合物，比如亚硝基二甲胺，在体外实验中显示了致癌性。但这些亚硝基化合物诱发鼻咽癌的机制则还不清楚。不过，人类判处一种食物“致癌罪”并不需要完全水落石出的证据，前面的那些“病例—对照”研究和动物实验就已经足够定罪了。在世界卫生组织和联合国粮农组织联合专家组发布的《膳食、营养与慢性病防治》中，明确指出有充分致癌证据的膳食因素分别是肥胖、酗酒、黄曲霉素和中式咸鱼。我们通常津津乐道的那些洋“致癌食物”反倒榜上无名。

但是在现实生活中，我们并没有感觉到咸鱼这样的食物会“致癌”。

一方面，这些东西是传统、天然、没有经过工业加工的。我们又很容易把古人“不知道得了癌症”混同于他们“没有得过癌症”，于是很纯真地相信祖先们吃的东西就是安全的。另一方面，鼻咽癌这样的病发生率很低，即使是广东的那些“高发地区”，发病总量也是很低的。十万人中的一个还是几十个，对于现实生活中的感觉来说，可能没有什么差别。

对于多数吃咸鱼的人来说，并不会就此患上鼻咽癌。科学研究的结果只是告诉我们：经常性地吃咸鱼，尤其是在儿童时代经常性地吃，会把一种“很小的可能性”放大十几倍。具体到个人，是避免这个增加十几倍以后依然不大的可能性，还是享用咸鱼的美味，才是人们应该把握的“选择权”。

灵芝有多“灵”

对灵芝的研究，不应该是先入为主地认定它有“奇效”“没有毒副作用”，然后去找证据来通过一些“考核”。

大凡是个中国人，大概就知道《白蛇传》。白蛇吓死了许仙，于是去盗取仙草来救活。那个仙草，据说名曰灵芝。从“灵芝”这两个字，就可以看出中国古人对它的推崇。可能从中国有医学记载起，它就被当做了“神物”，不仅益寿延年，大病小病都有“奇效”，甚至能起死回生。不仅中国，日本和韩国也对灵芝推崇备至。在这个信息传播高度发达的年代，灵芝在东亚之外又是什么待遇呢？它的历史和传说吸引了很多科学家的目光，他们又干了什么呢？为什么它还只能停留在“替代疗法”里，而进不了现代医学的大雅之堂呢？

在美国，灵芝就像维生素、矿物质（比如钙、镁、铁等）、天然动植物提取物一样，作为“膳食补充剂”销售。对于这一类的产品，美国FDA（药品食品管理局）并不要求生产者提供产品有效和安全的证据，而由生产者自己把握。只有在该产品造成了有害后果的情况下，FDA

才会禁止销售。

相应地，FDA 不允许这一类产品宣称任何疗效——这与是否“真的有效”无关，而是说如果你不能提供可靠的证据证明它有效，就不能说有。按照 FDA 的政策，当任何食品或者“膳食补充剂”宣称有任何疗效的时候，它就是“药物”了。而药物在被认可上市之前，需要有效性和安全性的科学验证。因为灵芝这样的天然产物或者由它而来的天然提取物缺乏这样的验证，所以只能当做“膳食补充剂”销售。如果有厂家宣称他们的灵芝产品“通过 FDA 认证而在美国上市”，就是完全的忽悠。

在美国销售灵芝或者灵芝产品的公司并不少。很多人直接把中文的广告宣传翻译成英文，用于在美国推销。在中国，这类产品的宣传中几乎都有神奇的治疗效果。在美国，它们就毫无疑问地会受到追究。比如，2002 年有个公司向 FDA 咨询他们将用在灵芝产品上的标注是否合法，FDA 认为他们所说的“加速疾病恢复”和“增强放疗与化疗后的体质”属于“疗效”，最后该公司同意删去这两句在中国基本上不会被质疑的“功能”。2004 年，FDA 对一个销售灵芝产品的公司发出了一封严厉的信，指出他们网站上的宣传严重违法，其中主要证据是宣称他们的灵芝产品能够“发现隐藏疾病”“清除多余的胆固醇”“清除体内毒素”，以及找了一些使用者来宣称能够治病。FDA 要求他们在 15 日之内采取行动纠正，并且通知 FDA。2008 年，一个卖“× × 散”的公司在网站上宣称产品治癌，也收到了 FDA 的警告信，信中指出这个“× × 散”没有经过安全性和有效性的认证，严重违法，要求立刻去掉相关的宣称。否则 FDA 将不再发信警告，而是直接采取行动。比前一个公司高明一些的是，这个公司引用了许多科学文献来支持他们的“疗效”。不过，FDA 指出：当他们把这些科学文献用于商业推销的时候，意味着文献中的结论就是他们的主张（即“灵芝能够抗癌”）。当有这种主张的时候，

"××散"就成了"药物"而不是"膳食补充剂"，必须进行新药申请。后来这个公司在网站上删除了以上内容，改成宣传这个产品在中国是如何如何成功。

不过，关于灵芝的神奇传说太多了，科学家们自然难以抵挡这些传说的诱惑，希望证明它们的存在。在学术刊物上发表的关于灵芝的研究非常多，尤其是中国、日本、韩国和美国的研究者，对这方面的研究相当热衷。在生物医学文献数据库 PubMed 里输入灵芝的汉语拼音"lingzhi"，就能找到八十多篇文献，其中有八篇综述，如果输入灵芝的英文"Ganoderma lucidum"（灵芝没有真正的英文名，通常把它的拉丁名当做英文名来用，但是它与中韩日等国所指的东西并不完全对应），则有五百多条记录，其中三十篇综述。这样的文献量不算巨大，但是也不算小了。

在这些研究中，有很多是提取灵芝的一些成分，去处理某些特定的细胞或者动物，观察这些成分对于疾病的影响。研究得比较多、而且似乎有一些效果的疾病包括高血压、糖尿病、肝炎、癌症以及艾滋病，等等。另一些研究致力于分离纯化其中的有效成分。最引人关注的是化学上叫作"三萜化合物"的一类东西。不同的研究从不同的灵芝中提取到了不完全相同的三萜化合物。这些化合物分别展示了对一些癌细胞、艾滋病毒以及其他病毒的抗性。另一类研究得很多的灵芝成分是多糖，现在科学家们认识到许多多糖也具有蛋白质一样的"生物活性"。同样，不同的研究从不同的灵芝中提取到了不同种类的多糖，也观察到了抗肿瘤、抗病毒以及免疫调节等活性。其他的成分，比如蛋白质、生物碱、维生素、矿物质等，也得到了一些研究，不过就更加"初步"了。

需要指出的是，目前这些研究，看起来让我们很兴奋，但距离做出结论说"灵芝或者它的提取物能够治疗某种疾病"还很遥远。这些研究基本上还只是体外的细胞或者动物实验，到了人体内是否还有用？需要多大的量才有用？在有效的剂量下有没有其他不良后果？这些研究都还缺乏。实际上，从天然产物中提取有类似功能的成分，在现代科学研究中很普遍。这些成分的来源，比灵芝要便宜多了，比如西红柿、大豆、大蒜等等。在科学数据面前，来自于这些食物的有效成分和灵芝提取物是完全平等的。

如果用一句话来总结目前这些研究结果，就是：灵芝的功效需要并且值得开展进一步的研究，但是已有证据还不足以支持我们做出肯定或者否定它的结论。

如果有厂家要去学术期刊中找一些科研结果来支持灵芝的种种“疗效”，并不困难，也足以唬住普通公众。但科研论文只研究问题的一个方面，甚至只是大问题中的一个小点。只有大量的研究被有能力的人或者机构严格审查，才能做出可靠的结论。至少在美国，生产厂家并不能在 FDA 做出决定之前拿科学论文来推销产品。

灵芝这样有着“神奇传说”、又有着一些现代科学研究结果支持的东西，不能进入现代医学的大雅之堂，面临的困境至少有下面这些：

1.“灵芝”是什么尚且没有一个统一标准的定义。根本上说，它是一种蘑菇。即使是在中国，被叫作“灵芝”的东西也有不止一种。世界各国的科学家们，研究所用的“灵芝”也不是相同的东西，自然也就不难理解各有各的结果。

2. 就像任何天然产物一样，灵芝及其相关产品的生产很难进行质量控制。在现代医学中，质量控制不好的产品是无法标准化的。想一想，我们要拿某种药来治病救命，却不知道买到的这盒是不是合格、有没有效果，将是一件多么可怕的事情。

3. 在现代医学的新药开发中，体外实验和动物实验有效的东西有很多，而真正能够通过进一步的更加关键的检测而成为药物的，只有其中很小的部分。没有大规模的符合现代药学要求的临床验证，任何药物都不可能被批准成为现代药物。灵芝能经受住那些考验吗？

4. 目前的研究基本上是集中在“功能”方面，对于毒副作用的研究很欠缺。使用历史很悠久完全不能保证它就是安全的。实际上，有研究观察到了某些三萜化合物在高浓度下的毒性，还有研究发现了某些灵芝多糖在高浓度下对免疫功能的抑制。

总的来说，灵芝是一个很有研究价值的东西。对它的研究，不应该是先入为主地认定它有“奇效”“没有毒副作用”，然后去找证据来通过一些“考核”。中国古人对它的“经验”，提供了一个很好的“研究素材”。如果我们能够用现代科学的方法，找到、证实或者否定它的种种传说，都是很有意义的事情。在做到这些之前，它无法进入现代医学的殿堂，而只能停留在“替代医学”的层次。种种“神奇”，也只能依靠“信则灵”来支撑。

啤酒不能配海鲜吗

吃海鲜喝啤酒，确实会增加痛风的风险，不过跟平常的喝酒吃肉相比，这一风险并不见得更大。

在夏天，冰凉的啤酒加上美味的海鲜，对于很多人而言格外具有吸引力。在海滨城市，这几乎成了一种生活方式。不过，你也许听到过这样的说法：吃海鲜不能就啤酒，否则就会痛风。

这种说法有许多现实事例的佐证：经常有人吃完海鲜喝完啤酒之后痛风发作。当送去医院就诊，医生往往会叮嘱：海鲜中大量含有一种叫作嘌呤的物质，它经过代谢之后会转化为尿酸，尿酸过多会导致痛风，所以一定要少吃海鲜，尤其不要边吃海鲜边喝啤酒。于是，这条饮食搭配禁忌几乎人人皆知。

社会上传说许多“饮食搭配禁忌”，迄今为止还没有一条是合理可靠的。不过，海鲜啤酒的这条跟其他不同，不能说它完全是错的，只是它并非问题的全貌。嘌呤确实会代谢成尿酸，尿酸的累积确实会导致痛风，海鲜中也确实含有相当多的嘌呤。不过，嘌呤在食物中广泛存在，并非只存在于海鲜中。一般而言，海鲜及肉类中含有比较多的嘌呤，动物内脏含量更高。一些植物性食物，比如豆制品中也含有一定量的嘌呤。对痛风病人而言，吃任何嘌呤含量高的食物都可能引发症状。

“吃海鲜不能喝啤酒”的原因，最常见的解释是说啤酒中含有维生素 B_1，而维生素 B_1 导致嘌呤转化为尿酸。这种说法全无道理。虽然啤酒生产中使用的酵母里含有大量维生素 B_1，但酵母用量很小。所以啤酒中的维生素 B_1 含量非常低，完全可以忽略。而且维生素 B_1 的吸收，还会受到酒精的抑制。同时，嘌呤转化为尿酸是正常的代谢，并不是不吃维生素 B_1 就能够避免的。

另一种解释是说，啤酒中的酒精在体内的代谢产物会跟尿酸竞争排出途径，影响了尿酸的排泄。这种说法有一定合理性。不过，不仅仅是啤酒和海鲜，吃了任何嘌呤含量高的食物再喝酒，理论上都会导致这样的后果。酒精本来就是增加痛风风险的重要因素，跟吃不吃海鲜没有什么关系。

对痛风病人来说，喝酒吃海鲜（或者各种肉和动物内脏），都可能加剧症状。2004 年《新英格兰医学杂志》上发表了一项研究，研究者对几万人进行了长达 12 年的追踪，在此期间发现了几百个痛风病例。研究者把这几万人按照日常饮食中肉或者海鲜的食用量平均分成五组。对比他们的饮食习惯，发现吃肉或者海鲜最多的那一组人，比吃得最少的那一组人，痛风发生率大概高 50%。对于健康者而言，考虑到痛风的发生率本来也不算高，吃肉或者海鲜对痛风的影响，大致跟红肉（猪肉牛肉羊肉等）对某些癌症风险的影响相当——饮酒的影响也与此类似。

那么，吃海鲜的时候到底能不能喝啤酒呢？对于本来有痛风症状的人，任何高嘌呤的食物都是应该避免的，海鲜只是其中一类（甚至都不是嘌呤含量最高的）；任何酒精饮料更应该避免，啤酒也只是其中的一种。对健康者来说，这就完全取决于你在口腹之欲与健康之间的权衡了：

如果要“绝对安全”，那么嘌呤含量比海鲜还高的动物内脏，以及含量与海鲜差不多的各种肉，都不应该吃；而喝酒，本来就不是一种“健康”的生活方式，跟吃不吃海鲜无关——在增加痛风的风险之外，它还有许多其他的不良影响。吃海鲜喝啤酒，确实会增加痛风的风险，不过跟平常的喝酒吃肉相比，这一风险并不见得更大。

原汤能否化原食

如果喜欢喝，“喜欢”就是最好的理由。如果非要堆砌一些科学术语来给它一个“科学解释”，可能就是弄巧成拙。

在吃面食较多的地区，尤其是北方，没有听说过“原汤化原食”的人可能跟大熊猫一样珍贵。就像许多其他的民间俗语一样，这种说法也有着许多活灵活现的传说。虽然时代、背景、人物各不相同，不过情节基本一致：某人在某个面馆吃了面条，没有喝随同而上的汤就走了；店家保留了那碗汤，一段时间之后——不同的故事里，这个“一段时间”可以从几个时辰到几天，吃面的人去而复返，腹痛难忍；店家端来那碗保存的汤，病人喝下之后，立竿见影解决问题；店家解释为这是原来那碗面的汤，需用它来“原汤化原食”云云。

本来这种民间传奇，姑妄听之，当做喝面汤时下点“佐料”也没有什么不好。可是真有有心人要去较真了，而也真有“专家”顺着杆子提供了“科学解释”，说这种“人民智慧的结晶”是符合科学道理的。提供的“科学原理”大致可总结为三条：一是面汤中有糊精等“有助消化”

的成分；二是面中有“消化作用”的酶溶解到了面汤中；三是面粉中的B族维生素溶解到了水中，还给出了具体的数字比例。于是，这面汤就有了良好的“助消化”功能。

这样的解释充满了科学的术语，也就弥漫着“科学”的气息，于是在网络上广为流传。不过，即使退一万步，接受这样的“科学道理”，它还是没有解释原汤为什么化原食。在这个说法里，“原汤”是指煮那碗面条的同一锅汤，而传奇故事里的人，也是一定要回来喝那碗汤的。在故事发生的时代大抵是没有冰箱的，面汤放了那么长时间不知道会不会变馊。而店家一定要留着，大概是因为确信另一锅汤是不能“化”那碗面的，所以一定要为消费者考虑到最不济的状况。但问题是，根据“专家”的解释，不管煮哪锅面，溶解到水里的都是这些糊精啊消化酶之类的东西，没道理非要用可能变馊了的那一碗。如果这样的话，也就无所谓“原汤”了，而只要是“面汤”就可以。

还有，我在前面用了一句假设，“即使退一万步”，真正的意思其实是:“专家”的这个解释本身也站不住脚。

首先说糊精。糊精是面粉中的淀粉被部分水解、从很大的分子变成比较小一些的分子的产物。在食品工业上，确实用淀粉来生产糊精。不过糊精的生产一般需要淀粉酶的参与。如果单纯用高温来产生糊精的话，需要在干燥和很高的温度下进行，比如烘烤。所以，即使煮面条的过程中能够产生糊精，它的量也会非常少。更重要的是，糊精只是把淀粉分子变小了的产物。它自己被消化起来可能要容易一些，但是并没有消化别的淀粉的能力——哪怕是敲敲边鼓帮帮忙的能力。

再说消化酶。要解决“原食”消化不良的问题，所需要的消化酶应该是淀粉酶。淀粉酶的作用是把大分子的淀粉切成小段直至单糖分子，从而能够被人体吸收。面粉中并不含有这样的酶。面条要被吃到口中才会开始消化过程——口腔中含有唾液淀粉酶。一般而言，酶经过高温会失去活性。煮过面条的开水，即使有消化酶，也不大可能还留下活性了。虽然在工业上，有一些通过细菌生产的淀粉酶可以经受住开水的考验，但是这样的酶大概没有机会进入面粉中。再次退一万万步说，如果有这样的酶存在于面粉中，那么它们就不用等到吃到肚子里才动手，在锅里就可以活动开了。更不会老老实实只跟溶解到水中的面粉过不去——面条中还有那么多淀粉作为行动目标嘛，如此行动一番，结果当然就是“面将不面”了，面条或者饺子都变成一锅糨糊了。

至于面粉中的 B 族维生素，的确是水溶性的。在煮面条的过程中有一些 B 族维生素溶解到水中倒也可能。只是这些维生素的生理作用并不包括帮助消化——虽然有人可以说维生素的缺乏会引起其他生理功能不正常，从而影响消化。不过弯绕得多了一些，大致跟中暑了之后抱怨碳排放太多导致地球温度上升差不多。而且，即使是溶解到水中的那些维生素，考虑到一碗面汤也只是整锅面汤的一部分，不难理解其中所含的维生素也只是溶解的一小部分而已。

所以，真要较真的话，“专家”们提供的“原汤化原食”的“科学道理”实在是很牵强附会。当然，面汤本身并没有什么不好，与白开水相比，它其中还有一些淀粉甚至维生素。吃完面后喝点面汤，多少也算是节约粮食的表现。如果喜欢喝，“喜欢”就是最好的理由。如果非要堆砌一些科学术语来给它一个“科学解释”，可能就是弄巧成拙。

燕窝真能“保胎”吗

每当娱乐媒体八卦女明星怀孕，也经常提到她们在吃燕窝“保胎”。那么，燕窝，真的能“保胎”吗？

中国有“保胎”的传统，民间流传着五花八门的“保胎秘方”。在其中，吃燕窝或许算得上众望所归的一种。每当娱乐媒体八卦女明星怀孕，也经常提到她们在吃燕窝“保胎”。那么，燕窝，真的能“保胎”么？

在现代医学上，“保胎”的意思就是防止自然流产。据统计，绝大多数的自然流产发生在怀孕的前十三周。从生理学上说，人为什么会自然流产还不是完全清楚。大多数情况下，自然流产跟胎儿的染色体异常有关。染色体是遗传物质的载体，染色体异常意味着胎儿有了基因方面的缺陷。这种缺陷一旦发生，是不可能通过母亲吃什么东西来改变的。换句话说，对于因为染色体异常造成的自然流产——这是自然流产最常见的原因，目前还没有什么有效的措施来解决，吃燕窝自然也没有用。

其他跟自然流产有关的常见因素还有激素、感染、吸烟、药物反应、过度饮用咖啡、辐射、接触有毒物质等等。产妇高龄和遭受巨大心理创伤也会增加自然流产的风险。这些因素具体如何增加流产风险尚不清楚。不过，吃燕窝不会减轻这些因素的影响，也就无法对这些因素导致的流产产生“保胎”作用。

母亲的营养不良也会增加流产的风险，很多人也是把燕窝当做“营养圣品”来服用。且不说吃得起燕窝的人根本就不可能“营养不良”，从营养学的角度来说，燕窝实在是乏善可陈。人们能从燕窝中找到的任何营养成分，都可以通过其他普通食品获得，甚至更为优越。比如蛋白质，燕窝就不如鸡蛋牛奶“优质”。当然，相信燕窝有“超级营养”的人，总是愿意相信其中含有现代科学没有发现的“神奇成分”——不过这就像我们可以“相信”花果山上有孙悟空一样，仅仅只是逻辑上的可能。

孕育一个新的生命，对于年轻的父母们来说，无疑是人生中的一件大事。我们往往愿意为了他们的诞生做任何“可能有用”的事情。不过，燕窝，仅仅是用金钱换取一点心理安慰而已——如果明白燕窝没有什么“保胎”的作用，可以把钱用在对孩子更有意义的地方。这样获得的心理上满足感，跟吃燕窝带来的心理安慰具有同样的“保胎”作用。

按照现代科学的建议，孕妇为了“保胎”可以注意的地方有：避免对抗性的运动，但保持适量常规的身体活动；均衡健康的饮食；保持愉快的心情；保持合理的体重；补充叶酸；避免烟酒；服用任何药物之前咨询医生等等。

苹果醋，不过是醋

指望苹果醋来“抗病”“治病”“排毒”“美容”“减肥”等等，实在是不靠谱。

对于中国人来说，苹果醋大概算得上是个新鲜玩意儿。不过在西方，作为“药食同源”的经典产品，它至少已经有几百上千年的历史。20 世纪 50 年代，一本介绍传统医药的畅销书让它在美国广为人知，而近年来美国社会对于“替代医学”的热衷更是让它受到了热捧。在中国的苹果醋推销中，鼓吹“美国流行苹果醋”虽然很夸张，倒也不完全是空穴来风。

不仅是苹果醋饮料，苹果醋保健品也涌入中国。就像任何“来自美国”的保健品一样，宣称能够“排毒”“美容”“减肥”“抗病毒”……甚至“治甲流”的苹果醋系列产品，正在酝酿着又一波的“保健风暴”。那么，这个东西真的那么神奇吗？

苹果醋是苹果汁发酵的产物。大规模的苹果醋生产是榨取苹果汁，先用酵母菌把苹果汁发酵转化成苹果酒。这一步，跟葡萄酒以及其他果酒的生产是一样的。然后在苹果酒中加入醋酸菌，把酒精转化为醋酸，最后得到的东西就是苹果醋。在法语里，苹果醋的意思就是“酸的果酒”。小规模家庭生产，也可以把两步合二为一。不过这只是生产工艺和产品质量控制的细节，其本质是一样的。

这个过程，跟普通的醋生产并没有本质差别，只是原料是苹果汁而已。它的主要成分也是醋酸，还有柠檬酸、苹果酸甚至乳酸等。这些混合的成分构成了苹果醋的特有风味。因为来自于苹果汁，所以也含有苹果中的维生素、氨基酸、矿物质以及多酚化合物等等。

发酵后的苹果醋含有较高浓度的醋酸。虽然不像硫酸、盐酸那么强烈，但是高浓度的醋酸也是危险品，能够灼烧皮肤，直接喝的话会“烧坏”喉咙及胃肠。所以，通常的苹果醋会用果汁、糖水、蜂蜜等稀释，并且获得良好的口味。

苹果醋的广告营销中宣称其含有多少种人体所需要的微量营养成分，因此“极具营养价值”或者“有神奇的保健作用”。前半句也许是对的，但是完全得不出后半句的结论。这些营养成分是来自于苹果的，把苹果汁做成醋只是把葡萄糖转化成了酸，或者顺带也有一些蛋白质被水解成了氨基酸，但是基本上不会产生新的微量营养元素。也就是说，这些“微量营养成分”，来自于苹果，但是不会超越苹果。

在西方人使用苹果醋的漫长历史中，苹果醋的“奇效”几乎遍及任何人类知道的疾病。虽然它是西方人的“民族瑰宝”，但是现代的西方人还是很认真地去检验那些传说中的奇效有多可靠。下面介绍研究得比较多的几种：

所有的醋都有一定的杀菌消毒效果。这种用途可以追溯到公元前，尤其是用于消毒伤口，而泡在酸里的食物不易腐烂更是常识。这可能也是“苹果醋治甲流”的理论依据。不过，专业人士完全不建议用醋——苹果醋当然也不例外——来消毒伤口或者抗病毒，甚至消毒房间。首先，不会损伤人体正常细胞的醋酸浓度，对于致病细菌的抑制也很微弱。如果浓度高到有效杀死细菌，那么对人体的损害也不容忽视了。所谓“杀敌一千，自损八百”，在古人没有更好办法的时候“两害相权取其轻”，也还可以接受。而今天现代医学已经为我们提供了许多更安全有效的治疗手段，它的历史使命也就完成了。即使用来消毒房间，醋的作用也远不如通常的消毒剂。类似的作用还有解毒——比如海边游泳被水母蜇了，涂点醋会帮助缓解症状——但是，如果泡泡热水，效果比醋要好得多！

有助心血管健康是苹果醋的主要“奇效”之一。不过这个“奇效”来自于近十年前的一些动物实验和流行病学调查。这些研究本身非常初步，其价值主要在于吸引人们进行进一步的研究。这么多年过去了，没有更多更可靠的实验结果发表，就更让人觉得这种“神效”虚无缥缈。

苹果醋中含有一些多酚化合物和维生素，而这些成分被认为有助于降低某些癌症的发生风险，这也就成为宣称“苹果醋抗癌”的“科学依据”。而有一些体外培养癌细胞的实验和老鼠实验也支持这样的假说。不过，如果这样就可以说一种食物可以抗癌的话，菜市场里的多数东西都是“抗癌食物”。更有意思的是，2003 年中国的一项“病例—对照”研究显示，喝醋有利于降低食道癌的发生率，其作用与吃蔬菜吃豆类差不多，而 2004 年塞尔维亚的一项类似研究却显示喝醋能把膀胱癌的发生风险增加 4.4 倍！

其他似乎有一些“功效”的研究还有糖尿病、高胆固醇、高血压、减肥等等。这也是商品推销中所说的“现代科学研究证实”。不过，这些研究基本上都是体外细胞实验、动物实验或者流行病学调查，极少数的临床试验也只有很少的样本数。这样的研究在科研领域叫作“初步研究”，完全不能支持任何结论。而其他的那些“功效”，则连这样的“初步研究”都没有，基本上只依靠民间传说来“证明其有效”。

美国有着极其严格的药品食品管理法律和机构，所以许多人会很天真地相信来自美国的保健品就有良好的质量保证。需要注意的是，相比于食品和药品，美国的“保健品”——他们叫作“膳食补充剂”，却是管理相当宽松的灰色地带。只要不宣传疗效，不吃出立竿见影的毛病，主管部门基本上就不过问。

曾有一位 48 岁的女士，在吃苹果醋制剂的时候被噎住了，折腾了半个小时才取出来，但已经给她造成了喉咙损伤。两周之后的胃肠镜检查显示似乎已经恢复，但是 6 个月之后她还说感到疼痛和吞咽困难。为此，阿肯色大学的研究人员收集了市场上出售的八种苹果醋制剂，对其产品组成进行了检测，并且与这些产品标注的成分相比较。结果发现，这些都叫作“苹果醋制剂”的东西组成迥异，比如醋酸含量，低的只有 1.04%，高的却达到 10.57%；而柠檬酸，有的含量为 0，有的却高达 18.54%。更严重的是，实际组成和产品标注非常不符，比如两个产品宣称含醋酸 35%，一个的实际含量却只有 3.2%，而另一个更只有 2%。对此，这项研究的作者评论说：标注、推荐剂量和没有根据的功能宣称上的不一致和不准确，让人很容易质疑这些产品的质量。

虽然有那么多传说，但是所有的那些“功能”都被主管部门认为缺乏科学依据，因而不能用于推销宣传，更不能印在商品标签或者说明书里。2003 年，一家公司宣称他们的苹果醋“是能抗菌的天然抗生素和消毒剂”以及“对从肥胖到关节炎的许多症状有治疗上的优势”。FDA 发现之后发出了严厉警告，要求立即纠正，否则将不再警告而直接处罚。

指望苹果醋来“抗病”“治病”“排毒”“美容”“减肥”等等，实在是不靠谱。即使那些“初步研究”所显示的“功效”，也需要长期相当大量地食用。而长期或者大量服用包括苹果醋在内的醋酸产品，安全性还没有经过检验。根据目前的认识，至少可能带来这些问题：高浓度的苹果醋（比如未经稀释的）会对牙、口腔和喉咙造成损害；长期食用苹果醋可能降低体内钾的含量和骨质密度；醋有可能和一些药物，尤其是糖尿病和心脏病的药物发生反应。

当然，这些“潜在危害”也更多是出于理论分析，不见得一定发生。但是，它带来的好处也是“无所谓有无所谓无的”。它所含有的那些营养成分，完全有更好更可靠的方式去获取，比如直接吃苹果。对于这样的东西，是不是要去追逐，完全取决于个人的主观意愿。但是至少，“预防甲流”还是不要指望了。综合有效性和安全性来考虑，还是打疫苗要靠谱得多。

当然，如果把苹果醋跟普通的醋一样作为调料使用，毫无疑问是没有问题的。被稀释而成的苹果醋饮料，也不会带来可见的危害，而其中的维生素、矿物质、氨基酸以及多酚化合物等等，也还是人体需要的营养成分。总而言之，跟其他的饮料相比，苹果醋饮料不会更好，但也没有什么不好的地方。

月见草油只是传说

月见草油对于癌症、糖尿病、减肥、骨质疏松等症状的处理，“没有证据显示有效”。

月见草是一种在傍晚开黄花的植物，这种颇有些别致的特性使得它在很久以前就受到了关注。在欧美，月见草油有漫长的使用历史，通常人们用来治疗湿疹、消炎、更年期症状、月经前期综合征等等。到了现代，还有人用来治疗心血管疾病、糖尿病、哮喘甚至癌症等。

不过，在美国，它是以“膳食补充剂”的名义销售的。也就是说，它并不需要审查和认证，但是不能宣称能够治疗任何疾病——如果在中国宣称的那些功能在美国出现，厂家就会受到追究。

月见草油主要由亚油酸和伽玛亚麻酸组成。二者都是多不饱和脂肪酸，从食用油的角度说，都比动物油要有利健康。不过，亚油酸并不稀罕，许多植物油中都含有，比如在大豆油中就占一半左右。月见草油中的含量要高一些，不过人体只能分辨摄入的总量，而不能分辨是来自于什么油。因此，考虑到正常饮食中所使用的植物油，月见草油中的亚油酸并没有什么意义。

很多保健功能是拿伽玛亚麻酸来说事儿。对伽玛亚麻酸的研究并不多，很多功能描述是基于“推测”而不是科学数据。一些零星的实验质量也不高，说明不了什么问题。比如有一项研究用它来治疗胰腺癌，是一项四十多人的对照试验，结论是注射伽玛亚麻酸的病人活得更久一些。但是后来的一项二百多人的相同实验却没有这样的效果。总体来说，伽玛亚麻酸对健康的其他实验研究也不超过这样的质量，不能据此作出“有用”还是“没用”的判断。

很多人喜欢说单组分没有作用不能否认多组分形成的“整体作用”——从逻辑上说这当然是对的，但是我们必须要通过科学实验来证实，而不能把“可能”当做事实。到目前为止，对于湿疹等皮肤症状的研究比较多，显示“有效”的研究结果也有一些。美国医学图书馆和国家卫生研究院（NIH）所做的文献总结认为“有比较好的证据支持这一用途”，不过同时指出“在作出强烈推荐之前还需要大规模、设计严密的实验来验证”。英国在以前批准了月见草油的这一用途，在经过多年讨论之后，认为有效性的证据不足，又在 2003 年取消了。

其他方面的“功效”有文献报道的二十来项，它们也经常被厂家用来鼓吹“有研究表明什么什么”。不过，这些文献其实只是说明“有人去研究过这种功效”，完全不说明“这种功效存在”。根据美国医学图书馆和国家卫生研究院（NIH）所做的文献总结，月见草油对于癌症、糖尿病、减肥、骨质疏松等症状的处理，“没有证据显示有效”。而对于哮喘、心血管、更年期症状、月经前期综合征等，则是“有相当的证据”显示“没有效果”。

月见草油毕竟是一种植物油。市场上还有其他的一些宣称有“神奇功能”的植物油。从脂肪酸组成的角度说，它们可能确实是相当不错的食用油。一般而言，也还没有发现过因为吃它而出问题的确切病例——

这是它们可以广泛销售的基础。如果愿意“相信”它们具有“科学还没有发现（证实）的奇效”，而且又有坚实的经济基础，当做一种“奢侈消费”倒也无所谓。不过作为消费者，应该明白的是：那些“神效”，并没有科学证据的支持。

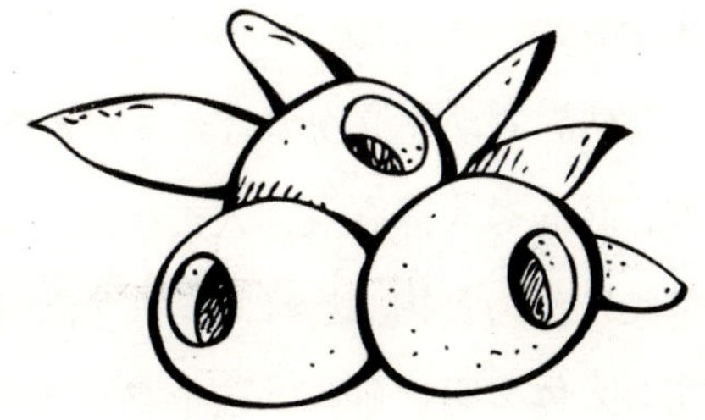

来自天然食物“精华”的疑虑

许多人觉得如果把那些成分提取出来，就可以成为“食物精华”了。这也是许多“保健品”“膳食补充剂”大行其道的原因。

国家质检总局 2009 年曾通告某食品企业不得添加某种成分，原因是“目前我国未对该成分的安全性做出明确规定”。经常有人问：它本来就是这种食物中的成分，即使没有所宣称的功能，也不会有害吧？而该企业也摆出一副很委屈的样子辩解：“国家质检总局没有出具该成分有害的证据”。来自于“天然”“无害”的食品中的成分，为什么会带来安全性的疑虑，为什么国家质检总局在“没有证据”的情况下就决定禁止添加呢？

自然界的动物植物中含有各种各样的成分。这些成分中有的对人体有害，有的对人体有益。人类经过千万年的实践，找出了一些“安全”的种类来作为食物。这样的“安全”，只是说在通常的食用量下，没有发现对人体有明显危害。这个意义上的“安全”，一方面是由于正常饮食中有害成分的摄入量不大，人体的正常生理功能能够化解其危害。另一方面，很多危害是慢性或者隐性的，靠人们的感觉也发现不了。一个典型的例子是草酸，许多人都知道菠菜中含有大量的草酸，其实萝卜、生菜、红薯、芹菜等蔬菜中也含有大量草酸。草酸大量被人体吸收之后可能与肾脏里的钙结合，沉积下来形成肾结石。对于肾功能有障碍的人来说，医生会要求避免食用含草酸的食物，这些蔬菜就不应该吃了。但是对于健康人来说，这些蔬菜中的草酸能够被代谢掉，这些蔬菜仍然是“安全”“健康”的。

食物中含有许多有益人体健康的成分。许多人觉得如果把那些成分提取出来，就可以成为“食物精华”了。这也是许多“保健品”“膳食补充剂”大行其道的原因。不过，当我们把某些食物成分提取出来，它的有益影响可能会加强，坏的影响也可能加强。比如说，姜是人们吃了几千年的食物，一些公开发表的临床研究证实：吃一些姜的制品，比如姜水、姜粉、姜提取物、含姜饼干等等，能够减轻妇女早孕期的反应。而且，在实验中也没有发现副作用。那么，是不是就可以大量服用姜提取物来防治孕妇的恶心呕吐呢？这不能想当然，也不能拿人来做实验。有科学家折腾老鼠，发现大量喂食姜水的怀孕老鼠，胎儿发育受到影响，甚至流产。也就是说，正常食用量的姜是安全的，但是大量的姜提取物就很难说了。所以，科学家给的建议就是：对于轻度到中度恶心呕吐的怀孕妇女，可以每天吃相当于一克干姜的姜制品。如果有效，固然是好；如果无效，也不至于有害。如果吃得更多，就有潜在的危险了。这样的例子还有很多。比如蒜，有一些研究表明蒜能够在一定程度上降低总胆固醇和低密度脂蛋白胆固醇（就是通常说的“坏胆固醇”）的含量。但是如果大量摄入，也可能导致出血、止血困难以及血糖降低等等。对于临产孕妇以及手术病人，吃大量的蒜或者蒜提取物就是比较危险的。

从包括食物成分的天然动植物中寻找有益人体健康的成分，是目前的食品、医药和生物研究中很热门的领域。要证明一种成分是否有效相对容易，要证明无害则比较困难。任何证明无害的研究，都只能证明“在某条件下”“某项被怀疑的危害”不存在，或者不明显。因此，这样的研究只能“排除”可能的危害，而不能证明一种东西是否“安全”。要判定一种东西“绝对安全”，在逻辑上是不可能的。主管部门的责任，是把所有此类的研究汇总起来，看看做过的检测是不是可靠，“排除”的潜在危险是不是足够多，然后作出在法律上是否“安全”的规定。我们经常看到同一种东西，在有的国家认为是“安全”的，在有的国家就不行。这并不是各国所依据的科学数据不同，而是各国对于什么样的科学数据可以认为“安全”有不同的理解。

前面提到的那家企业认为自己的实验证明他们所加的成分是安全的，而国家质检总局没有“科学依据”来认为它有害。这是一种耍赖的说法。食品行业通行的原则是，从食物中提取出来的成分如果用量超过了常规食品中的含量，也要当做新产品，而任何新产品都要向主管部门申请认证。在主管部门的认证结果出来之前，使用就是非法的。所以，即便是最后“证明”这种成分无害，也不能说是“还它清白”之类。执法部门在“无害”结果出来之前“叫停”的决定也是完全正确的，企业在获得许可之前进行的生产也是违法的，应该进一步被追究法律责任。这不是学术层面的“百家争鸣”，而是生产是否合法的问题。对于主管部门的认证来说，企业自己提供的检测数据是最弱的证据。独立研究机构在学术刊物上公开发表的文献具有更高的可靠性。主管部门用不着拿出“有害的证据”来否决企业的申请，只要认为提交的证据不够全面，或者有其他来源的安全性疑虑，就可以把它打入冷宫。

13

卸妆之后的螺旋藻

公众面前的螺旋藻就像艺术照里的美女，风情万种。如果卸去了盛装，它又会是什么样子的呢?

螺旋藻不是中国的特产。早在 16 世纪，西班牙探险者就在墨西哥发现当地人把这种长在湖里的东西当做食物。20 世纪 40 年代，法国藻类学家 Dangeard 报告了非洲乍得湖畔的居民食用这种藻类。二十多年后，科学家们了解了它的生化组成，它才吸引了广泛的关注，后来还成立了一个叫作 IIMSAM 的政府间机构来对它进行推广。

螺旋藻进入中国研究者的视野是在 80 年代初，几年之后走进市场，很快获得了巨大成功。根据联合国粮农组织（FAO）提供的数字，2004 年中国的螺旋藻产量超过了四万吨。在铺天盖地的推销宣传里，螺旋藻这种本来是穷人充饥的野菜，被罩上了一个个神奇的光环。百度百科的螺旋藻词条经过了上百次的编辑，其总结的神奇之处隐约有武侠小说中“大还丹”的韵味。

多年以前，CCTV 有位女主持人曾经调侃自己说:“等我卸了妆，吓死你。”而公众面前的螺旋藻就像艺术照里的美女风情万种。如果卸去了盛装，它又会是什么样子的呢？

百度百科列出了近二十个国际以及国内外机构对螺旋藻的美誉。没有找到原始资料，不清楚列出的只言片语是在什么样的场合说的，在上下文中的具体意义又是什么。不过，至少其中有几个机构还发布过其他的文件表达了对于螺旋藻的态度。看看这些文件里的说法，会发现和那些溢美之词相映成趣。

有不止一家螺旋藻的宣传提到了 FAO 宣称螺旋藻是“21 世纪最理想的食品”。但是在 2008 年 FAO 发布的关于螺旋藻的报告里，完全看不出这样的赞誉。这份报告也介绍了螺旋藻在保健品开发中的“功能”，最后推荐的进一步的开发方向却是：解决贫困地区的营养问题；废水处理；代替部分家禽、牲畜以及渔业养殖的饲料以降低生产成本；在紧急状况下暂时解决粮食问题。最有意思的是有一项研究发现，如果用 50% 螺旋藻代替鱼饲料，鱼的生长还不受影响；当超过 75%，鱼的生长就大受影响。“暂时解决粮食问题”则更多地是一种应急措施，意思是在遭受洪水、飓风或者其他自然灾害之后，常规粮食生产无法进行的情况下，可以生产螺旋藻来充饥。

中国市场上的保健品推销中很喜欢拿美国食品药品管理局（FDA）来说事，比如百度百科的词条中有 FDA 认为螺旋藻是“最佳蛋白质来源”。FDA 对于食品和膳食补充剂的功能认可是完全公开的。在“健康宣示（health claim）”或者“有限健康宣示（qualified health claim）”的列表中，连螺旋藻的影子都没有。FDA 对于它的正式态度，只是对于生产厂家提交的安全性备案“没有异议”——意思是：该厂家认为按照他们的生产流程、产品指标以及用途，他们的螺旋藻产品没有安全性的问题，而 FDA 对此表示同意。

FDA 没有审查和认证螺旋藻的任何“保健功能”。相反，对于宣称功能的，几次进行了警告甚至处罚。1982 年，一家公司因为宣称他们的螺旋藻产品能够减肥以及对糖尿病、贫血、肝脏疾病、溃疡等有疗效而被罚款 22.5 万美元。2000 年，另一个公司申请宣称螺旋藻可以支持“健康的胆固醇”，也被 FDA 否决。2004 年，一个公司在其网站上宣称可以“抗病毒”“抗过敏”“降低胆固醇”而受到 FDA 警告，限期纠正。2005 年，又有一个公司在网站上宣称螺旋藻可以“防癌”而被警告。

从生化组成的角度来说，螺旋藻确实有它的特别之处。它的蛋白质含量很高，最高能占到干重的 70%，组成蛋白质的氨基酸组成也比较接近人体需要。在它所含有的脂肪中，多不饱和脂肪酸的比例很高。它的维生素含量也很高，尤其是 B 族维生素、维生素 C、D、E 以及类胡萝卜素。它的矿物质含量也比较丰富，比如钾、钙、铬、钴、铁、锰、硒、锌等等。此外，它还含有比较多的色素。因为这些成分对于人体营养都是有意义的，所以人们确实曾经对它寄予了厚望，说它是一种优秀的食品也不为过。许多“完美食品”的过誉之词，可能有断章取义的成分，倒也不是空穴来风。

在螺旋藻的“盛装制作”中，核心技术之一是偷换概念。比如本来是“好的食品”，不知不觉被炒作成“神奇保健品”。食品和保健品关键的区别在于，食品需要大量地当饭菜吃——就像墨西哥和乍得湖畔的居民那样，用它来代替常规食物。比如蛋白质，螺旋藻中的蛋白质还算比较“优质”——但这是跟大多数的植物蛋白质相比的，要是跟鸡蛋、牛奶中的蛋白质比起来，还是略有不如。而且，这个“优质”其实指的是单吃一种蛋白质满足人体氨基酸需求的效率。因为我们要吃各种食物，而各种不那么“优质”的蛋白质互相补强，结果同样可以高效满足人体需求。现实来说，这个“优质”本身并没有太大的意义。把“蛋白质含量高”偷换成“好的蛋白质来源”，更是忽悠。螺旋藻的蛋白质含量是比其他食物高，但是作为“保健品”的螺旋藻没有人用来当菜吃。每天吃 5 克螺旋藻干粉已经花费不菲，所含有的蛋白质不过 3 克左右，跟 100 毫升牛奶相当，还不如 50 克豆腐来得多。而人体一天需要几十克蛋白质。所以 FDA 和美国癌症研究会（AICR）都认为，考虑到螺旋藻制品的服用量，它所含的蛋白质完全可以忽略。关于不饱和脂肪酸的鼓吹更是自相矛盾。一方面，宣称螺旋藻是高蛋白低脂肪食品——这本身是对的，同时又宣称多不饱和脂肪酸的比例高。实际上是多不饱和脂肪酸占总脂肪的比例高。考虑到总的脂肪本来就低，多不饱和脂肪酸的总量也就少得可怜。比如每天吃 5 克螺旋藻，其中的脂肪大概有 0.3 克，而其中的不饱和脂肪酸只有几十毫克，而 1 克豆油中的含量就是几百毫克。跟饭菜中的相比，也完全可以忽略。其他的营养成分也是如此，螺旋藻中可能比例比较高，但是它对于满足人体需求的意义更取决于能吃多少。

用螺旋藻中营养成分的生理功能来鼓吹其“保健价值”，是“螺旋藻盛装”制造的核心技术之二。人体需要多种大量和微量的营养成分，前者是蛋白质、脂肪和碳水化合物，后者指各种维生素、矿物质等等。缺乏任何一种成分都会影响身体的正常运转，甚至生病。而螺旋藻中含有某种成分，就被打扮成对于身体健康有“保健作用”，甚至能够“防治某种疾病”。这种看起来很“合理”的推理，实际上只有在人体缺乏某种营养成分的情况下成立。比如说，那些贫困地区的人，蛋白质摄入不足，如果每天能有螺旋藻做菜吃的话，就可以解决蛋白质缺乏导致的不良后果。或者有的人饮食中缺乏螺旋藻所富含的维生素或者矿物质，如果吃进足够量的螺旋藻，也可以“防治”相应的症状。只是问题在于：用购买相应的螺旋藻的钱，我们完全可以购买更多的常规饮食来解决这些“营养不良”的问题！使用这种推理方式，我们可以把任何一种食物打扮出“保健功能”来。

FAO 以及 IIMSAM 等国际组织对于螺旋藻的积极态度，其实是着眼于它可能有助于解决粮食短缺的问题。IIMSAM 强调的螺旋藻的优势在于它对耕地和水的要求不高，生产成本低，作为粮食的价值比较高，因此有利于人类的可持续发展。但是，这种态度被这个行业心照不宣地藏了起来，却把它精心装扮成“神奇保健品”。

对于那些买得起螺旋藻保健品的人来说，根本就不存在缺乏什么营养成分的问题。他们对于螺旋藻的追逐，是希望它对身体产生“神奇”的作用，甚至是防治疾病。指出了经销中的忽悠，只能说明商人们鼓吹神奇作用的那些理由靠不住，并不能证明它“没用”——消费者们“相信”：那么多“人体需要的有益成分”在一起，加上存在的人类还不知道的成分，总是“可能”有特别的作用。

这种想法本身也很合理，螺旋藻是不是有那些“神奇作用”，最终还是需要用螺旋藻来做实验而不是通过“理论推理”来证明。实际上，这一类的研究已经进行了三四十年。传说中或者推测中的功能很多，有过正式科学论文发表的也有十种以上。有很多是动物实验，也有一些是小规模的人体实验。许多研究显示了一些“有效”的结果——这些结果往往被商家过度解读，言之凿凿地告诉消费者们“科学研究表明，螺旋藻具有什么什么功能”。然而在科学上，这些都是很初步的研究，即使是研究者，也往往是说“可能有什么什么功能”“需要进一步的研究”。如果一项功能的科学证据在 20 年前是“很初步，有待于进一步研究”，10 年前还是“很初步，有待于进一步研究”，到了现在依然是“很初步，有待于进一步研究”，那么它是否真的存在就很难说了。

美国国家卫生研究院（NIH）和国家医学图书馆（NLM）汇总了公开发表的科学论文中对于螺旋藻“保健功能”的研究，对糖尿病、高胆固醇、过敏、抗癌、减肥等八种功能的研究质量评价是“C”级，意思是“对该功能没有清楚的科学证据”；而对疲劳综合征和慢性病毒性肝炎研究质量的评价是“D”级，意思是有一些证据认为没有这种功能。对于螺旋藻的总体评价则是：基于目前的研究，对于支持还是反对螺旋藻的任何保健使用都不能作出推荐。而世界卫生组织在2008年公布的《6个月到5岁中度营养不良儿童的食物与营养成分选择》中，对于螺旋藻的推荐意见是“有些研究显示螺旋藻对于改善儿童中度营养不良可能有一定帮助，但是应该进一步研究”，远远比不上对蔬菜、水果、牛奶、鸡蛋的态度积极。

总的来说，如果生产条件合格，没有重金属污染的话，螺旋藻是一种很安全的野菜。跟萝卜白菜相比，它的营养成分还比较丰富。如果它的价格跟普通蔬菜相差不大，也可以像海带一样成为健康食谱的一部分。不过，指望每天吃上几克来治病强身，根据目前的科学证据来看，实在是一件很不靠谱的事情。

孕妇要不要吃亚麻酸

亚麻酸的广告铺天盖地，其功用被渲染成跟观音菩萨玉净瓶中的圣水也差不了多少。

有个朋友为了拿到准生证，去听了计生部门开办的“优生”讲座。讲课的“专家”推荐了一堆神奇得天花乱坠的保健品。主管部门的“权威”加上“专家”的推荐，准父母们被科学术语砸得晕晕乎乎，乖乖掏出几百上千的钱，抱回那些“专家”嘴里“非吃不可”的保健品。其中最离谱的，大概要数亚麻酸了。

在网上随手一艘，亚麻酸的广告铺天盖地，其功用被渲染成跟观音菩萨玉净瓶中的圣水也差不了多少。其中，充斥着大量来源不明的“科学表明”，“某某组织推荐”。而对科学证据的引用，更是不乏曲解、篡改乃至捏造之处。

作为保健品销售的亚麻酸一般来自于植物，亚麻酸是指构成亚麻油的脂肪酸部分。因为油的不同取决于其中的脂肪酸，所以在日常生活中，我们一般不区分植物油和脂肪酸。从化学结构上来说，它有两种亚型。

被推销的那种叫作阿尔法亚麻酸（简称 ALA），是一种欧米伽 3 多不饱和脂肪酸。欧米伽 3 多不饱和脂肪酸有好几种，通常所说的是 EPA 和 DHA，它们是鱼油的主要成分。在过去的几十年中，对 DHA 和 EPA 的研究非常多。它们对于人体健康的证据也算是比较充分。不过，目前学术领域大家广泛接受的只是他们对于心血管健康的影响。

它们对于孕妇和胎儿发育的作用，也有一些研究证据支持。不过与心血管健康相比，就还不算充分。美国 NIH（国家健康研究院）和国家医学图书馆图书服务中心做出的总结是“不知道在妇女怀孕和哺乳期间补充欧米伽 3 不饱和脂肪酸对于婴儿是否有益”。虽然鱼油也经常被推荐给孕妇，而婴儿奶粉中也经常添加 EPA 和 DHA，主要是因为在通常的补充量下没有发现不良作用，而那些有益的作用“可能真的存在”。根据目前的最新科学证据，一般推荐孕妇多吃鱼来获得补充鱼油的好处。而且鱼油也并非“绝对安全”，过多的鱼油可能会导致流血，比如鼻血或者尿血。对于产妇来说，这种凝血困难在分娩的时候是很不利的。所以，哪怕是“纯天然”“无污染”的鱼油，也并不意味着就是多多益善的。

因为 ALA 也具有欧米伽 3 的化学结构，所以被推测可能也有类似鱼油的作用。但是迄今为止，没有可靠充分的证据来证明这一点。所以广告中列出的那些“看起来很科学”的功能，大多数除了“推测”就是“想象”，偶尔有一点文献支持的，那些研究在学术领域也只是“很初步”的研究。其意义仅在于说明“此功能可能存在，还需要进一步研究来证实”。

脂肪酸在人体内可以转化。如果 ALA 能够转化成 EPA 和 DHA，那么补充它也就跟补充鱼油一样了。理论上说，ALA 确实能够通过特定的生化反应转化成 EPA 和 DHA。这也是亚麻酸推销中经常鼓吹的一点，甚至暗示 ALA 是 EPA 和 DHA 的母体，从而给人 ALA“更加有效”的错觉。实际上，已经有不少人研究过 ALA 转化成 EPA 和 DHA 的问题，结论是“转化率很低”，尤其是转化成 DHA 的比例可以忽略。

亚麻酸自身的“保健作用”是镜花水月，而转化成“保健功能”有科学支持的 EPA 和 DHA 的效率又非常低，作为“保健品”存在的意义几乎只剩下心理安慰。更为糟糕的是，大量补充它是否有害都还很难说。检测这样的有害作用不能拿人来做实验，所以我们还不知道人补充了过多的 ALA 会有什么样的不良后果。

有没有用不好说，有没有害也不清楚，美国 NIH 和国家医学图书馆的结论是“不推荐在怀孕和哺乳期间使用亚麻酸或者亚麻油”。而今年 9 月出版的《营养与代谢年鉴》(*Annals of Nutrition and Metabolism*）上发表了一篇关于怀孕和哺乳期间脂肪酸需求的文献综述，结论也是没有证据支持“在正常食谱之外补充 ALA”。

广告宣传中还引用国际组织“建议每天摄入 1300 毫克 ALA”来证明每粒 1000 毫克 ALA 的保健品是多么必要。其实，即使这个“推荐量”是真的，也完全不意味着需要“亚麻酸保健品”。许多植物油中含有相当量的 ALA，比如大豆油有 7%—8%，而芥花籽油（也有翻译成“卡罗拉油”）中也有 10% 左右，我国食用广泛的菜籽油中也有类似的含量。也就是说，如果一个人每天吃十几克这些油的话，也就相当于一颗“保健品”了。此外，许多绿叶蔬菜中也含有一些 ALA。《营养与代谢年鉴》的那篇综述也列出了许多地方的人群通过正常食谱摄入的 ALA 的量，一般也是 1000 多毫克。

胶原蛋白美容与院墙上的画

这种研究如果真的有突破，就会“钱途无量”，但是查询生物医学文献数据库，还是很难找到这方面的研究。

影响皮肤形态的最重要的成分是胶原蛋白。胶原蛋白生得比较邪乎，它的组成跟别的蛋白质相差很大。皮肤的衰老与胶原蛋白的“老化”关系很大。皮肤的更新过程中就涉及胶原蛋白的生成，而蛋白质的生成必须要相应的氨基酸做原料。所以，人们会自然而然地想：为了皮肤更好地更新修复，“永葆青春”，我们是不是应该在食物中提供胶原蛋白，来保证“原料充足”？这样的想法比起“以形补形”来，更具有了一些“科学色彩”，当然也就很容易得到认同。于是乎，胶原蛋白也就成了“美容圣品”中极具号召力的偶像。

在接着说胶原蛋白之前，我们来打个比方：有一面院墙，墙上画了些很漂亮的画。风吹日晒的，那些画会褪色、脱落。我们当然想保持那些画的青春靓丽——画是由一堆颜料组成的，我们给这个院子一堆类似的颜料，是不是就能让那些画保持鲜亮了呢？

我知道会有一堆人跳起来说：院墙跟人体能一样吗？你打这么一个莫名其妙的比方，就能“证明”胶原蛋白无效了吗？

这样吧，我郑重其事地先回答这一个质疑：

我根本没打算“证明”胶原蛋白美容是有效还是无效，上面的比方只是说明这么一件事情：就算东西 A 是由东西 B 构成的，我们提供了东西 B 也完全不意味着就能得到 A。

要想把颜料变成墙上的画，需要院墙的主人有能力把颜料组合起来，按照需要的方式涂在墙上。有人又说了，那没有足够的颜料，主人也没法画出画来。这个质疑很有道理，回答如下：

如果院墙的主人在进行别的生产生活的时候也用颜料呢？它只需要把别的地方用的颜料拿一点过来涂墙就行了。你按照院墙上的画所需要的比例送再多的颜料也未必有用啊。

好吧，我承认我是在抬杠。不过合成皮肤的胶原蛋白，所需要的主要氨基酸是甘氨酸、脯氨酸和赖氨酸。前两种是可以从其他氨基酸转化而来的，只有赖氨酸必须从食物中获取。有了这些氨基酸还远远不够，还需要不少生化过程才能把它们组装成人体的胶原蛋白。比如，其中有一步是一个羟基化酶把脯氨酸和赖氨酸转化成羟基脯氨酸和羟基赖氨酸，而这个酶的作用又需要维生素 C 的掺和——这个过程，比一个人把颜料变成图画还要复杂一些吧？

当然，这只是说明人体的胶原蛋白形成过程比较复杂，也还是不能证明吃胶原蛋白能不能美容。如果只是这么绕圈子的话，我也只是在抬杠。下面，我们还是认真地去查找一下科学家们都干了什么吧。

胶原蛋白广泛存在于哺乳动物的皮肤、骨头等部位。把它有限水解之后的东西在国外叫 gelatin，最通常的用途就是做果冻。在中国把水解的过程弄得比较神秘，出来的东西叫作“阿胶”，加上古人留下的“圣典”，就变得很“神奇”。现在美容界的圣品加入了“高科技元素”，水解得比 gelatin 充分得多，叫作“胶原蛋白水解物”。对于追求“天然”，对现代加工避之不及的人来说，其实这个东西太不天然了——通常让不少人很不爽的“蛋白质变性”只是让蛋白质分子换个造型而已，而水解则是惨无人道地把它们碎尸万段了。

大概是这种研究缺乏生物学上的意义，所以除了商业机构，花纳税人钱的政府机构一般不会在上面花钱，而科学家们也没有太强烈的兴趣。多数文献，都与商业机构有关。美国的 FDA 管得太严，势力再大的公司也很难让 FDA 为他们左右，而没有 FDA 的许可又不能宣传这种“神效”，所以美国的工业界长期对此不太热衷。而中国的商业机构，基本上只要吃不死人就可以随心所欲，何况还有老祖先的遗训或者“科学研究”的只言片语，所以也没有太大的热情。日本人则介于二者之间，所以对于此类研究还不乏热情。不过，在世界市场一体化的大趋势下，美国公司也颇有涉足之意。

这种研究如果真的有突破，就会“钱途无量”，但是查询生物医学文献数据库，比如 PubMed，还是很难找到这方面的研究。2006 年发表过一个小规模的对照试验，是说服用胶原蛋白水解物的压疮病人是对照组恢复速度的两倍。还有一项动物实验是用紫外线照射无毛老鼠，实验和对照组各 7 只老鼠，结果是喂胶原蛋白水解物的那组老鼠受到的皮肤损伤要小一些。另一项研究则是分别拿胶原蛋白水解物、其他对照蛋白质和水喂猪，结果是说喂胶原蛋白水解物的那组猪的皮肤指标要好一些。

本来这种小规模的病例或者动物实验是没有说服力的——比如 FDA 就不会接受这种实验结果来做膳食推荐。不过，它们毕竟给了人们一些希望，卖胶原蛋白水解物的公司也足可以拿着这些结果告诉消费者“有科学研究表明……”。还真有个日本公司赞助了一个人的对照实验。他们找了 39 个日本女性，20 个每天服用 10 克胶原蛋白水解物加 400 毫克维生素 C，而其他 19 个服用安慰剂加 400 毫克维生素 C。在 60 天之内，吃胶原蛋白那组人的皮肤吸水能力有小幅增加。这本来是让人很高兴的结果，但是服用安慰剂那组也有增加，要命的是——两组相比，这个增加没有统计学上的差异！

这基本上就是胶原蛋白美容能够找到的研究。当然，每次这样的话题都会有人说“这些实验并没有证明胶原蛋白不能美容啊，没有证据怎么能够一棒子打死呢？这不是科学的态度”云云。这话一点都没错，还是先写个答复吧：

的确没有科学证据证明胶原蛋白不能美容。我说的是目前没有科学的证据证明它能够美容——就像有人说山上有老虎，还拿出了照片，我们只能分析讨论这个“山上有老虎”的证据是不是可靠。即使我们证明了这个照片不可靠，也不能“证明山上没有老虎”。胶原蛋白美容的传说也是如此，我们只能说商人和媒体说“能美容”没有可靠依据。如果有人认为“不能证明它无效”就意味着它“有效”，或者愿意为了那种“可能有效性”而掏钱，是很值得赞赏的——这是一种社会财富再分配的良好形式。就像有个人跑来说地下有金子，有的人会说你没有证据我不投资，有的人会说“既然没有证据证明说地下没有金子，我就愿意投资”——绝大多数时候，这后一种人更受商人的欢迎。

16

那些“茶”的神话

“凉茶”其实跟其他的茶连“远亲”都算不上——它不含有通常的“茶叶”，实际上是中草药提取液。

在世界范围内，茶也算得上是最主要的饮料之一。在中国，茶就更加普遍，以至于成了“文化”，甚至“半药半食”的神话。凉茶、冰茶、红茶、绿茶、奶茶……光是名字就让人眼花缭乱。那些茶的神话，有多少真？又有多少假？有多少仅仅是人们的雾里看花？

一场巨大的灾难，把一个在华南苦苦经营的“凉茶”推向了全国。基于“清热下火”得来的种种奇效，满足了许多人的心理需求，一时间风行全国。

但是“凉茶”其实跟其他的茶连“远亲”都算不上——它不含有通常的“茶叶”，实际上是中草药提取液。凉茶宣称的功能是“清热下火”——如果按照国外的标准，这已经算是“药效”了。没有可靠的科学数据支持，是不允许做这样的标示的。虽然我国也有食品饮料不得宣传药效的法规，但是实际执行中“清热下火”“增强免疫力”之类的用语基本上可以随便说。“热”和“火”本身不是现代医学的概念，也无法用现代科学的方法来检验。而公众，也不需要现代科学的检验来接受这种概念。所以，不管是生产厂家还是主管部门，就可以仅仅依靠“传统”“使用多年”来作为这些功能宣称合法性的基础。

从现代医学的角度来说，有许多的症状跟中医所说的“热”“火”类似。而这些症状，有许多是会自己减退的——不管你喝的是凉茶还是白水，一段时间之后它都会减轻；另一方面，在理论上也完全可能有中草药中的某些成分正好对于某些症状有效。所以，有“不少人”喝了凉茶，觉得清了“热”，下了“火”，并不奇怪。这样的一种“有效”，符合大众的思维方式，但凡质疑这些功效的言论招来大量消费者“现身说法”的攻击，也就是顺理成章的事情。

对于食品饮料来说，有没有宣称的“奇效”在我国似乎并不是那么重要。只要“无害”，总有许多人对于“奇效”“宁可信其有”。但是凉茶的安全性也是来自于中国传统特有的思维方式。凉茶的原料，是一些植物成分。这些植物的提取液中，含有目前的分析技术远远不能分析清楚的东西。说它“安全”，是因为没有人因为喝了它而立竿见影地出现不良反应。但是是否有轻微的、慢性的毒副作用，我们的传统思维是“不知道有没有”，就当做“没有”。即使是有现代科学研究发现了某些成分——比如夏枯草，可能产生抑制免疫这样的有害作用，我们依然可以依据几百年前祖先说它“无毒”来接受它。最为难以理解的是，某些大牌的凉茶可以获得主管部门的“特许”而使用它，而其他“非大牌”的加了就犯法。

对于凉茶而言，夏枯草或许仅仅是冰山一角。那些形形色色的中草药，基本上都没有经过可靠的、符合现代科学规范的检验。它们的“安全”认定，一是来源于祖先们的故纸堆，二是来源于长期使用“没有发现”有害。已经有许多这样“认为”“纯天然、无毒副作用”的药物被证实靠不住，我们是不是还要继续相信这样的“安全”认定方式呢？

在华南，几百年来出现了几百种不同的“凉茶”。对于非华南地区的人来说，“原生态”的凉茶“既不凉，也不像茶”，很难被广泛接受。风行全国的凉茶是甜的，因为商品标注上没有各种成分的含量，我们不知道里面加了多少糖。但是根据这些成分的排列顺序，白砂糖的含量应该是除水之外最多的。也就是说，所谓的凉茶，就是加了大量白糖的中草药提取液。即便不论那些中草药成分的“有效性”与“安全性”，这其中的大量白砂糖，可能是更不健康的因素。当我们对于含糖软饮料口诛笔伐，指责它们带来肥胖的时候，千万别忘了：这些凉茶中的含糖量，可能并不比它们少！

相比较而言，冰茶其实更符合“冰茶”或者“凉茶”在多数人心中的形象——加冰的或者冰镇过的茶。冰茶与凉茶的区别，大概是即使冰茶有一些非“茶叶”的成分，也没有那么多的中草药成分。

在世界范围内，冰茶是很常规的饮料。中国人本来是喜欢喝热茶的，冰茶的兴起大概也没有多少年。冰茶的宣称是“清凉解渴”，这个“功能”符合饮料的身份，没有似是而非的功能。而它的成分比较简单，茶或者其他的非茶成分都很常规，也就没有太多安全性方面的担心。

不过，跟凉茶一样，许多冰茶也是加糖的。其他含糖软饮料的热量问题，它也无法置身事外。

在对凉茶的安全性和有效性进行进一步评论之前，我们先来谈谈另一个著名的茶饮料——“绿茶”。

按照美国 FDA 提供的统计数字，在所有的茶类饮料中，绿茶所占的比重大概有 20% 左右。因为绿茶没有经过发酵，人们相信它保留的天然成分比较多。在这些成分中，有许多具有“生物活性”的物质，所以人们相信绿茶对人体具有许多“保健功能”。其中最著名的就是抗癌。

对于绿茶能否抗癌，科学家们进行了大量研究。2004 年 1 月，美国有个公司向 FDA 提出申请：在绿茶的销售中，可以宣传“每天饮用 40 盎司的绿茶可以减轻一些癌症的发生风险。虽然有科学证据支持，但是这些证据还不够完善”。他们提交了在公开发行的学术刊物上发表的 220 篇文献来支持这样的宣传。

FDA 在一年半之后对这份申请做出了答复，并且对决定是如何做出的进行了详细解释。在这份近一万个单词的答复中，他们对 223 篇（在申请者提交的 220 篇之外，他们还找到了另外 3 篇）文献进行了分门别类的评点。首先，有 65 篇文献综述、2 篇摘要和 1 篇荟萃分析（meta-analysis）不是原始研究论文，被认为缺乏足够的细节来做评估，因而不能支持申请；其次，12 项动物实验和 12 项体外研究被认为只能提供进一步研究的方向和关于绿茶功能的“可能假说”，而不能支持“绿茶对人有抗癌作用”的说法；92 项流行病学的调查并不是针对“绿茶”，而是针对泛泛的“茶”，因证据不直接支持结论而被排除；剩下的 39 项研究也都是流行病学调查——这种研究方式的可靠程度与临床对照研究相比差了许多。这 39 项研究分别针对各种癌症，FDA 按照所针对的癌症分别进行评估，结论是多数研究都有缺陷——有的样本量小，有的样本不具有代表性……最后，只有针对女性乳腺癌和男性前列腺癌分别有三项和两项研究具有比较高的可靠性，但是其中两项的结果是绿茶没有降低乳腺癌的发生风险，一项是没有降低前列腺癌的风险。对乳腺癌和前列腺癌分别有微弱作用的那两项研究，后来没有任何重复的研究出现，也没有其他相近或者相关的研究发表。所以，FDA 最后的结论是：绿茶“相当不可能（highly unlikely）”具有抗癌的作用！

223 篇发表在正式的学术期刊上的科学研究论文，提供了许多关于绿茶“可能”抗癌的证据。但是当这些研究用现代科学的逻辑去分析的时候，发现它们并不能证明绿茶“真的”能够抗癌。不过，它们也没有证明绿茶“不能”抗癌。所以，科学证据加科学逻辑告诉我们的结论是：

绿茶到底能不能抗癌，我们不能肯定也不能否定。美国 FDA 的管理原则是：如果你不能证明它“能”，那么你就不能把“可能性”拿来促销。

而凉茶的成分是各种中药材，与绿茶相比，对它们的研究几乎可以忽略。不管是“到底有没有效”还是“到底有没有害”，都没有可靠的科学证据。甚至，还有夏枯草这样被发现了“可能有害”，而生产者又不能做出合理答辩的情形。某些厂家可以拿到主管部门的“免死金牌”，但是对消费者来说，我们关心的是：什么时候可以看到我们的主管部门，也公布用科学逻辑对科学数据进行的详细解读？

高血压的“科学食疗”

对高血压的“合理食谱”来说，应该不喝酒——如果实在要喝，也尽量控制喝的量。

“食疗”本来应该是一个很平常的词，因为总与“传统”联系起来，就使得它有了特定的含义。再加上“养生大师”们不靠谱的忽悠，“食疗”往往被理解成按照特定的方式吃某种或某几种特定的食物，就可以像药物一样治疗疾病。这样，“食疗”这个词就逐渐演变成“没有科学依据”的“另类经验”。不过，如果我们把“食疗”理解成通过合理的饮食来改善健康状况，那么它就会是一种合理的追求——在现代科学里，这样的追求和实践叫作“合理膳食”。

流行病学调查和临床实验表明，通过合理膳食，我们可以减少许多慢性疾病的发生风险。对于某些症状，也有一定的“治疗”作用。当然，这个“合理膳食”以及它能够产生的效果，必须要有科学数据的支持，否则不是科学而是忽悠了。

比如高血压，是一种极为常见的健康隐患。它没有明显的症状，但是会导致心脏疾病、肾脏疾病以及中风等其他疾病。随着年龄的增加，大多数人的血压都会升高到高血压的范围——这个“大多数”，在美国人群中高达三分之二。对于高血压——即血压（收缩压 / 舒张压）在 140/90 毫米汞柱以上，或者“高血压前期”——血压在 120/80 以上但没有达到高血压程度的人群，国外医生一般会推荐先通过生活方式的改变来进行“治疗”。其中最重要的一方面，就是“合理膳食”。

根据科学数据，预防血压升高或者降低高血压的食谱是这样的：植物性食物为主，强调蔬菜、水果和低脂奶制品；食谱中的总脂肪、饱和脂肪以及胆固醇低。这样，蔬菜、水果、全谷、坚果、禽类、鱼类就是应该鼓励的，而红肉（猪牛羊肉）、全脂奶制品、蛋黄、糖以及含糖饮料等，就应该是减少或者避免的。

有大量的数据表明，高盐会导致血压升高。对于普通人来说，推荐的食盐摄入量是每天不超过 6 克，而对于高血压人群来说，最好是限制到 4 克以下。应该注意的是，这些盐不仅仅是做菜时用的盐，还包括食物中本来的钠元素。比如酱油、味精、咸菜、腌肉等，其中已经含有的比较多的钠，也是要记入总的盐摄入量的。

除此以外，生活方式的其他方面也会影响到血压的控制。比如说，虽然吸烟不直接升高血压，但是吸烟对血管的生理状况有相当影响，会导致心脏和血管疾病。饮酒，如果大量的话会导致血压升高，同时酒也含有高热量，不利于保持合理体重。而体重与血压是正相关的——越胖的人，高血压的风险就越高。所以，对高血压的“合理食谱”来说，应该不喝酒——如果实在要喝，也尽量控制喝的量。

适当运动也是非常重要的一方面。这种运动并不限于专门的体育锻炼，步行、骑车、适当的体力劳动，甚至是上下楼走楼梯而不坐电梯——凡是增加身体物理运动的活动都会有所帮助。

不难看出，这些有科学根据的“生活方式”并不像“养生大师”们鼓吹的“食疗秘方”那么“简单易行”。遵循这些“生活方式”，需要牺牲一些“享受”。比如低盐饮食，对于很多人来说，是“食之无味”的。而且，这样的饮食不是一顿两顿或者十天八天，要长期坚持，实在需要相当的毅力。

跟“养生大师”们的“食疗秘方”相比，现代医学很坦诚地告诉我们高血压的发生原因多种多样，目前我们对它的认识还相当有效。这些“合理膳食”以及其他生活方式的改变，其有效性是大样本统计的结果。也就是说，与不采取这些措施的人群相比，遵循了这些生活方式的人中有更多人实现了血压降低的目标。但是，人群中的个体差异总是存在，有的人这样做之后血压依然很高。对于这些人来说，求助药物就是完全必要的。生活方式的改变，可以作为预防或者“保守治疗”的一种尝试，但是它永远无法代替药物。实际上，药物也不是那么可怕。对于大多数合法生产的降压药而言，副作用都非常微弱甚至没有。只是我们需要什么样的药物，以及如何使用药物，需要医生的指导，并不是看看养生节目或者广告就能够给自己开处方的。

实际上，这些合理的膳食与良好的生活习惯，其意义不仅仅是降低血压，或者预防高血压的出现。更重要的是，它们是使身体处于一种良好的运行状态。换句话说，它们的意义是获得健康，而不是“治疗疾病”——从这个意义上说，基于现代科学的“合理膳食”和基于传统文化与哲学的“食疗”，就有着根本目的上的不同。

18

青稞能否治病

对于营养过剩的现代人来说，青稞是一种很健康的食品。但是，也仅仅是健康食品而已。

用传统的粮食标准来评价，青稞实在不是一种好的作物。首先它低产，其次它在蛋白质、脂肪和淀粉这“三大宏观营养成分”方面乏善可陈，第三它并不好吃。它的优势只在于耐寒。在康藏一带高寒地区，别的农作物没法种植，它也就聊胜于无了。

不过现在“三大宏观营养成分”的过剩取代了缺乏成为健康隐患。酒足饭饱之后，考虑的是吃点什么来获得“保健作用”。于是，青稞华丽地转身，走进了人们的视野。在积极倡导者和商人那里，它已经不是粮食，而是可以治病的宝贝。

青稞是大麦的一种。与其他的粮食作物（比如水稻、小麦）相比，它最显著的不同是 b- 葡聚糖和支链淀粉含量高。至于其他的“微量成分”，是每种作物都会“富含”的一些种类。这些“富含”的东西当然也可能具有一定的生理功能。但是能否“保健”甚至“治病”，往往就是一些理论推测。在缺乏剂量与效果的明确数据之前，这样的推测完全可以推广到任何食物甚至野草上面。

那些做粮食的禾本科作物，比如水稻、小麦、大麦、燕麦等，都含有很多淀粉。淀粉是由葡萄糖分子链接而成的。连成一条长链的，称为“直链淀粉”；链上分枝、枝上又分杈，最后枝杈茂盛的，叫作“支链淀粉”。一般的水稻和小麦中的淀粉以直链为主，而青稞中的以支链为主。支链淀粉水中可以溶解，从而起到“增稠”的作用。所以，这两种淀粉的加工特性相差很大，在食品工业上也就有不同的用途。不过，一旦吃到肚子里，它们的差别就小了许多。或者说，对于健康的影响，这两种淀粉之间的差别相当有限。青稞的“支链淀粉含量高”这一特性，“保健价值”也就只是浮云而已。

不过青稞的健康价值倒也不是空穴来风。它含有很多的可溶性膳食纤维。对于营养过剩的现代人来说，膳食纤维提供饱足感，但是不提供热量，因而有助于维持热量的“摄入—消耗”平衡。这对于控制体重很有意义。在营养匮乏的年代，“营养价值低”的特征，现在反而成了它的优势。

更重要的是，青稞的纤维中，有大量的 b- 葡聚糖。b- 葡聚糖也是由葡萄糖分子链接而成的。不过链接方式跟淀粉不同，使得它不能被人体消化吸收。在小肠内，它能够通过吸附胆汁而带走一部分胆固醇，从而降低体内胆固醇的含量。欧洲食品安全局（EFSA）审查了 19 项随机对照研究，以及 3 项“荟萃研究”（即汇总不同的研究数据进行的分析），得出的结论是：每天吃 3 克以上的 b- 葡聚糖，能够降低血液中的“坏胆固醇”以及总胆固醇的含量，从而有利于心血管健康。相对于其他的食物来源，青稞是一种很好的 b- 葡聚糖来源。而美国药食局，则更早批准了类似的“健康宣示”。

需要注意的是，这里的“能够降低”，跟广告宣传中说的“能够治病”不是一回事。在多数研究中，实验者在几周至十几周的时间内，每天摄入几克甚至十几克的b-葡聚糖，最后总胆固醇和坏胆固醇能够降低几个百分点。这个降低幅度，固然有利于心血管健康，但是真要指望它来治病，还是太过理想化了一些。至于更长期的坚持，是否能降低更多，并没有充分的数据来支持。或许，用“稳定血液胆固醇和坏胆固醇含量”来描述，更为准确。

保健食品营销中，有一个常见的功能是“增强免疫力”。b-葡聚糖是否增强免疫力的研究也不少，不过结果并不理想。欧洲有公司向EFSA申请认证过这一功能。虽然申请的b-葡聚糖来自于酵母的细胞壁，不过结论对于青稞葡聚糖应该有参考价值。他们提交了10项人体实验、5项动物以及2项体外实验来支持这一功能。EFSA否决了动物实验和体外实验的有效性，指出其结果不能预测对人体有同样作用。在10项人体实验中，有4项是通过静脉注射，EFSA认为这不是恰当的方式；另外有4项实验通过口服来进行，但是检测到的身体指标变化不能表示提高了免疫力；还有一项研究存在着参与人数少、中途退出人数多，以及数据分析不严密等问题；而在剩下的一项研究中，吃b-葡聚糖的实验组与不吃对照组没有显示出统计意义上的差异。于是，EFSA的结论是：申请认证的b-葡聚糖产品和增强免疫力之间，不能建立起“因果关系”。

总体来看，对于营养过剩的现代人来说，青稞是一种很健康的食品。但是，也仅仅是健康食品而已——指望它具有神奇的“药用”，也还只是一种美好的愿望。

姜宝贝还是姜毒药

“早上胜参汤，晚上似砒霜”是无稽之谈。

在世界许多地方，姜都是“药食两用”的植物。不过，大概只有在中国，才会与“天人合一”的哲学思想结合，产生姜的神秘传说：“早上吃姜胜参汤，晚上吃姜似砒霜”。有中医专家解释说：“从中午 12 点之后，阳气逐渐衰弱阴气渐长，此时吃姜会影响睡眠，不利于机体的自我修复，对身体有害。”

根据现代科学对自然的认识，这些说法当然很滑稽。一种物质对身体有什么样的影响，取决于其中的成分与人体的相互作用。不管在早晨、中午还是晚上，姜中的物质不会有什么不同。中国的古代哲学认为人体在不同的时辰处于不同的状态，现代科学也同意在不同的气温与活动状态下，人体的生命活动会有些许不同。

不过，作为恒温动物，尤其是可以通过空调、暖气、加湿等等各种技术手段改变生活环境的人类，环境对生命新陈代谢的影响实在很有限。科学家们已经可以轻易地从一种食物中辨析出几百种成分，也可以轻易地跟踪一种食物成分在体内的去向，然而也还从来没有发现过任何一种食物，在一天的不同时间对身体的作用能有“宝贝”与“毒药”这样尖锐对立的变化。

考虑到现代的交通工具，“早上胜参汤，晚上似砒霜”就更是无稽之谈。比如说，一个人在美国的早上拿到一块姜，如果吃掉的话，应该是“宝贝”。如果当时没吃，12 个小时之后是晚上，就成了“毒药”；但如果他坐上飞机，12 个小时之后飞到了中国，在中国却是早上。也就是说，同一块姜，同一个人，差别只是有没有坐一趟飞机，那块姜就会有“毒药”还是“宝贝”的不同。

现代科学并不是与“传统医学”对立的体系。相反，它会把各种传统疗法按照科学规范进行研究。不管是药物还是食物，“安全性”都是首先要考虑的因素。根据目前所获得的证据，一般认为每天吃 1 克干姜，不会出现不良反应。大量吃姜可能增加凝血难度，对一些跟凝血有关的药物会有干扰。除此以外，在任何情况、任何剂量下都没有发现过姜能毒死人，“似砒霜”也夸张得太过离谱。

在安全性不存在明显问题的前提下，各种功效的研究就会有价值。在世界各地，姜的“功效”多达二三十种，小到治疗胃肠不适，大到防癌抗癌。许多功效还真吸引了科学家们做过一些实验，不过结果并不赏心悦目。美国国立卫生研究院（NIH）所属的医学图书馆对这些研究做过综合评价，多数是“无法证实或者否定”，有少数几种是“没准有效”。

其中比较有意思的是治疗女性痛经。实验是伊朗科学家做的，他们找了 150 位大学女生，分成三组，让她们描述痛经的程度。在不进行处理时，三组的“痛经程度”在统计意义上没有差别。然后在月经开始的三天内，让她们每次吃 250 毫克姜提取物，每天 4 次，然后描述月经期间的“痛经程度”。实验是双盲的，另外两组分别给予布洛芬和甲芬那酸。二者都是常见的止痛药，分别是大家熟知的药品“芬必得”和“扑湿痛”的有效成分。

在一个月经周期结束之后，统计发现：姜能使大约62%的人感到痛经减轻，跟两种药物的功效没有统计学差异。虽然这项研究没有安慰剂组，因而不能排除安慰剂效应的存在。不过它的结论是“在减缓痛经上，姜跟布洛芬或甲芬那酸同样有效”，这还是合理的。严格说来，仅仅靠一项研究，并不足以“证明”一个科学结论。但考虑到这个食用量的姜没有可知的不良作用，对于受到痛经困扰的女士，尝试一下也未尝不可。类似的研究对关节炎患者进行过，结论是姜的作用与布洛芬相当。

一般这些研究都是用姜粉或者姜的提取物来进行的，国外市场上也有很多这一类的非处方药或者膳食补充剂。中国人可能更喜欢新鲜的姜。根据姜的含水量，1克姜粉或者提取物大致相当于4克左右鲜姜。换句话说，如果想尝试一下这些功效，可以按照每天4克左右鲜姜的量来试几天。如果有用，就坚持；如果没用，也不要使用更高的剂量。

对于大多数人来说，姜主要还是作为调料使用，那就更没有什么问题。不管是早上、中午还是晚上，只要烹饪需要，都可以放心地使用。

喝不喝咖啡

健康成年人，每天喝两三杯咖啡，“益处”超过了“风险”。

咖啡是彻底的舶来品。随着国际交流的逐渐增多，喜欢咖啡的国人也越来越多。在各种饮料之中，对咖啡的研究可能最多。今天这位科学家说咖啡能够抗癌，明天那位科学家说咖啡会伤胃，人们真的是“不知道该听谁的了”。喝咖啡到底是好是坏呢？

咖啡是咖啡豆的提取物，其中的成分不下几百种。其中，咖啡因无疑是最重要的。虽然有“脱咖啡因”的咖啡，对多数咖啡爱好者而言，它算不上“真正”的咖啡。咖啡因能刺激神经兴奋，所以咖啡的作用首先就是“提神”。尤其是咖啡因加葡萄糖，能互相促进使得提神效果更好。很多运动饮料中，也会添加咖啡因作为合法的“兴奋剂”。

咖啡因是不是有其他的“保健功能”，也吸引了科学家们的目光。这类研究很多，总体而言，有一些研究显示了“没准有效”。比如有的老人饭后会因为低血压而出现晕眩，如果喝一杯含有咖啡因的饮料，就可能减轻这种症状。

所谓“含咖啡因的饮料”，除了咖啡之外，茶或者可可也算。帕金森氏症是一种常见的老年病，有调查显示咖啡因对降低其发生风险相当有效。男性每天喝三到四杯会达到最大效果，而每天一两杯也有明显作用。女性则跟饮用量关系不大，每天一到三杯就达到最大效果。不过这种效果对于吸烟的人就不存在。

此外，咖啡因对于降低胆结石也有一定帮助，每天 400 毫克咖啡因（大致三四杯咖啡），可以显示出效果来。有意思的是，对 2 型糖尿病的影响与摄入量的关系跟人种关系较大。比如，在欧美人群中，每天喝六杯咖啡，男性的风险可以降低一半以上，而女性则降低 30% 左右。而在日本人中，每天喝三杯就可降低 42%。

除了咖啡因，咖啡还含有许多其他的“活性成分”，比如抗氧化剂。尤其是经过烘炒的咖啡豆，抗氧化剂的含量会增高。抗氧化剂有助于心血管健康，但是咖啡中也有“有害物质”，比如双萜烯类化合物，会增加心血管疾病的风险。在这种“左右互搏”的情况下，就看哪方占主导了。好在，双萜烯类化合物可以被咖啡纸滤掉，所以不推荐未经过滤的咖啡或者用金属网过滤。

“抗癌”作用也有类似的情况，有调查显示每天三杯咖啡，可能降低直肠癌的风险。但是，烘烤使抗氧化剂含量增高的同时，也会产生丙烯酰胺，而大剂量的丙烯酰胺在动物实验中显示了致癌性。

咖啡的“不良表现”远不止这些。如果每天喝太多咖啡（比如六杯以上），可能导致上瘾，对咖啡的敏感性下降，又会进一步喝得更多。喝太多，可能会导致失眠、紧张、胃部不适、恶心、呕吐、心率与呼吸加快、头痛、耳鸣等症状。对心脏病人，每天五杯就达到“不安全”的量。

很多人关心孕妇产妇能否喝咖啡。基于目前的科学证据，一般认为：每天不超过两杯（大概 200 毫克咖啡因）还是可以接受的。孕妇超过这个量，会增加流产、早产或者婴儿体重不足的风险。而喂母乳的产妇，超过这个量可能会刺激婴儿的消化道，以及影响婴儿睡眠等。

一般而言，儿童对咖啡因比成人更为敏感。考虑到回避副作用对儿童更加重要，所以建议儿童最好不要喝咖啡。

虽然有调查数据显示咖啡能降低 2 型糖尿病的风险，但是咖啡因对血糖的影响，增加和降低的研究结果都有。所以，对于糖尿病人，如果要喝咖啡的话，一定要注意监控自己的血糖变化，及时作出调整。

此外，咖啡也能增加钙流失。如果有骨质疏松症状，每天的咖啡因摄入就不要超过 300 毫克（相当于两三杯咖啡）。老年女性很容易出现骨质疏松，也就需要更加注意。

对于喝咖啡来说，更应该注意的是与药物的反应。最需要小心的是麻黄碱，它具有刺激神经兴奋的作用。如果加上咖啡，其效果就会大大加强，从而出现“过量服药”的症状。而含有麻黄碱的感冒药很常见，比如康泰克、白加黑等等。

除此以外，很多药物的代谢会跟咖啡因的代谢互相影响。这种影响有的是增加咖啡因的作用（当然包括副作用），有的是增加药物的效果，有的是降低药物的效果。药物的剂量是按照正常使用的效果来设计的，不管是增强还是减弱，都会影响治疗。能够与咖啡因互相影响的药物太多，普通人大概无法记住，所以，最简单的做法就是：在服用各种药物期间，请不要喝咖啡。

综合各方研究，目前比较广为接受的推荐是：健康成年人，每天喝两三杯咖啡，“益处”超过了“风险”；对于孕妇产妇，不超过两杯，也可以接受。其他的人群，就需要根据具体情况来权衡了。

21

苦瓜到底能不能吃

苦瓜对生殖能力的影响比较吓人。

在众多蔬菜中，苦瓜大概是极为特别的一种。苦不是一种愉悦的味道，但是喜爱苦瓜的人却很多。

除了做菜，它还是一种传统药物，在亚洲、非洲、南美，它都有许多“传统药用”。榨成汁或者磨成粉也是常见的用法。此外，用苦瓜的茎和叶子泡制的“苦瓜茶”，有不少的追随者。

在各种传说的药用中，降血糖大概是最有号召力的一种。除了民间传说，也有许多人用科学试验研究过这种用途，一些体外实验和动物实验也支持了这一作用。进一步的研究发现，苦瓜提取物中有物质在化学结构上类似胰岛素，也显示了与动物胰岛素类似的功能。于是，它们甚至被称为“植物胰岛素”。

于是“苦瓜降糖”似乎有了现代科学的证据支持。曾经有新闻报道，一位贫穷的母亲没钱医治，知道了这个说法后天天吃苦瓜，总共吃了几百根。

新闻中没有说这位可怜的母亲是否“降糖”成功。对于医学来说，个案并不能证明结论，这种做法是否靠谱还是需要临床试验来检验。

2012 年发表的一篇文献综述从学术期刊中找到了 7 项“苦瓜降糖”的临床试验。试验对象是 2 型糖尿病患者，所用的材料有炒苦瓜、苦瓜浆、苦瓜提取物等，持续时间少则 7 天，多则 3 个月。在这 7 项研究中，有 5 项支持“苦瓜降糖”。不过，其中有 4 项研究的质量较差，比如样本数小或者不完全满足随机双盲等。在对这些研究质量的评估中，有 4 项的得分是 0，即质量很差，可靠性相当低，而另一项得到了 4 分（最高 5 分），可靠性就比较高了。但那 2 项结果为“没有降糖”的研究质量评分分别为 1 和 2，不算高，只是比起前面那 4 项又要可靠一些。

综合这些研究，综述作者认为“有比较好的科学证据”说明“苦瓜对降低糖尿病人的血糖水平是有效的”。不过，作者认为这些数据还不足以“推荐用苦瓜来控制血糖”。

苦瓜籽中还提取出了一种蛋白质，在体外实验中显示了抗病毒（尤其是艾滋病毒）和抗肿瘤的活性。人们不会吃苦瓜籽，所以这一发现也就只对药物研发有价值。

苦瓜的含水量很高，100 克鲜苦瓜中有 94 克左右的水，只有大约 6 克的干物质。这 6 克之中，有大约 2 克膳食纤维，算是非常高了。上海交大的一位教授宣称用苦瓜来调节肠道菌群，从而实现减肥，或许与这些膳食纤维不无关系。

这些试验说明苦瓜“很可能”有一些功效。假如没有安全方面的担心，那么苦瓜的这些“功效”至少“聊胜于无”。

然而，科学研究从来不会报喜不报忧，苦瓜的一些成分显示了“毒性”。比如，其中的凝集素会抑制小肠壁上的蛋白质合成，从而出现一些胃肠不适的症状。

苦瓜还有引发“蚕豆病”的可能性。有一些人先天缺乏一种叫作

“葡萄糖六磷酸脱氢酶”的蛋白，这样的人如果摄入一种叫作“蚕豆嘧啶葡糖苷”的物质，就可能引发连串反应，导致溶血发生。中毒症状有乏力、头晕、肠胃不适、呕吐以及血尿等，严重的甚至会死亡。这种物质在新鲜蚕豆中含量比较高，一般中毒也都是由蚕豆引发。在苦瓜中也发现了它的凝集素的存在，不过都主要存在于苦瓜籽中。或许是人们吃苦瓜都不会吃籽，所以也没有见过因此中毒的报道。

苦瓜对生殖能力的影响比较吓人。有试验每天给狗 1.75 克苦瓜提取物，60 天之后，公狗失去了射精能力。而在另一项研究中，每天喂老鼠苦瓜叶子榨的汁，结果母狗的怀孕率从 90% 下降到了 20%。而一种分离出来的苦瓜素则使得怀孕老鼠中止了妊娠。也有苦瓜汁使怀孕兔子宫腔积血以及死亡的报道。

作为一种“天然产物”，苦瓜生来不是给人类治病或者害人的。不管是植物胰岛素、凝集素、苦瓜蛋白，还是膳食纤维或者维生素，都是它的一部分。不管是“降糖”“减肥”还是“杀精”“避孕”，都有可能存在于它的身上。

需要注意的是，除了降血糖，抗病毒、抗肿瘤、杀精、避孕、流产等作用都只有体外实验或者动物实验。动物实验的结果只是提供了一种“可能”，并不能作为科学结论。但对于想要怀孕或者已经怀孕的人，不吃苦瓜损失很小，而一旦不幸“中招”损失太大，“不吃”可能是明智谨慎的选择。

大多数人关心的问题还是“苦瓜到底能不能吃”。但饮食和以上谈及的实验有很大的区别。一方面，那些“有毒”成分更多存在于种子或者叶子之中，通过吃苦瓜摄入的量也很难达到那么大。另一方面，实验中一般用的都是提取物或者苦瓜汁，跟经过高温烹饪的蔬菜大不相同。因此，对于一般人，如果喜欢苦瓜的风味，作为蔬菜换换口味也应该没有什么问题。

食品内外有别吗

三文鱼是 salmon 的音译，是一大类鱼的总称。我国黑龙江里的大马哈鱼，就是其中的一种。

金融危机引发降价风潮，进口食品的价格一跌再跌。以前只能在影视中看到，或者在高级宾馆里出现的“外国食品”，似乎在不经意间唾手可得。加上国内食品安全问题层出不穷，越来越多的人瞄上了进口食品。进口食品除了炫目的包装，与中国食品的差别又在哪里？为了这种差别，你愿意付出什么样的价格呢？从食品科学的角度，我们来看看进口食品的“对手”都是谁，各自的优劣又在哪里呢？

严格说来，三文鱼跟其他的“进口商品”是不一样的。它只是一种食品原料，而且中国也有一定的产量。三文鱼是 salmon 的音译，是一大类鱼的总称。我国黑龙江里的大马哈鱼，就是其中的一种。三文鱼在世界范围内的食用都很广泛，因为其蛋白质和鱼油的含量高而被认为是健康食品。不过它含有较多的胆固醇，对于高血脂的人来说，也就不那么理想了。国内很流行的“生吃三文鱼”大概是来源于日本，在美国一般是烧烤或者蒸熟了蘸调料吃。和任何生吃的食物一样，野生三文鱼可能携带的病菌是关注的焦点。人工饲养的三文鱼携带细菌的可能性大大降低了，但是又可能使用了大量的抗生素。对于消费者来说，基本上不可能依靠自己做出判断。能否买得到合格或者说优质的三文鱼，只能依靠商家的信誉和主管部门的监管。

美国心脏协会推荐健康成年人每周至少吃两次鱼。推荐的鱼类中有三文鱼、金枪鱼这样典型的“外国食品”，还有鲶鱼、鲤鱼这样中国比较常见的鱼类。因为鲤鱼、鲶鱼也是脂肪含量比较高的鱼，所以其中的鱼油含量也比较多。当然，野生鱼和饲养鱼的问题，在鲶鱼和鲤鱼中同样存在。如果不是非常喜欢三文鱼的口感和味道，鲶鱼和鲤鱼其实是很实惠的选择。

意大利面通常不叫“noodle”而叫“pasta”。它的原料跟中国面条没有大的区别。意大利面的特色在于它令人眼花缭乱的形状，据说多达三百多种。意大利面跟中国面条一样，本身只是原料，最后的口味取决于烹饪和调料。意大利面的调料也很丰富多彩，经常是五颜六色，对于女性尤其有吸引力。

番茄酱在英语里一般写成“ketchup”，主要成分当然是西红柿了。但它通常还含有糖、醋、盐以及其他一些调料。为了获得好的口感，还可能加一些糖浆或者增稠的东西。番茄酱更多是作为一种调料用来蘸着吃别的东西，比如薯条、面条、炸虾等等。

因为要较长时间的保存，番茄酱需要经过灭菌处理。目前最常见的灭菌手段还是加热。加热可能破坏西红柿中的一些微量成分，比如维生素等，其他的主要营养成分还是在的。西红柿酱一般也被当做一种比较健康的食物。不过，因为其中含有额外的盐和糖，也有人认为不值得为了西红柿的好处去承担这些盐和糖带来的危害。总的来说，番茄酱还是不错的食品，只是从营养方面来说还是直接吃西红柿更好一些。

果酱跟西红柿酱的区别在于，果酱里很少加调料。苹果酱几乎就是打碎煮熟的苹果，而草莓酱之类的会加入果胶等植物胶，让整个果酱成为固体。果酱涂面包，是西方人常吃的早餐。

果酱的出现有点类似于香肠。最初人们是为了储存的需要而制作果酱——保存水果在储存技术落后的古代是很难的。在水果成熟的季节，人们把吃不了的水果打成酱，密封灭菌之后就可以保存很长时间了。即使在今天，美国的一些自助采摘农场里，也提供做果酱的指导。后来果酱逐渐建立起自己的形象，果胶等成胶成分的使用更让它获得了独特的口感。

从营养角度而言，果酱不如水果本身。它吸引人的地方是口感和便捷。因为保存运输成本更低，对水果的要求也不是那么高，果酱往往比相应的水果要便宜。

我们经常听到果冻布丁的说法。在美国，果冻和布丁是完全不同的两种东西。果冻甚至跟水果没什么关系。美国市场上最常见的果冻叫作Jell-O，是用食用明胶（gelatin）做的。明胶是从动物骨骼、皮等部位提取的胶原蛋白水解得到的。对于相信胶原蛋白可以美容的女性来说，果冻进入人体后和胶原蛋白是一样的。果冻只是加了水果香料和色素做成，精明的中国商人把它叫作“果冻”，给人以来自水果的错觉，实在是高明的营销手段。也有一些果冻中会加入一些水果块，就更像名副其实的“果冻”了。

不过果冻本身的营养价值很差。虽然是一种蛋白质，不过缺乏一种人体必需的氨基酸，还有其他几种必需氨基酸含量也比较少，富含的氨基酸都不是人体必需的。也就是说，它在满足人体氨基酸需求上品质很差。果冻也可以用其他有成胶能力的碳水化合物来做，比如国内常用的卡拉胶。其实，这些东西跟凉粉本质上是一样的——有成胶能力的单一食物成分。

国外的布丁叫作“pudding”，与果冻在外观上的区别是不能够成型，跟酸奶或者糨糊差不多。布丁的成分一般包括淀粉、蛋白质、油、香料、色素等等，也可能使用玉米糖浆。相比于果冻，它在满足人体营养需求上要全面得多。

在国外，食品就是食品，只是为了提供人体生命活动所需的能量和物质，不会去追求“防病治病”“美容护肤”之类似是而非的“功能”。进口食品，在营养成分上也不会比本土食品更优越。但是，进口食品再降价也还是比本土的产品要贵。它们的优势在哪里呢？

一般来说，外国人很少像传统的中国人那样每天花很多时间来做饭。他们习惯于买成品或者半成品，简单加工一下就是一餐。那些进口食品虽然也有着“草根”的来源，但是在现代工业技术之下，很快就脱胎换骨，有了全新的设计理念。首先，要便捷，就是说顾客买到手以后可以直接吃，或者简单弄一下就可以了。其次，是标准化，同一种产品不同批次间的差别可以忽略，同一批次在保质期内的变化也不能被顾客感觉到。这点其实很难。食品在储存过程中，可能发生物理的变化，比如失水、分层；可能发生化学的变化，比如油脂的氧化破坏食物的风味；最重要的是细菌的生长，带来安全性方面的问题。进口食品，尤其是那些国际大品牌的食品，在这些方面有着很强的技术保障。

人们购买食品，毕竟不仅仅是考虑营养成分的问题。更多情况下，决定主妇们选择的，是风味、口感、包装、安全性等等方面的问题。前面的几种，主要取决于个人喜好，但是安全性的问题，却很难通过个人来判断。那些国际大品牌的食品，很大程度上也是贵在可靠性上。因为它们的规模大，利润率相对较高，在产品质量上捣鬼是得不偿失。所以，它们甚至比主管部门更看重产品质量。即使是出了质量事故，一般也愿意积极主动地解决。

如果你是上班族，没有时间做饭，在外面吃又不放心食物安全，进口食品是个不错的选择。虽然会贵一点，毕竟能节省大量的时间。就安全性和营养成分而言，还是要省心不少。

如果你每天有大量的时间来为家人做饭，那么进口食品的优势就没有太多意义。毕竟加工食品为了保存的需要，都会经过比较彻底的处理，在风味和微量营养成分上会有一定的损失。加工食品有很多捣鬼的空间，这是本土食品让人不放心的地方，而食品原料捣鬼的机会就少多了。自己买原料做饭的话，安全性也比较高。更重要的是，美味而且实惠。

吃蔬菜，还是吃水果

笼统地比较“蔬菜”和“水果”，就像比较北京人和上海人谁更“好”一样。

现在越来越多的人认识到了蔬菜水果对于健康的重要性，许多人甚至只吃蔬菜水果来减肥，那么蔬菜水果有什么区别？吃哪个更有效果呢？但问问周围的人，蔬菜和水果如何区分？答案五花八门。

什么是蔬菜？什么是水果？蔬菜和水果都是取自于植物的可以吃的部分。虽然我们一般可以很容易地把一个东西归到“蔬菜”或者“水果”中去，但是蔬菜和水果本身不是一种科学的分类。更多地，是一种习惯。比如有人提供了一个“最准确”的答案：水果摊上买的是水果，蔬菜摊上买的是蔬菜。

一般而言，水果是指这样的一类东西：含有植物的种子，通常甜而且多汁。而蔬菜，中文维基和百度的定义是可以烹调做菜的非粮食植物部分。这样的总结大致也算合理，不过还是有许多例外。比如说，西红柿、黄瓜都含有种子而多汁，如果因为不够“甜”而被开除出水果大家庭的话，柠檬、葡萄柚、猕猴桃等等没有人怀疑成分问题的水果更加

"不甜"。樱桃西红柿和小胡萝卜，经常被当做水果来吃。而蘑菇，根本不是植物，但是从来都被当做蔬菜。再比如，甘蔗，算蔬菜还是算水果呢？

所以，蔬菜和水果的划分更多地是一种传统主观的认定。在"蔬菜"和"水果"之中，都有大量的组成特点完全不同的成员。我们可以比较精确地谈论某一种蔬菜或者水果的"营养成分"，但是笼统地比较"蔬菜"和"水果"，就像比较北京人和上海人谁更"好"一样。

那么问题来了，我们是选择吃蔬菜呢，还是吃水果？

根据现在的研究结果，经常食用蔬菜水果有助于降低人体衰老导致的慢性病的发生。比如，有一项大规模的实验，跟踪了11万人14年的饮食习惯和健康状况，证实如果每天吃4杯以上蔬菜水果，心脏病发生率会比每天只吃不到一杯蔬菜水果的人要低。在这项实验中，对于蔬菜和水果是不做区分的。

还有许多研究具体某种蔬菜水果对于健康的影响。一般而言，这些研究找出蔬菜水果的某些特定成分，然后研究该成分对健康的有利或者不利影响。这样的研究比较确定，也可重复，经常被大众媒体或者商家引用。比如菠菜，它可以提供丰富的维生素，同时也含有无益甚至有害的草酸。

但蔬菜水果的这些影响，程度都是比较微弱的。比如说，上面所说的蔬菜水果降低心脏病发生率的影响，其实差别只有30%。如果认为天天吃蔬菜水果就不会得心脏病，显然是江湖游医的说法。另外，过多地关注与某种蔬菜水果的"营养价值"，也没有太大的意义。

饮食对于健康的影响，都是慢性的微弱的。无论是有益还是有害的影响，都只是在一定程度上影响发生的可能性。也就是说，不可能通过长期大量地吃某种"营养价值高"的蔬菜或者水果来治疗或者预防某种疾病，倒是可能导致某些问题。

人体是一个很复杂的整体，蔬菜水果也各自都是很复杂的整体。多样化地食用这些复杂的食物就是目前最好的选择。哈佛公共卫生学院的报告指出：没有一种蔬菜或者水果能够提供健康所需要的所有成分，蔬菜水果的多样化和食用量同样重要。

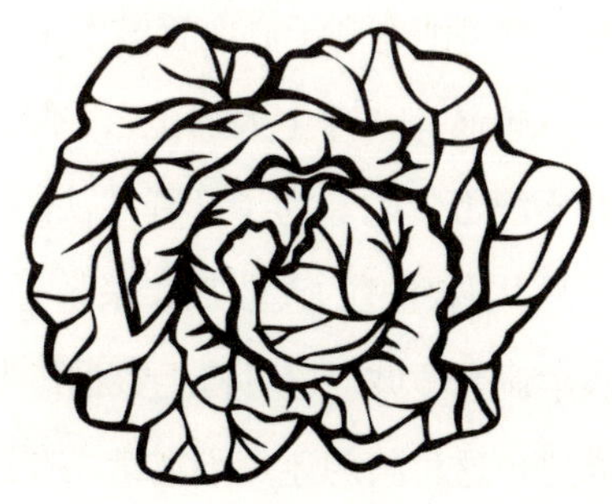

“适量饮酒”有益健康吗

心血管疾病并非危害健康的唯一因素，“适量饮酒”会不会对其他的健康因素也有影响呢？

“适量饮酒有益健康”这个说法不仅仅在酒类营销中经常强调，许多医学、营养和科普界人士也经常提到。

这个说法大致起源于 1991 年。在美国的一个电视节目中，有人提出了一个“法国悖论”——法国人的饮食、运动等生活方式并没有多健康，他们的心血管发病率却不高。节目中给了一个解释：法国人喝葡萄酒多，葡萄酒可能有利于心血管健康。

这个猜想很有“养生大师范”，不过推理不靠谱只能说明其理由不充分，并不能否定它。为了解释“法国悖论”，各国科学家们进行了大量研究，总共调查过的人数加起来超过百万，时间长的可达一二十年。在流行病学调查领域，这算得上数据最丰富的研究之一。

结果显示这种猜想还真不离谱。在这些研究中，科学家们把心血管疾病发生率以及它导致的死亡率与喝酒的量对比，发现“适量饮酒”的人群中，二者都比完全不喝酒的人群要低。当然，喝酒较多的人群中，这二者又升高了。不仅仅是葡萄酒，啤酒和白酒也有类似的结果。

作为流行病学调查，往往会受到其他“混杂因素”的影响。比如，经常喝葡萄酒的人，收入往往比较高，因而医疗条件等也要好一些。而是否喝酒可能还伴随着其他的生活方式，如蔬菜、水果、锻炼身体等等。

一般的结论是，在剔除了科学家们能够想到的混杂因素之后，“适量饮酒”对心血管健康的积极作用减小了，但并没有完全消失。也就是说，比起不喝酒的人，每天喝一点酒的人心血管疾病的发生率以及它导致的死亡率依然要低一些。

为了解释这一现象，有学者提出了一些假说。比较有名的一个是葡萄酒中的抗氧化剂比如白藜芦醇。但动物试验又发现，要通过喝葡萄酒来达到白藜芦醇起作用的剂量，人会先被撑死。

另一种著名的假说是酒精有助于增加血液中的“好胆固醇”，而好胆固醇的增加有助于降低心血管疾病的风险。有一些试验证据似乎支持这种假说，“适量饮酒有益心血管健康”也就得到了比较多的认同。

心血管疾病并非危害健康的唯一因素，“适量饮酒”会不会对其他的健康因素也有影响呢？

对其他方面影响的研究汇总起来也不少。2004 年，意大利学者发表了一项荟萃分析，汇总了过去 30 多年中发表的喝酒与肿瘤等 14 种疾病以及受伤情况的流行病学调查。

这项荟萃分析在科学文献数据中找到了几百项研究，其中有 156 项质量较高，被汇总起来进行统计分析，涉及的总人数超过了 11.6 万人。

在这些研究中，饮酒量与心血管疾病的关系与通常的结果很一致：与不喝酒的人相比，每天喝 20 克酒精的人冠心病的发生率低大约 20%。

但这是“适当饮酒”唯一降低的疾病发生率。在其他疾病中，即使每天喝 25 克酒精这个“适量”，也会导致多种疾病的风险明显增加，比如口腔癌和咽癌的风险增加 82%，食道癌增加 39%，喉癌增加 43%，乳腺癌增加 25%，原发性高血压增加 43%，肝硬化增加 1.9 倍，慢性胰腺炎增加 34%。其他的结肠癌、直肠癌、肝癌也有小幅增加。

如果饮酒更多的话，这些疾病的风险会大大增加。

与饮酒与心血管疾病风险的研究相比，饮酒与其他疾病风险的研究还比较有限。虽然这项荟萃分析中涉及的人数超过了 11 万，但具体到许多疾病上，研究数与涉及的人数也都不算多。这就使得结论的代表性比较有限，有很多调查甚至可能只对具体的地区与人群有效。

但这项荟萃研究给了我们两点很重要的信息：第一，饮酒对健康的影响是多方面的，不应该仅仅考虑对心血管疾病的影响——虽然酒类营销很喜欢这样宣传；第二，饮酒对癌症风险的影响，没有发现“安全阈值”的存在——也就是说，只要喝了，就会增加风险。

内酯豆腐是好是坏

从补钙的意义上来说，内酯豆腐的确不如传统豆腐。

我们常说“卤水点豆腐，一物降一物”。最先说这话的肯定是北方人，因为南方的豆腐通常是不用“卤水”而用石膏来“降”的。而现在，一种既不用卤水也不用石膏来“降”的“内酯豆腐”异军突起，大有把传统豆腐挤对得没有还手之力的架势。有的人说这种“内酯豆腐”干净卫生、营养优越，有的说它虽然表面光鲜，其实营养不行，还是咱祖先传下来的好。与传统的豆腐相比，内酯豆腐的不同在哪里？它，是好还是坏呢？

大豆含有大约20%的豆油、40%的蛋白质和30%的碳水化合物。在打成豆浆后，绝大多数蛋白质进到了水里。蛋白质还有一项工作，就是把豆油形成的小油滴包裹起来，使得它们可以均匀地分散在水中。这些蛋白质和油滴在豆浆里是各自为政，不怎么来往的。要把豆浆变成豆腐，就要让蛋白质们打破孤僻封闭的状态，互相连接起来，成为一个整体。而完成这个“连横”任务的东西，就被称为凝固剂。

北方的豆腐使用卤水作为凝固剂。卤水中的主要成分是氯化镁和氯化钙。它们在水中都有很好的溶解性，加入豆浆之中后能够快速作用，把豆浆凝成固体。凝结之后的固体中还有许多自由的水，把它们放在木匣之中的话，那些水会流失掉一些，最后形成比较“硬”的豆腐。这就是“北豆腐”或者“老豆腐”。

而南方在传统上使用石膏来做凝固剂。石膏的化学成分是硫酸钙。它在水中的溶解性比较低，加入豆浆之后凝固的速度比较慢，但是质地比较均一。凝固之后的东西被称为豆花，还含有大量的水。把豆花放进木匣或者用布包裹起来，豆花失去许多水，变硬，才成为豆腐。最后形成的豆腐含水量还是比北豆腐要高，也就更“嫩”一些。这样的豆腐被称为“南豆腐”或者“软豆腐”。

“内酯豆腐”所使用的凝固剂是一种叫“葡萄糖酸内酯”的东西。这是一种天然的食品添加剂，从化学角度说是葡萄糖酸内部“自我链接”失去了一个水分子的产物。它溶解在水中之后，那个水分子“浪子回头”而把“内酯”变回葡萄糖酸。葡萄糖酸是酸性的，会增加豆浆的酸度，最后导致豆浆凝固。这个水解－凝固的过程进行得比较慢，可以把豆浆进行超高温灭菌，加入葡萄糖酸内酯，再装盒密封。密封之后凝固过程慢慢进行，最后把所有的水都包括进豆腐里。所以，内酯豆腐的含水量更高，从产率的角度说，同样的豆浆，可以做出更多的豆腐来。因为可以在超高温灭菌之后密封，内酯豆腐的保质期会远远长于传统豆腐。

豆腐的“嫩滑”“软硬”主要取决于含水量和凝固速度。这就不难理解“内酯豆腐”的外观要比传统豆腐好一些，质地也更加柔软细腻。因为内酯豆腐是外来的，也同时带来了“丝绢豆腐”之类“洋气”的名字。

从凝固剂在豆浆到豆腐的过程中各自的作用不难看出，它们只是起了一个“组织者”的“纽带”作用，并没有从实质上改变豆腐中的成分。

除去水之外，豆浆中的成分基本上都保留到了豆腐中。营养成分的差别只在于凝固剂本身。用卤水或者石膏来点豆腐，会引入相当多的钙，从而使豆腐成为植物性食物中的“补钙明星”。而葡萄酸内酯，在体内的作用跟葡萄糖类似，没有什么特别好处，也没有什么不好的地方。

当我们说“豆腐是补钙的良好食品”的时候，指的是传统的卤水或者石膏点的豆腐。100 克老豆腐所含的钙可达 200 毫克以上，跟大半杯牛奶所含的钙相当。内酯豆腐中的钙只是大豆中本来就有的那些，100 克之中一般有几十毫克。从补钙的意义上来说，内酯豆腐的确不如传统豆腐。不过，豆腐只是正常饮食中钙的来源之一，不是每个人都需要从豆腐中摄取。除此之外，豆腐的任何优点，比如优质蛋白、不饱和脂肪酸、铁、锌、钾、维生素 K 等，在剔除含水量的影响之后，这几种豆腐并没有明显区别。

26

闲谈红糖、白糖与冰糖

红糖之所以更贵，除了人们相信它的“保健”与“药用”价值，最重要的原因就是需求量小。

在穿越小说里，一个人回到古代，最容易赚钱的技术之中有一项就是把红糖变成白糖。不过在现代社会，红糖通常比白糖贵。不知道是不是因为颜色，人们相信它有补血之类的功能。而“专家”们也能从化学的角度为此提供“理论支持”，比如红糖含有“人体必需的氨基酸”和“微量元素”，所以“营养价值比白糖要高得多”之类。但是比白糖更纯、“没有氨基酸”“微量成分也更少”的冰糖，却也被认为具有“独特的药用价值”。在那些“养生”的秘方里，不是红糖就是冰糖，而纯度在二者之间的白糖却总是被白眼看待，这实在是一件很有趣的事情。

从生产工艺来说，红糖比白糖要简单一些。把原糖汁进行简单加工，干燥之后就得到了红糖。而白糖则需要把原糖汁进行纯化、脱色然后再干燥。与红糖相比，白糖的杂质少，白度高，而甜味更纯正。如果把纯化脱色的糖水进行结晶操作，最后得到大块的晶体状产物，就是冰糖。

这种结晶的操作并不高深，初中化学课上就有“结晶”和“重结晶”的实验。从技术上说，制作冰糖的技术跟那个实验并无实质上的差别。

就像宣称各种“保健作用”时所依据的那样，“人体必需的氨基酸”和“各种微量元素”是被用滥了科学术语。对于人体来说，氨基酸是大量需要的营养成分。一个成年人一天需要好几十克，而红糖中含有的那点“杂质”中，即使有氨基酸也只是杯水车薪。“微量元素”也并不是“有”就可以，还有量的问题。比如在宣传红糖“营养价值”的时候经常提到，“每百克红糖所含的钙多达 90 毫克”。这点钙只需要几十克牛奶就可以提供。“红糖补血”是一个流传很广的说法，如果一定要跟“血”联系的话可能就是其中含有的铁了。有资料说 100 克红糖所含的铁可达 4 毫克，而缺铁可能导致贫血。如果这个铁含量是真实可靠的，那么红糖所能提供的铁大致与同样重量的牛肉和各种豆及豆制品差不多，也算是高的了。不过，吃牛肉和豆类还能够获得大量其他的营养成分，红糖是不可与它们同日而语的。在物质匮乏、缺衣少食的年代，作为优质热量来源的糖对于孕妇产妇可能有一定意义，与白糖相比额外提供的这些铁也不无裨益。不过对现在的孕妇产妇来说，营养不是问题，营养过剩才是问题，再吃红糖来“补充营养”就得不偿失了。吃 100 克红糖，可以获得几十毫克钙和几毫克铁、其他种类可能不少倒是含量却很少的“微量元素”、以及完全可以忽略的氨基酸，但是摄取的热量却是 400 大卡左右。这样的食品如果大量吃，那么将比最“垃圾”的“垃圾食品”还要垃圾；如果只是当做调料少量使用，那些所谓的“营养成分”就更加可以忽略了。

从食品与营养的角度来说，红糖就是一种颜色和风味与白糖不同的糖。这种不同对于烹饪艺术是有意义的——它可以给食物带来不同的特色。在营养上，白糖所拥有的价值——提供热量和甜味，与缺陷——只提供热量而且导致血糖快速升高，红糖同样难辞其咎。

红糖之所以更贵，除了人们相信它的“保健”与“药用”价值，最重要的原因就是需求量小。在现代化的工业生产和市场营销中，需求量小的东西哪怕生产工艺简单，也需要更高的成本。另一方面，白糖的生产可以用甜菜。经过纯化脱色之后，从甜菜和甘蔗生产出来的白糖没有可见的差别。而传统的工艺生产红糖却只能用甘蔗，甜菜的糖蜜会带来难以接受的味道。对原料的挑剔也在一定程度上抵消了工艺简单所节省的成本。在现代工业中，也有通过往白糖里加蔗糖蜜而得到的红糖。这样的工艺可以使用甜菜生产的白糖，而且质量控制也更加容易进行。因而它在生产上也是有利的，不过制取红糖的工艺就比白糖要复杂了。

冰糖的生产比白糖红糖都要复杂，价格高也是顺理成章的事情。从营养意义上来说，它除了热量一无所有。它的可爱只是天生丽质清纯可人而已，实在是缺乏内涵。如果说红糖的“保健作用”还可以通过玩弄科学名词来“证明”的话，冰糖则连这点都做不到，只能通过“相信”来支撑了。当然，现在还有使用梨汁、菊花水等等生产出来的“保健冰糖”。作为糖果偶尔吃一吃，享受一下独特的风味和口感，倒也没有什么大的问题。如果真为了传说中的“保健功能”去多吃，那么“保健作用”能否获得很不好说，吃糖所面临的风险——蛀牙、肥胖、糖尿病等等，倒是虎视眈眈。

纳豆不独特

纳豆之所以赢得更多关注，只是因为日本人对它进行了比较深入的研究。

纳豆最早起源于中国，经过日本人的改良而盛行。近年来在中国也流行起来，因为“科学研究表明”纳豆具有“溶血栓”“降血压”等“保健功能”而价格不菲。那么，这个东西真的有那么独特吗？

纳豆是把大豆煮熟之后发酵的产物。传统的发酵放在稻草中进行，后来日本人从中分离出了负责把大豆变成纳豆的细菌，习惯上称为纳豆菌，其实就是一种枯草杆菌。现代的纳豆生产可以使用经过纯化培养的纳豆菌来进行，从而使得纳豆的生产更加方便可控。

所有的豆制品对于健康都很有好处，而发酵的豆制品更有利于许多有益成分的吸收。日本人对纳豆的研究比较充分，他们发现纳豆中会产生一种叫作“纳豆激酶”的蛋白质。这种物质能够分解血管中的蛋白纤维，从而产生“溶血栓”的效果。还有一些实验发现纳豆或者纳豆的提取物对于高血压等症状也有一定帮助。

所以，说纳豆具有一些“保健功能”倒也不是空穴来风。不过需要注意的是，这些实验往往是在动物身上完成，或者很小规模的人体试验。而且，它们都是在特定的条件下得到的。对于消费者来说，需要吃多少、如何吃才能起到作用？与其他的“保健方式”相比，吃纳豆或者纳豆提取物、纳豆激酶胶囊的功效是否更好？这些问题都还需要进一步的研究。它们被允许销售不是因为它们的功能得到了像药物那样的“确认”，而是没人报道过它们对人体有危害。

更为重要的是，“有没有用”需要看与什么东西相比。比如说，如果与肉、蛋、奶、米饭、馒头这样的食物相比，所有的豆制品都对心血管健康有帮助。如果是与其他豆制品相比，纳豆属于发酵的豆制品，会具有一些发酵带来的好处，比如蛋白质更容易吸收，以及细菌产生的一些“功能蛋白”等。

如果与别的发酵豆制品相比，纳豆就未必有多么独特了。四川等地农村，就有一种叫作“水豆豉”的食物，其制作过程跟纳豆如出一辙，其外观也颇有相似之处。而通常的“豆豉”，也有用纳豆菌同类的枯草杆菌发酵的。韩国也有一些类似的发酵豆制品。从这些食品中，也发现了与纳豆激酶功能相同的物质。纳豆之所以赢得更多关注，只是因为日本人对它进行了比较深入的研究，因而在宣称纳豆“保健功能”的时候多少有一些科学数据支持而已。

作为发酵的豆制品，不管是纳豆、豆豉还是韩国的大酱，都会有相似的对人体有益的成分。作为风味食品，自然是“美味就是王道”。至于追求它的保健功能，或许只能说“聊胜于无”——有一项日本进行的实验，志愿者每天早餐要吃200克纳豆来展示溶血栓的效果。对大多数人来说，这实在是一个很大的量了。

28

炖烂的肥肉真的有益健康吗

长时间炖煮使得它们“更容易被人体消化吸收”，在营养方面却没有多大意义。

网上流传一种说法：“从营养上来说，适当地吃些肥肉有益于人体的健康，特别是老年人适量吃炖得熟透了的肥肉（炖两小时左右），还可以降血脂、降血压、降胆固醇，延年益寿并且益智美容。有专家通过实验得出，随着肥肉炖的时间的增长，猪肉中的饱和脂肪酸含量大幅度下降，而单不饱和脂肪酸和多不饱和脂肪酸含量不断增加。同时，炖烂的肥肉保留了猪肉原本的营养成分，如丰富的维生素 B_1、蛋白质和必需的脂肪酸，而且胶质部分更容易被人体消化吸收，因此特别适合老年人食用。”

事实真的如此吗？

这是一个“三无”发现：无具体“专家”、无具体数据、无论文来源。作为一个“通过实验得出”的结论，“三无”特征本身就已经难以让人信服。

下面具体分析这条流言的“理由”：

肥肉主要由脂肪组成。跟其他动物脂肪一样，其中饱和脂肪的比例很高，这也是猪肉的脂肪在常温下成为固体的原因。饱和脂肪与不饱和脂肪的区别在于后者含有双键。流言没有说明“煮肉过程饱和脂肪含量下降而不饱和脂肪含量上升”是如何发生的。不过只能有两种可能导致这样的结果：一是饱和脂肪转化成了不饱和脂肪；二是饱和脂肪溶到水中而不饱和脂肪留在肉中。这两种可能都不现实：炖煮过程无法使饱和脂肪中产生双键，自然也就不会产生新的不饱和脂肪；饱和脂肪并不比不饱和脂肪更容易溶化进入汤中。实际上，煮熟的肥肉中脂肪含量接近90%，而其中饱和脂肪的量通常在35%以上。更长时间的炖煮可能让更多脂肪进入汤中，但是不会对饱和脂肪的比例产生大的影响。一般推荐每天摄取的饱和脂肪不要超过20克，而“三高”病人还应该更低。光是60克肥肉中的脂肪就已经超过这个量，此外人们还要吃其他食物，其中不可避免地还含有一些饱和脂肪。

猪肉中的确含有丰富的维生素B_1，但主要是在瘦肉中。而且，维生素B_1很容易溶解于水，对热也不稳定，经过长时间的炖煮，肥肉中的含量会变得很低。1杯煮熟的肥肉（国外的度量标准）中含有113克脂肪，而维生素B_1不超过人体每天需求量的3%，热量却超过普通人每天需求量的一半。

猪肉脂肪中也含有一些人体必需的不饱和脂肪酸，但是并不“丰富”，却还要伴随着大量饱和脂肪。常用的植物油都要更加“丰富”而饱和脂肪含量低得多。

肥肉中的蛋白质本来就很少，上面所说的一杯肥肉中蛋白质含量不到5克。其中的“胶质部分”是胶原蛋白和弹性蛋白。这些蛋白质中必需氨基酸的含量较低，从营养学角度而言并非优质蛋白。长时间炖煮使得它们“更容易被人体消化吸收”，在营养方面却没有多大意义。

29

那些食物真的能防辐射吗?

现实比较残酷，在靠谱的学术资料或者核灾难应急程序中，都没有用食物来防治辐射的内容。

每到什么公共安全事件发生，万能的“保健品”、“膳食补充剂”或者“健康食品”们总会跳出来“大显身手”。在平时，以防“电脑辐射”“手机辐射”“太阳辐射”为诉求的各种“健康常识”广为流传。而在万众关注日本核电站泄漏的时候，那些“防辐射食品”迅速华丽变身，纷纷具有了“防治”核辐射的功能。

实际上，这不仅是中国人的爱好。在国外的网站上，也很容易找到“防辐射食谱”。一般来说，国外的“防辐射食物”比较广泛，只是列出若干类食物，比如矿物质、抗氧化剂、绿色蔬菜、发酵食品、膳食纤维、海生植物、必需脂肪酸等等。这些食物基本上本来就是通常所说的“健康食品”，不管它能否防辐射，作为均衡饮食的一部分都应该吃。

而中文版的“防辐射食物”一般就比较具体，往往是那些老牌的、万金油似的“保健品”，比如螺旋藻、蜂王浆、花粉之类。这大概也符合中国人的消费观念——“防辐射”这么重要的功能，怎么也得是那些“高档”的东西效果才好；而既然这些东西这么“高档”了，那总是“没准能够”防一下辐射。

在健康领域，食品成分降低“辐射”对于身体损伤的研究还真是不少，不过一般是针对紫外线、X 光这样的辐射，对于核原料放射性还真是不多。有许多食物成分，比如维生素 C、维生素 E、胡萝卜素、植物中的多酚化合物甚至多糖等等，有一些初步的动物实验，显示“可能有作用”。只是这些作用一直也没有得到很充分的证实，而且它们本来就是人体需要的常规营养成分——不管能否抗辐射，人体都是需要的，但是吃太多也没有显示出额外的好处来。所以，它们的“抗辐射”功能，也就一直处于“你想它们有，它们就可以有”的状态。

跟核电站泄露有相似之处的辐射是癌症病人的放疗。在靠谱的放疗指南中，确实有放疗中和放疗后的饮食注意事项。不过这些饮食指南并不是治疗手段——甚至连“辅助治疗”手段都不是。放疗中和放疗后，人体会受到一些损伤，病人的食欲、吞咽、消化等身体机能会变得与平时不同。这些饮食指南的目标，是帮助病人正常进食，保证充分的营养摄取。

对于放射性治疗的病人，额外补充维生素以及其他抗氧化剂是“影响放疗效果”还是“减轻放疗副作用”，都没有尘埃落定，医学界尚有争议。2007 年，一本探讨癌症的“替代与传统疗法”的杂志《癌症综合治疗》上发表了一篇文献综述，认为目前公开发表的实验证据多数支持“不影响放疗效果而减轻副作用”的结论。那么也就是说，如果多吃一些富含维生素以及其他抗氧化剂的食物，或许会有一定效果。不过这其实跟什么都没说差别也不大——那些富含维生素或者其他抗氧化剂的食物，本来就对健康有利，有没有辐射来袭都应该多吃。

面对灾难的恐惧，使我们极为希望自己能够做点什么来对抗灾难——至少在心理上，这可以减轻“听天由命”的无力感觉。这样的心态本来无可厚非，不过如果有人利用公众的这种心态推销东西就比较可恨了。到底有没有什么食物吃了就可以有效地“防辐射”？现实比较残酷，在靠谱的学术资料或者核灾难应急程序中，都没有用食物来防治辐射的内容。积极有效的方案是——“避免食用被辐射污染的食物”。

即使是写进了标准手册的碘片抗辐射，也并非完全有用。首先，它只对放射性碘有效，而对其他放射性物质无能为力。其次，服用过多的碘本身又会带来其他的健康风险。美国政府曾经囤积了大量碘制剂，预备在核电站遭到恐怖袭击或者熔毁之后发放给附近居民。2008 年 1 月，政府决定改变方案，不为核反应堆 10 英里（大约 16 公里）之外的居民发放。当时的总统小布什的科学顾问说：碘片给核反应堆 10 英里之外的居民提供的保护可以忽略。核管理委员会（NRC）一直反对广泛发放碘片，他们认为“撤离居民”和“避免被污染的食物”是更加有效的途径，而广泛发放碘片会给公众带来困扰。

参考美国政府的这一决定，其实公众大可不必恐慌。日本的核反应堆距离他国本土都相当遥远，核辐射的扩散情况完全处在严密监测之下。即使有足够强度的辐射能够扩散到其他地方，人们也有足够的时间来撤离。在目前的经济和技术力量之下，保证被扩散地区的居民及时撤离，以及避免被放射性污染的饮食，都不难做到。

所以，大家要做的就是：该干吗就干吗，该吃啥还吃啥，关注事态发展就可以了。

减肥食品那些事

作为消费者，需要记住的是：如果某种食品能够像药物一样对减肥有效，那么它很可能就不仅仅是食品了。

肥胖是一种严重的现代病，它往往导致或者伴随着其他慢性疾病，比如癌症、心脏病、糖尿病等等。减肥与体重控制，远远不是爱美的问题，而是健康的需要。形形色色的“减肥药物”“减肥食品”轮番轰炸着人们的眼球。我们该如何来看待它们呢？

因为减肥药物都有副作用，所以人们更喜欢“减肥食品”，也有许多商家推出各种各样的“减肥食品”。不过，应该注意的是，“减肥食品”里的“减肥”跟“减肥药”里的“减肥”是不一样的。“减肥食品”的作用是帮助维持合理体重，它很难在短期内有效地降低体重。在英语里，“减肥药”里的“减肥”是“anti-obesity（抗肥胖）”，而“减肥食品”的“减肥”一般是“weight management（体重维护）”。

严格纯粹的“减肥食品”是指这样的一类食品：在提供均衡营养成分的前提下，它们产生的“饱足感”比较强，因此降低了人们吃其他食物或者零食的欲望。这样，同样是感觉“饱”，摄入的热量会少一些，从而有助于体重的控制。这样的食物一般是纤维素含量高、糖分脂肪比较少的食物，比如蔬菜、粗粮。淀粉是碳水化合物，本来是容易消化、热量高的食物成分，不过现在开发或者加工而来的“抗性淀粉”或者“慢消化淀粉”，比较靠近纤维素的效果。

许多纤维素或者抗性淀粉含量高，糖和脂肪含量低的食品，被宣称为“减肥食品”。这不能说不对，但是许多商家和媒体有意无意地误导消费者以为吃了这些食品就可以减肥，从而把它们当做“安全的减肥药”。比如人们经常说酸奶是“减肥食品”，所以有许多人吃饱喝足之后，还经常再来一瓶酸奶“帮助减肥”。实际上，酸奶虽然是很好的食品，但是通常的酸奶含有大量的糖和脂肪，整体的热量很高，正常饮食之外再吃它不仅无助于“减肥”，而且很有利于“增肥”。只有用抗性淀粉或者其他低热量成分取代了脂肪的酸奶才是“减肥食品”，而且其发生作用的前提是用它来代替别的食物。如果是在正常饮食之外吃无脂酸奶（或者任何其他“减肥食品”），也同样无助于“减肥”。

应该当心的是，如果有的无良商家为了展示“减肥效果”，在食品中加入减肥药物，那么消费者基本上无从知道，还会觉得该食品“效果很好”。作为消费者，需要记住的是：如果某种食品能够像药物一样对减肥有效，那么它很可能就不仅仅是食品了。

人们通常用“身高体重指数”（BMI，也有翻译成“体质指数”）来衡量一个人的肥胖状况。BMI 是体重（公斤为单位）除以身高（米为单位）的平方得到的数值。在美国，一般认为 BMI 在 25 以上是超重，而在 30 以上是肥胖。肥胖是被当做一种疾病来对待的，是否使用药物减肥需要遵照医生的意见。一般而言，只有 BMI 大于 30，或者大于 27 但是伴有其他疾病（比如高血压、高血脂、糖尿病等），医生才会建议采用药物减肥。对于一般的超重，使用药物减肥被认为没有必要，或者说，弊大于利。

BMI 与体质以及疾病风险的关系，在不同的人群中略有差异。亚洲人的 BMI 普遍低于欧美。在中国，认为 BMI 在 18.5 至 23.9 是合理值，24 至 27.9 是超重，而 28 以上是肥胖。

减肥或者说保持合理体重对于健康有非常重要的意义，但是通过药物减肥无疑是一柄双刃剑。能够像广告所说的“有效”“安全”“不反弹”的减肥药物，还没有被开发出来。减肥药物，跟任何别的药物一样，都是在必要性和副作用之间寻找平衡。许多为了“美丽”而减肥的人，BMI 值远远没有达到推荐使用药物的地步。从健康的角度来说，合理健康的食谱加适度的运动，是最有利的。

抗癌食品的说法

他们并不推荐任何一种具体的抗癌食物，而是建议食谱中有三分之二以上的食物来自于蔬菜、水果、全谷以及豆类。

“美国癌症研究协会发表最新研究结果，公布十大抗癌食物……”——这则流传甚广的资讯宣称美国癌症研究协会（AICR）列出了若干种“抗癌食物”，并且很“科学”地指出了每种抗癌食物的有效成分。其实，它是对原资料的断章取义，或者说是有意无意地误读原文，以此来迎合大众心理。

AICR 的确支持各种食物成分对癌症影响的研究，所谓的“十大抗癌食物”也确是他们资助研究的领域。但网站上列出的这些食物只是表示他们资助了对这些食物的研究，以及取得的进展，完全不是推荐它们作为“抗癌食物”。

如果仔细看看 AICR 对这些研究的介绍，发现基本上都是停留在动物研究的阶段。一般而言，就是用食物中的某些成分处理动物，观察到了对于减少癌症的发生有一定作用。但是这些成分对人体是否同样有用，需要多大的使用量才有效果，则还没有明确结论。

在美国，要公开宣称一种食物具有“抗癌”作用，必须经过 FDA 的许可。申请者提交公开发表的科学论文或者 AICR、NIH（国家健康研究院）等等权威机构的公开报告，FDA 组织专家对这些材料进行审查评估。只有专家委员会认为有很确切的科学证据，才会认可做出这样的宣称。为了准确表达科学信息，他们对于具体的文字都有明确的要求。这样的宣示叫作“Health Claim”。对于公众来说，可以认为只有美国 FDA 认可的“健康宣示”才是可靠的。

迄今为止，美国 FDA 对于“抗癌食物”所认证的“健康宣示”只有下面几项：

饮食中的脂肪与癌症：癌症发生与多种因素有关。低脂饮食可以降低某些癌症发生的风险。

含纤维的谷类、水果和蔬菜：富含谷类、水果和蔬菜等含纤维成分的低脂饮食可以降低某些癌症发生的风险，该病与多种因素有关。

富含全谷和其他植物成分，并且饱和脂肪和胆固醇含量低的饮食，可以降低心脏疾病以及某些癌症发生的风险。

水果蔬菜和癌症：富含水果蔬菜的低脂饮食（水果蔬菜脂肪含量低，可能含有膳食纤维且可能含有维生素 A、C）可以降低某些癌症的风险，该病与多种因素有关。西兰花含有大量维生素 A、C，也是膳食纤维的良好来源。

这些是美国 FDA 认可的原文。也就是说，食品生产销售者只能用上面的文字，或者意思与之完全相同的表述。这些宣示所传达的意思的共通之处就是：癌症的发生与多种因素相关，食物只是其中的一个方面；而这些食物可以降低癌症发生的风险。所谓“降低风险”，并不是说吃了这些食物就不得癌症，而是说得癌症的可能性会低一些。比如说，如果某种癌症在某个人群中的发生率是 1%，经常吃某种食物会降低 10%

的发生风险，那么就变成 0.9%——意思就是，如果有 10000 个人，不吃该种食物，那么大概有 100 个人得这种癌症；而另外 10000 个人，在其他各方面情况都相同的前提下经常食用该种食物，结果得癌症的人会减少到 90 个左右。这种降低 10% 的发生风险，在食物对健康的研究中就算是相当好的效果了。

还有一些食物，也有许多人研究过它们对健康的影响。有的研究结果显示对于某些疾病有一定的作用，有的研究结果显示没有作用。在大众媒体上，我们也经常能看到某些人挑选那些"好结果"来宣称"有科学研究表明某某食物有什么什么作用"。这在"抗癌食物"的宣传中尤其常见。对于这样的研究，美国 FDA 会认可一种称为"qualified health claim"的宣示，意思是有一定的科学依据，但是证据不够强。对于这种情况，FDA 对于宣传文字的规定更加严格。如果有厂家改变了完整的意思，就会受到追究。

对于许多社会上广为流传的"抗癌食物"，美国 FDA 允许的"qualified health claim"有以下几条：

硒：有一些科学研究表明服用硒可以降低某些癌症发生的风险。但是，FDA 认为这些证据是有限的，不足以做出结论。

抗氧化的维生素：有一些科学研究表明服用抗氧化的维生素可以降低某些癌症发生的风险。但是，FDA 认为这些证据是有限的，不足以做出结论。

绿茶：一项微弱并且有限的研究没有显示喝绿茶能降低前列腺癌的发生风险，但是另一项微弱并且有限的研究显示能够降低这一风险。基于这些研究，FDA 认为绿茶不大可能降低前列腺癌的风险。

钙：有一些证据表明服用钙制剂可以降低某些癌症发生的风险。但是，FDA 认为这些证据是有限的，不足以做出结论。

西红柿：非常有限和初步的科学研究显示每周吃半杯至一杯西红柿

或者西红柿酱可能降低前列腺癌的风险。FDA 的结论是很少有证据支持这一说法。（说到西红柿对子宫癌、胃癌和胰腺癌的关系，FDA 也有类似的结论。）

对于公众来说，美国 FDA 的这些说法差不多相当于否定了这些食品的“抗癌”作用，所以这些食物的生产销售者不愿意使用这些“qualified health claim”。对于各种传说中的“抗癌食物”，获得这样的认可已经相当不容易了。美国 FDA 毕竟认可了“有一些”研究显示了“抗癌”的作用，只是说证据还不够支持结论。它本身并不表示否定。那些既不在前面的“health claim”名单里，也不在这个“qualified health claim”的名单里的“抗癌食品”，就更加不靠谱了。

癌症的发生是多种因素综合作用的结果。AICR 明确说明：没有任何一种单一的食物能够保护人们不得癌症。有许多科学研究表明植物性食物中的一些成分，比如维生素、矿物质，以及多酚、黄酮类的物质，对于所谓的“抗癌”有一定的作用。他们并不推荐任何一种具体的抗癌食物，而是建议食谱中有三分之二以上的食物来自于蔬菜、水果、全谷以及豆类。

橄榄油的高档和营养无关

就像别的许多“高档食材”一样，它的高档在于它的形象，而不是营养。

橄榄油一直都是一种高档的油。我们习惯一种食物高档了，就一定要给它找到非凡的“营养价值”。从营养价值的角度来说，橄榄油确实也是一种相当不错的油。但是它的高档并不在于此——就像茅台，其高档之处就在于它是茅台。如果从进到胃里的去向和作用来说，茅台也并不比二锅头更好。

作为一种植物油，橄榄油中的油酸含量在 70% 以上。油酸是一种单不饱和脂肪酸。有一些实验结果显示，如果把食谱中的饱和脂肪（比如动物油、奶油等）换成不饱和脂肪，那么就有利于减少冠心病的发生风险。美国 FDA 在 2004 年批准橄榄油可以使用这么一条标注：“有限而非结论性的科学证据显示：由于橄榄油中的单不饱和脂肪酸，每天吃两勺（23 克）橄榄油有利于减少冠心病的风险。为了获得这一可能的益处，橄榄油需要被用于代替相似量的饱和脂肪并且不增加全天的卡路里摄入。”不过，单不饱和脂肪酸并非橄榄油所独有，比如卡罗拉油（或者叫“芥花籽油”）也有很高含量的油酸。实际上，FDA 也批准了卡罗拉油可以做同样标注。而玉米油也有类似的认可，只是在对科学证据的认可上更弱一些。如果跟鱼油中的欧米伽 3- 多不饱和脂肪酸相比的话，橄榄油就大大不如了。

总而言之，作为食用油，橄榄油还是不错的，营养功效跟便宜的卡罗拉油一样，可能比玉米油要好一些。不过，这个“一些”大概相当于奥运比赛前几名之间的差距，可以用来建立“高档”的形象，但是“性价比”未必高。

此外，橄榄油中还含有一些维生素 E 以及其他多酚类化合物。这些成分具有抗氧化作用。不过，很多人追逐橄榄油，并不是因为它对于冠心病的好处，而是“美容护肤”这类更加具有号召力的需求。

从远古时代，橄榄油就被用于抗皱保湿护肤等等。油本身就有助于保湿，而其中的抗氧化剂尤其是在外用的情况下对于紫外线等氧化损失也有一定的保护作用。所以，有人觉得橄榄油护肤品“很有效”也并不奇怪。也有很多研究评估橄榄油对皮肤保护的影响。比如 2008 年的《儿童皮肤病学》杂志发表了澳大利亚的一项随机对照试验，研究早产儿皮肤的处理。在实验中，173 个早产婴儿被随机分成三组，一组使用某种市场上的专用软膏，一组使用 30% 橄榄油和 70% 羊毛脂制成的乳液，另一组不使用药品做对照。在实验开始后的 2—4 周，在不知道所评估的婴儿属于哪一组的情况下，由评估者对这些婴儿的皮肤状况进行打分。结果是，使用橄榄油乳液的那一组婴儿皮肤状况最好，对照组最差。这样的实验能够说明橄榄油和羊毛脂的乳液比什么都没有要好，也能说明它比选用的那个“伴读生”要优秀，但是橄榄油是不是像传说中那样“特别有效”，依然无法说明。另外，橄榄油中的维生素 E 或者多酚化合物，即使有也不会比别的食物更加优越，也就不会因此而推论橄榄油具有“超常”的价值。

橄榄油是一种食物。对于食物，人们追求的远远不仅是营养。很多食材，因为稀少、美味、文化、传统等等原因，都有可能使得人们愿意为它支付出更高的价格。这在“高档美食”中非常常见。对于橄榄油来说，它是否能够带来别的食用油所不具有的风味，是消费者见仁见智的问题。消费者需要知道的是，就像别的许多“高档食材”一样，它的高档在于它的形象，而不是营养。不管是内服还是外用，它的存在都跟高档的皮包与顶级的红酒一样，只是“奢侈品”而已。

几乎每隔一段时间，就会有一些“神奇”“天价”的食用油被炒作。每一次，公众都会关心“这些神效是真的吗？”实际上，作为食物的油，化学结构的总种类并不多。来自于不同植物的油，一般只是这些不同化学结构的油所占的比重不同而已。这一种含得多，那一种就含得少一些。这些不同结构的油，对于人体健康的影响不尽相同，但是具体的差别在哪里、有多大、在什么情况下能够体现出来，科学家们也不很清楚。广告营销中信誓旦旦的“含有某某成分，对人体有某某功能”之类的术语，即使不是捏造，也经常是对于科学结论的断章取义或者歪曲。

图书在版编目（CIP）数据

吃的常识 / 云无心著. — 太原 ：山西人民出版社，2015.7

ISBN 978-7-203-09078-6

Ⅰ.①吃… Ⅱ.①云… Ⅲ.①膳食营养 Ⅳ. ①R15

中国版本图书馆CIP数据核字（2015）第126237号

吃的常识

著　　者：云无心
责任编辑：贾　娟
装帧设计：陆红强
选题策划：北京汉唐阳光

出 版 者：山西出版传媒集团·山西人民出版社
地　　址：太原市建设南路21号
邮　　编：030012
发行营销：010-62142290
0351-4922220　4955996　4956039
0351-4922127（传真）　4956038（邮购）
E-mail：sxskcb@163.com（发行部）
sxskcb@163.com（总编室）
网　　址：www.sxskcb.com

经 销 者：山西出版传媒集团·山西新华书店集团有限公司
承 印 者：北京易丰印捷科技股份有限公司
开　　本：655mm×965mm　1/16
印　　张：30.25
字　　数：390千字
印　　数：1-10000册
版　　次：2015年7月第1版
印　　次：2015年7月第1次印刷
书　　号：ISBN 978-7-203-09078-6
定　　价：58.00元